Frank Busemann

neun monate

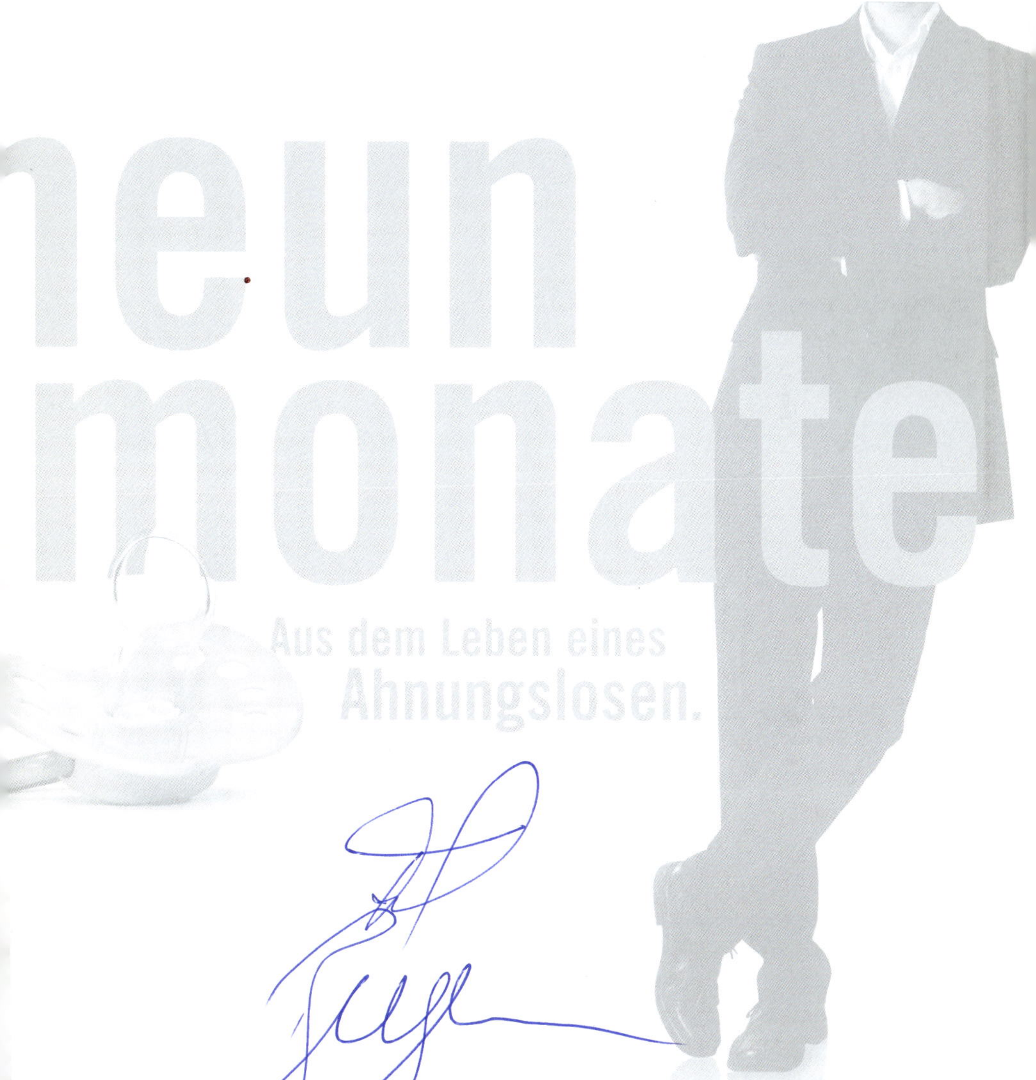

Aus dem Leben eines Ahnungslosen.

hellblau.

Impressum

1. Auflage 2009
ISBN 978-3-937787-21-3

Autor
Frank Busemann

Lektorat
Andrea Reichelt

Grafikdesign
Stefanie Kordus

Fotografie
Michael Godehardt

Für Katrin♥

einleitung

S-C-H-W-A-N-G-E-R! Die Anzeige war eindeutig: Zwei Striche, das hieß, die Testperson hatte es endlich geschafft. Wir staunten nicht schlecht, als es endlich passiert war, monatelang hatten wir es probiert, kannten uns mittlerweile mit allerlei Produkten zu Fertilität und Ovulation aus und scheuten weder Kosten noch Mühen, um endlich diese zwei doofen Striche auf dem Teststreifen zu sehen. All das konnte auch gar nicht so schwierig sein, das hatten vor uns Milliarden anderer Menschen geschafft und wir waren doch nicht blöd. Ich war zwar schon immer ein Spätzünder, allerdings war ich ein besessener Arbeiter, wenn es um Dinge ging, die mir wichtig waren. Bei diesem Thema gesellte sich natürlich eine Menge Freude und Abenteuerlust hinzu. Nach Jahren des Zusammenlebens waren wir bereit, den nächsten Schritt zu gehen. Die Entscheidung, die Rasse Mensch am Leben zu halten, war gefallen, unsere Liebe brauchte den ultimativen Beweis. Einen kleinen Hosenscheißer, so sportlich und groß wie der Vater, so schön und klug wie die Mutter.

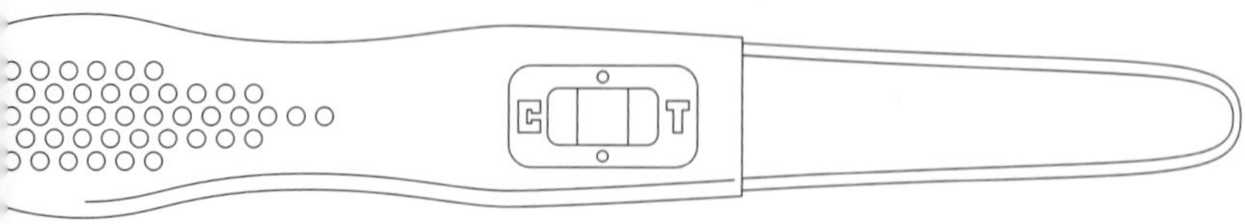

Die Vorstellung, wie unser Kind einmal aussehen würde, war diffus und schön zugleich. All die Attribute unserer Werte sollten in dem biologischen Wunder der Evolution vereint sein, alle Träume und Freuden verwirklicht. Die beiden Verursacher der rasanten Zellentwicklung wünschten sich für ihren Nachwuchs nur das Beste. Was, wenn es genau umgekehrt war, der männliche Statthalter so klein war wie die Mutter, so viel Pickel bekam wie der Vater und der Geburtstermin vielleicht auch noch in der zweiten Hälfte des Jahres war? Als Sportler sollte man sich einer sorgfältigen Planung unterwerfen, da ein Januarkind entwicklungstechnisch weiter ist als ein Dezemberkind trotz des gleichen Jahrgangs. Allerdings hatten wir auf dem Bestellzettel keine genauen Angaben machen können. Vollkommen egal, wen kratzt das, wir wollten oder besser gesagt, wir konnten es uns nicht aussuchen. Es sollte nur irgendwie und irgendwann klappen, einer von den kleinen Lebensspendern sollte es doch so weit in die Höhle der Fruchtbarkeit schaffen, dass die Vereinigung in Form dieses nun vorliegenden Ergebnisses angezeigt wurde.

Wir hatten mittlerweile schon an uns gezweifelt, guckten jedes Mal neidisch auf junge Eltern, die stolz ihren Nachwuchs präsentierten und scheinbar mit Leichtigkeit der Demographie ihre Handschrift verpassten. Jeder betrunkene Diskoteenager konnte das, manchmal so gut, dass auch er den zweiten Strich sehen konnte. Allerdings kehrten sich die Reaktionen hier in ekstatische Panik und nicht wie bei uns in panische Ekstase. So fühlte es sich also an, wenn der Schwangerschaftstest positiv ausfiel. Genial, Jubel, Stolz, Vorfreude. Dachte ich. So hatte ich es mir ausgemalt. In der Theorie war ich praktisch unschlagbar und in der Praxis theoretisch voll im Bilde, wenn es so weit kommen sollte. Es kam wie immer ganz anders.

zwei striche

01

Da kam sie, diese wundervolle Frau, die seit vier Jahren meinen Namen trug und seit elf Jahren mein Herz. Sie kam von der Arbeit als Lehrerin und war wie immer schwer bepackt. Wieder einmal, als ich aus meinem Büro dieses tolle Geschöpf erblickte, rannte ich ihr entgegen, nahm ihr die Tasche und heute auch ihre Einkaufstüte ab. Das mag jetzt kitschig oder konstruiert klingen, aber auch nach elf Jahren war ich glücklich, sie begrüßen zu dürfen und mit ihr mein Leben zu teilen. Wie immer stellte ich ihre Schultasche auf die Treppe zu ihrem Büro und wie immer begann ich, die Einkaufstüte auszupacken. Sie entschuldigte sich, dass sie zu spät kam, da ich manchmal mit dem fertigen Essen wie auf heißen Kohlen sitzend auf sie wartete.

Aber für heute hatte sie sich abgemeldet: »Guten Morgen mein Schatz, ich komme heute später, da ich mit Josef noch eine Klausur besprechen muss. Ich bringe aber trotzdem Brötchen mit!«, stand da auf einem Zettel den ich erst gegen elf Uhr sah.

Wichtige Mitteilungen hinterließ mir meine Frau immer in schriftlicher Form, da ich nach langen Arbeitstagen Traum und Wirklichkeit nicht auseinander halten konnte. Da wir zwei grundsätzlich verschiedenen Berufen nachgehen, stehen wir äußerst selten zusammen auf, was auch nicht weiter schlimm, sondern sogar außerordentlich gut ist, da sie es so vermeidet, von mir in den Wahnsinn getrieben zu werden. Um den Strapazen des Tages gewachsen zu sein, benötigt sie einen großen Kaffee, der ihr den Schlaf austreibt. In dieser schwierigen Phase zwischen Wachkoma und schon wirklich da sein, würde ein hyperaktiver Ehemann nur stören. Mein Kaffee ist nämlich die rege Stimulierung der Lebensgeister. Was nicht in exzessivem Sport ausartet, geschweige denn überhaupt in überdimensionierten Bewegungen irgendwelcher Art. Ich konzentriere mich auf die wirklich wichtigen Organe des halb schlafenden Menschen: Augen und Zunge. Also hektisch gucken und viel erzählen. Keine gute Mischung für den gemeinsamen Start in den Tag.

Heute hatte ich nichts vorbereitet, sie hatte ja auch Brötchen mitgebracht und so stellte ich Jogurts, Käse, Milchtüten und allerlei anderes Zeug auf die Anrichte neben dem Kühlschrank, damit die Chefin zur Lagerung anrücken konnte. Wir lebten die strikte Aufgabenteilung am Kühlschrank, ich packte aus, sie räumte ein. Das funktionierte ganz gut und war unter ökonomischen Gesichtspunkten auch ratsam. Ich schonte lieber die Umwelt und zahlte in der Stromrechnung somit vielleicht 14 Cent im Monat weniger, als dass ich die Tür unnötig offen stehen ließ, was mich zum radikalsten Teilchenbeschleuniger auf der Trasse Tüte-Kühlschrank werden ließ. Sie hingegen liebte die Ordnung, verbrachte scheinbar Stunden mit dem Blick in einen beleuchteten Schrank und nutzte jeden Winkel. Der ökonomische Vorteil ihrer Strategie ist einzig und allein die Tatsache, dass wir nun alle Dinge wiederfinden, kein Jogurt unter dem Deckel klebt und auch alles vor Verfall wiederentdeckt wird. Macht unter dem Strich mehr als 14 Cent im Monat. Für ein harmonisches Zusammenleben muss der Mensch schon seit Urzeiten Kompromisse eingehen. Das ist einer davon. Kein existenziell wichtiger, aber ein harmonisierender. Für die globale Erderwärmung lasse ich mir allerdings nicht die Schuld geben.

Heute war alles wie immer. Fast. Sie hatte wieder eine Plastiktüte bei Plus gekauft, weil sie wieder mal den Jutebeutel vergessen hatte, sie hatte wieder bei dem kleinen Bäcker vor der Plusfiliale die Brötchen gekauft und ich war wieder mit dem Auspacken fast fertig, bevor sie ihre Schuhe aus- und ihre Zuhausewohlfühlklamotten angezogen hatte. Kurz vor dem Grund der Plastiktüte stieß ich auf eine kleine Schachtel in Herzform, mit der Aufschrift: »Für meinen Schatz«. Ich, der alte Spätzünder, stellte die Schachtel beiseite und wunderte mich, dass meine Frau eine Schachtel geschenkt bekommen haben musste, auf der mit ihrer Handschrift solche Liebesschwüre verewigt waren. Aber vielleicht war die Kiste sogar für mich.

Also wartete ich mit dem Auspacken, bis meine Frau vollends bei mir war, da sie meine Geschenke noch lieber auspackte, als ich selber. In der Tüte war auch noch eine Zeitschrift. Bestimmt wieder eines dieser Frauenmagazine. Freundin, Petra oder ... bei Plus gibt's gar keine Zeitschriften. Egal. Ich ziehe das Hochglanzmagazin heraus, meine Frau immer noch nicht da, ich schaue, gucke, lese: ELTERN! Ach du Scheiße. Wärme umströmt mich. Guck' in die

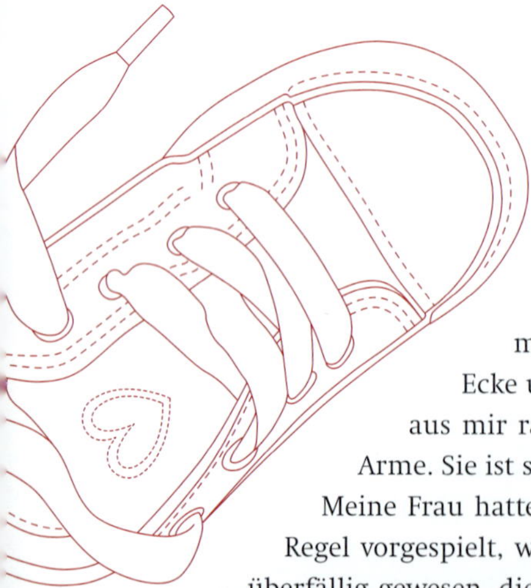

Schachtel!, durchfährt es mich. SCHUHE! Schuhe mit der Maus und dem Elefanten, Größe 20, die sind nicht für mich! Ich gucke noch schneller als morgens, suche meine Frau und will sprechen. Sie kommt um die Ecke und blickt mich freudestrahlend an. Es sprudelt aus mir raus: »Boah, echt!?« Fertig. Ich nehme sie in die Arme. Sie ist schwanger. S-C-H-W-A-N-G-E-R! Endlich.

Meine Frau hatte mir die letzten Tage perfekt eine einsetzende Regel vorgespielt, war in Wirklichkeit aber schon seit einiger Zeit überfällig gewesen, die fünf Schwangerschaftstests hatten in der relevanten Phase aber stets nur diesen einen Strich, der zur Kontrolle dient, angezeigt. Mittlerweile war das Testen bei uns zum Volkssport geworden. »Morgen fängt die Regel an, mach schon mal einen, vielleicht zeigt er ja was an.« So verbrauchten wir einen nach dem anderen und bestellten bald die billigsten Tests aus dem Internet, was der Testgüte keinen Abbruch tun sollte. Ein bisschen schwanger gab es schließlich nicht und jeden Tag 7,80 Euro so zum Spaß war nicht mehr lustig.

Doch am Morgen des großen Tages war nichts so, wie es sonst war. Schlaftrunken und noch nicht ganz wach, entdeckte meine Frau die Alternative zum Koffein: den zweiten Strich. Ich lag einen Raum weiter und schlief. Sie galoppierte hellwach durch die Wohnung. Akribisch entwickelte sie die größte Finte unserer Beziehung. Alibi verschaffen, alte Plustüte einpacken, eine Brötchentüte ließ sich auch noch finden und schon gekaufte Schuhe in Größe 20 mitnehmen. In beige, man weiß ja nie, was es wird, und Jungs in rosa Schühchen wirken etwas weiblich. Der Grund ihres Zuspätkommens hieß nicht Josef und war Lehrer, sondern hieß Frau Doktor und war Gynäkologin. Die bestätigte den Anfangsverdacht und gratulierte.

Meine Frau kaufte wie versprochen ein – allerdings bei Rewe – und holte dort auch Brötchen. Bis auf den kleinen Abstecher alles wie vereinbart. Und bei Rewe gibt's auch Zeitschriften. Dann packte sie alles in die mitgeführten Verschleierungsbeutel. Ich rechne ihr hoch an, dass sie mich für so clever hält, dass ich anhand einer Rewetüte auf ihren kleinen Umweg zur Ärztin schließen kann. Ich liebe sie abgöttisch und himmele sie an als sei ich ein pubertierender Teenager. Aber selbst wenn sich der Friseur um zwanzig Zentimeter vertan hat, merke ich das erst, wenn sie eine Stunde vor dem Spiegel immer wieder in ihre wunderbare Lockenmähne fasst und »so 'ne Scheiße!« jault.

Ich war sprachlos und glücklich. Einfach nur glücklich. All die Sorgen und Herausforderungen, die uns tagtäglich begleitet hatten, waren auf einmal weg. Ich fühlte mich leicht, grenzenlos leicht. »Es hat funktioniert!«, war meine erste Reaktion. Wir können es beide. Nicht, dass es die Güte eines Menschen beeinflusst oder ihn definiert, aber ich war heilfroh, dass ich in der Lage war, Kinder zu zeugen und meine liebe Katrin die Fähigkeit hatte, sie auch auszutragen. Ich hatte schon ein wenig Angst davor gehabt, dass mir ein Arzt sagen könnte, unsere Konstellation ließe keine Nachfahren zu.

Festzuhalten bleibt, dass die eigene Frau selbst nach elf Jahren noch so überraschungsgeladen sein kann, dass man sich immer wieder neu in sie verliebt. Überraschungen bringen es mit sich, dass man im Moment der Routine mit einem ungeplanten Verlauf konfrontiert wird. Unvorhersehbare Momente dieser Größenordnung sind nicht all zu häufig, aber wir sollten nicht immer nur in Superlativen denken, sondern auch die kleinen magischen Momente zulassen und sie genießen. Einzig aus diesem Genuss entsteht der Blickwinkel eines Kindes, das mit großen Augen neuen Aufgaben entgegenfiebert.

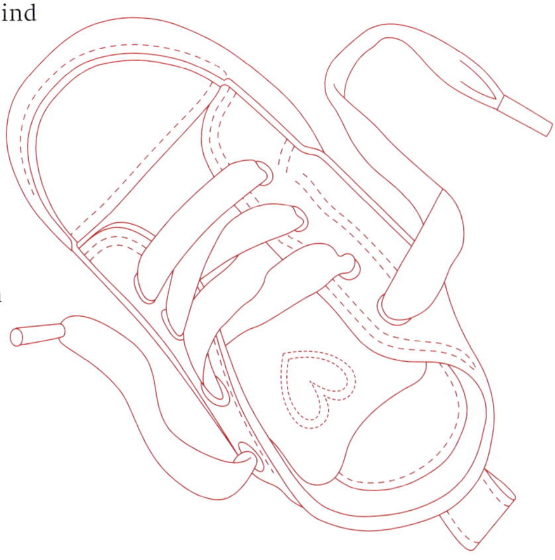

müssen kinder wirklich sein?

02 Wir waren nun in der glücklichen Lage uns einen Wunsch zu erfüllen, der nirgends käuflich zu erwerben ist. Schaute man in die Welt, waren wir zwei von vielen, die dieses Gefühl erleben wollten. Jeder für sich beschreibt diesen Moment anders und doch vereint die meisten eine große Freude. Obwohl die Zeugung von Nachkommen die einzige Aufgabe der Menschheit ist, begleiten uns Zweifel und Ängste.

Ist es der freie Wille und entscheiden sich Paare bewusst gegen Kinder, haben sie lange, verschlafene Sonntagvormittage und können diese auch genießen. Wenn sie ohne Not kinderlos bleiben, haben sie sich mit den Möglichkeiten und Alternativen auseinandergesetzt und bewusst diesen Schritt vollzogen. Auch wegen ihrer Unabhängigkeit fühlen sie sich gut dabei und sie vermissen nichts bei der Gestaltung ihres Lebens, zudem können sie ganz alleine bestimmen, was sie wollen oder nicht wollen. Zu zweit kennen sie genau die beiden Teile des Systems, die die Beziehung so liebens- und lebenswert macht. Dazu gesellen sich keine äußeren Faktoren, die irgendwann eine auch gewollte Eigendynamik annehmen, und zudem müssen sie sich nicht als Reaktion auf eine ausgedehnte Familienvergrößerung an dritte oder vierte anpassen. Einzig und allein die Anfeindungen der Gesellschaft – sie würden sich nicht am Sozialprinzip beteiligen und die Rente in die Hände ihrer Nachbarn legen – machen ihnen zu schaffen. Nicht nur von staatlicher Seite will man ihnen ans Eingemachte, auch sonst umgibt sie ein Hauch von Egoismus. Denken nur an sich, an ihre Freiheiten und wollen keine Verantwortung übernehmen, mag der Kinderliebende denken. Sich aus freien Stücken gegen Kinder zu entscheiden, toleriert nur eine Minderheit. Aber in der heutigen Welt muss man sich zu Recht fragen, wer eigentlich mehr Verantwortungsbewusstsein an den Tag legt. Können wir es Kindern zumuten, in einer Welt der antiautoritären Erziehung groß zu werden, in einer Welt voller Terror und Umweltverschmutzung, in einer Welt voller Ängste und wertefreiem

Miteinander? Es gibt Paare, die sind keineswegs egoistisch und wollen genau das ihren nicht existenten Nachkömmlingen ersparen.

Es gibt aber auch Paare, die sich nichts sehnlicher wünschen als genau das. Frühes aufstehen, knappere finanzielle Möglichkeiten, potenzierte Sorgen und einen schlecht bezahlten 24-Stunden-Job. Wenn dieser Wunsch unerfüllt bleibt, reißt das oft ein Loch ins Gemüt und die Beziehung wird auf die Probe gestellt. In der heutigen Medizin findet sich auch fast immer der »Schuldige« im System. Selten sagt der Urologe: »Ich find' nix unterm Mikroskop!«, und auch der Gynäkologe nicht: »Sie bilden kein Ei!« Da lässt sich getrost von beiderseitigem Einvernehmen berichten, was allerdings nur bei den wenigsten Paaren vorkommt. Doch meist ist nur der eine Part der Beziehung unfruchtbar und bekommt in schwachen Partnerschaften die Schuld. Da das Zusammenleben immer eine Teamleistung darstellt, darf sich der eine Teil nicht schuldig und der andere überlegen fühlen. Kommt es zu einer ungewollten Kinderlosigkeit, benötigt der »Verursacher« noch größere Zuwendung und Aufmerksamkeit als vorher, da er sich in der emotional schlechteren Position fühlt. Keiner durchkreuzt die gemeinsamen Pläne mit Absicht und arbeitet bewusst dagegen. Letztlich muss es irrelevant sein, wie es dazu gekommen ist. Auch wenn alle Möglichkeiten ausgeschöpft sind und sich das Paar seinem Schicksal ergeben hat, ist es schon vorgekommen, dass genau in diesem Moment alles geklappt hat und neben dem Adoptivkind auf einmal ein Leibliches dazu kam. Es gibt Paare, die größte Strapazen auf sich nehmen, um sich diesen über allem stehenden Wunsch zu erfüllen und denen es verwehrt bleibt.

Lediglich die Tatsache, dass wir nur zur Vermehrung auf diesem Planeten sind, spricht für die Zeugung eines Kindes. Das Sozialprinzip in Deutschland basiert auf der Annahme, dass jüngere Generationen die Älteren versorgen. In den Ländern der Dritten Welt fußt das System nur auf den Wurzeln des eigenen Stammbaumes, was sehr viele Nachkömmlinge vorteilhaft macht. In den USA hört die staatlich verordnete Nächstenliebe sehr früh auf und jeder ist auf sich allein gestellt. Wir müssen hier nicht über Sinn und Unsinn des Gedankens streiten, aber eigentlich spricht doch alles gegen Kinder. Den perfekten Zeitpunkt gibt es nie, weil immer noch etwas zu erledigen ist und persönliche und karrieretechnische Dinge für die Beibehaltung des Status Quo sprechen. Nach der Schule ist es noch zu früh, erst will die Berufsaubildung vorangetrieben werden und hat man diese geschafft, will sich der motivierte Mitarbeiter erst einmal etablieren, verwirklichen und weiterentwickeln. Ist wiederum diese Stufe geschafft, steht die erste Beförderung an und das gleiche Procedere beginnt von vorn. Lassen wir dies alles außer Acht, kommt auf einmal das große Fernweh. Junge Paare wollen die Welt sehen, reisen, erleben, entdecken. Dafür muss die Unabhängigkeit vorhanden sein, die mit einem Kind stark eingeschränkt ist.

Jeden großen Urlaub, den wir machten, rechtfertigten wir mit dem glorreichen Spruch: »Jetzt hauen wir noch ein letztes Mal so richtig auf die Kacke, und dann bekommen wir Kinder!« So ging es für sechs Wochen über Hong Kong nach Neuseeland und in die USA. Ein halbes Jahr später für vier Wochen an die großen Seen nach Amerika. Dann im Winter für eine Woche New York. Da wir DINKs waren, was so viel heißt wie »Double Income, No Kids«, war das alles kein Problem. Das war ja jetzt wirklich das allerletzte Mal. Aber nichts passierte. Also ergriffen wir die Gelegenheit beim Schopfe und fuhren das nächste Jahr für vier Wochen ins Innere der USA und genossen unsere Freiheit in vollen Zügen. Las Vegas, Yellowstone Nationalpark, Mount Rushmore, Denver – einfach alles, was sich uns auf 5.600 Kilometern in den Weg stellte. Das würde nie mehr gehen. So lange Auto zu fahren – für Kinder unvorstellbar, aber DINKs konnten das. Einmal noch frei und ungebunden sein. Dann würde es soweit sein. Aber nichts passierte.

Kinder zehren ebenfalls am verfügbaren Einkommen. Bis zur Volljährigkeit verschlingt ein Kind zum Stand 2008 etwa 120.000 Euro, vorsichtig gerechnet. Das zweite, dritte und vierte Kind wird da entscheidend billiger. Nicht, weil die gleichen Windeln benutzt werden, sondern weil zum Beispiel andere Anschaffungen auf eine größere Zahl verteilt und genutzt werden können. So kostet das zweite Kind weniger als das erste, und das dritte auch weniger als das zweite. Leider lässt sich diese Reihe nicht bis zur Unendlichkeit fortführen, so dass wir irgendwann zum finanziellen Grenzwert Null kämen. Dafür müsste die Polygamie eingeführt werden, zum weiteren sind Kinder keine Wiederkäuer und benötigen regelmäßig ihre eigenen Mahlzeiten.

Neben der großen Freiheit ist ein Knackpunkt die Statistik. Jede dritte Ehe wird geschieden und wer will seinen Kindern diesen Stress antun und sie leiden sehen? Den gewohnten Tagesablauf so weit spannend zu halten, dass man nach zwanzig Jahren noch am Fenster des Büros sitzt und freudig erregt auf seine holde Gattin wartet, schaffen selbst ohne Kinder nur die wenigsten. All zu oft werden mit der ganzen Routine, die sich einschleicht, die Überraschungsmomente für den Partner vergessen. Dann heißt es lapidar: »Sie weiß ja, dass ich sie liebe, ist ja meine Frau!« Echt? Woher weiß sie von den Liebesschwüren von vor zwanzig Jahren? Und wenn dann auch noch Menschen dazukommen, die fordern und gefördert werden wollen, wird die schöne Zweisamkeit gestört. Doch Paare, die sich wirklich dafür entscheiden, wollen der Beziehung eine andere Qualität geben. Die Herausforderung suchen und sie bestehen. Keiner schwängert seine Frau, um die Scheidung vorzubereiten. Der Ursprung allen Lebens ist die Liebe – manchmal auch die Gier, aber das ist ein anderer Punkt.

Sind all diese Erleuchtungen gekommen und alles andere zu jedermanns Zufriedenheit erledigt, ist es bei manchen Paaren zu spät. Die Erkenntnis, dass mit Erreichen des Rentenalters all die vermeintlich schönen Dinge des Lebens abgearbeitet sind und nun, wenn's nicht mehr stört, mit der Kinderzeugung begonnen werden kann, ist riskant. Meistens funktioniert das auch nur in Brasilien als Leihmutter für die eigene Tochter, was wiederum voraussetzt, dass man eine Tochter in die Welt gesetzt hat.

Festzuhalten bleibt, dass wir im Innersten unseres Herzens aber diesem Traum hinterher jagen. Hätte die Evolution den Sexualtrieb nur so zum Spaß erfunden, hätte sie den Forschern auch die Gehirnzellen vorenthalten, die zur Entwicklung von Pille, Spirale und Kondomen vonnöten sind. Hat sie aber nicht, und trotzdem verzichten Paare irgendwann auf derlei Verhütungsmethoden, da sie sich bewusst dafür und nicht dagegen entscheiden. Zweifel gibt es in jeder Lebenslage und aus viel nichtigeren Gründen, hier passiert etwas grundlegend Veränderndes mit unsicherem Ausgang und dennoch entscheiden wir uns meist aktiv dafür. Manchmal früher und manchmal später, aber im Grunde genommen ist der einzig richtige Zeitpunkt für ein Kind der, wenn es passiert!

forschung

03 »Wir müssen euch was sagen!«, erzählte einer unserer Freunde in großer Runde. Das hörte sich sehr wichtig an. Aber ich war ja durchblickend, schnell analysierend und voll im Bilde. Da das Ehepaar noch unterschiedliche Namen trug und nach siebenjähriger Ehe jetzt wohl die Vereinigung vollenden wollte, konnte nur kommen: »Es ist so weit, meine Frau nimmt meinen Namen an und das wollten wir feiern!« Was sollte es anderes geben? Die Diskussion um die Pille hatte ich mitbekommen und sie hatten sich entschieden, sie jetzt abzusetzen. Kostete erstens Geld, zweitens musste man immer für ein Rezept zum Arzt rennen, kostete Geld und Zeit und drittens war es auch egal, wenn es jetzt passieren würde. Kostete zwar extrem viel Geld, aber war auch egal. Diese Diskussion war aber erst ein paar Wochen her. Wir prockelten schon seit Ewigkeiten rum und nix passierte.

»So um den 11. September ist es so weit!« Wie kann man im Februar eine Party ankündigen, und so spannungsgeladen anfangen, als wenn man den Nobelpreis bekommt und sagen »... so etwa der 11. September, dann ist es so weit!«? Was so weit? »Da werden wir nämlich einer mehr!« Ich war immer noch auf dem Namenstrip. Einer mehr? Einer weniger! Ihren Namen gibt es dann nicht mehr und sein Name wird dann auch ihrer. Also ein Name weniger! Nix mehr! Meine Frau war clever, wie ich schon sagte, meine Freunde waren schon involviert, nur meine Synapsenbahnen beheimateten in dem Moment zu viele Einbahnstraßen. Alle guckten mich verwundert an. Wie konnte ein einzelner Mensch so auf der Leitung stehen? Endlich begriff ich! Sie ist schwanger. Ich sprang auf, beglückwünschte sie und war fix und fertig. Das ging schnell. Zwei Wochen die Pille abgesetzt und schon schwanger. Fruchtbare Wohngegend musste das sein.

Beim ersten Vater unserer Runde war das geschmeidiger gegangen. Zur Bestimmung der fruchtbaren Tage hatten sie sich eine Maschine gekauft, die die Ovulation messen sollte. Das war kein Apparat für Anfänger, eher ein technischteures Wunderwerkzeug. Auf die Minute genau konnte es scheinbar bestimmen, ob die Chancen für ein Mädchen oder für einen Jungen größer waren. Die 400 Euro waren schon imposant und so genau konnte ich mir das alles nicht vorstellen, da es ein wenig an Voodoo grenzte, was da betrieben wurde. Als die Schwangerschaft dann aber sicher war, saß mein Kumpel vor dem gemeinsamen Joggen im Sessel und blätterte in einer Zeitschrift. Nicht in der Eltern, das hätte ich gemerkt. Wie vom Blitz getroffen muss ihm plötzlich wieder eingefallen sein, dass sich demnächst eine grundlegende Veränderung in ihr Leben schleichen würde. Er warf den Kopf 90 Grad zur Seite, grinste über beide Backen, zog die Augenbrauen doppelt so hoch wie ich es Augenblicke später tat und quiekte: »Ihr seid nicht mehr die ersten!«

In Lichtgeschwindigkeit analysierte ich alle Möglichkeiten, die ihn zu dieser Aussage veranlasst haben könnten. Das mit dem Sex war schon bei allen durch, und ich ging davon aus, dass er davon ausging, dass wir die Ehe nach anderthalb Jahren auch praktisch vollzogen hatten. Punkt eins war abgearbeitet. Das mit der Hochzeit war damit auch schon geprüft, weil wir alle verheiratet waren und wir erwiesenermaßen die letzten waren. Also auch keine Siegchancen mehr. Von Scheidung konnte bei diesem harmonischen Paar auch nicht die Rede sein und wir hatten ebenfalls nie den Anschein aufkommen lassen, als wenn wir ein Interesse am Ende unserer wundervollen Beziehung hätten. Sportlich gesehen waren wir alle Rentner und erste, zweite, dritte Plätze interessierten uns nicht mehr. Zudem redete er ja von »ihr«, also ging es um eine Teamwertung. Ich realisierte die Tragweite des Satzes und umarmte ihn. Sie waren die ersten. Wahrlich und wahrhaftig nagte der Zahn der Zeit an uns allen und es war Zeit, neue Schritte zu gehen. Sie hatten das Ende der Zweisamkeit eingeläutet. Anvisierte Entbindung: 05.05.05 – tsss, die Technik von heute macht alles möglich.

Warum wollte das bei uns also nicht auf Anhieb funktionieren, wie es das bei scheinbar allen anderen tat? Der Unterschied war doch der, dass man von Paaren, die mit ihren Bemühungen scheitern, eher wenig hört. Es gibt wohl die wenigsten, die sich hinstellen und sagen, dass es nicht klappt. Neben der Scham gesellt sich eine Intimität hinzu, die meist mit Ausreden kaschiert wird. Die Angst vor der Kinderlosigkeit setzt manchen so stark zu, dass sie immer mehr verkrampfen und mitunter den Prozess noch weiter erschweren. Auf unsere Kinderwünsche angesprochen, gaben wir auch immer zum Besten, dass gerade etwas dagegen spräche. Meine Frau müsste erst einmal die Berufsausbildung komplett abschließen und dort Fuß fassen, wir hätten zudem für Kinder nicht die richtige Behausung, da viele Stufen innerhalb und zur Wohnung genauso kinderunfreundlich wären wie das fehlende Kinderzimmer. Nach außen scheinbar ganz entspannt, entwickelten wir so langsam die Fragen, die so viele beschäftigten. Ist es der Stress, sind es biologische Gründe oder nur schlechtes Timing?

Oder war allein ich der Schuldige? Aber warum sollte es bei mir nicht klappen? Ich war Sportler, zwar ein ehemaliger, aber ich war einer. Ich rauchte nicht, ich trank keinen Alkohol, manchmal ein bisschen viel Schokolade, aber ansonsten war ich das blühende Leben.

Vielleicht waren es die engen Unterhosen, die den Lebenssaft so weit erhitzten, dass sie abtötend wirkten? In der Mittelstufe hatte ich schon gelernt, dass der Hodensack außerhalb des Körpers angebracht war, da die Spermien bei 37 Grad Celsius absterben und deshalb zwei Grad kälter gelagert werden müssen. Die Evolution hatte sich wirklich etwas ausgedacht, um die Menschheit überleben zu lassen. Vielleicht pflanzten sich nur Träger von Boxershorts fort und keiner realisierte, dass die Infertilität eines Mannes einzig und allein durch die zu enge Unterhose hervorgerufen wurde. Es gab Studien, die besagten, dass zu enge Hosen ein Auslöser für dieses Problem sein könnten. Aber das waren die Hosen, die saßen luftig bei mir, von Unterhosen war keine Rede. Zwecks Ausschluss wollte ich auf Boxershorts umschwenken. Sitzheizungen waren auch solche Hitzelieferanten. Ebenso wie die Sauna und regelmäßig heiße Wannenbäder. Nach dem Besuch dieser Einrichtungen sinkt die Zahl der beweglichen Spermien messbar. Aber auch das ließ sich ausschließen.

Im Fernsehen sah ich einen Bericht über die Aktivierung der Spermien mit einer Anpassung der Nahrung. Überraschenderweise konnten alle Probanden ihre Spermienzahl innerhalb weniger Monate signifikant verbessern. So entwickelte sich die Qualität bei einer Testperson von einem verschwindend geringen Teil zu einem deutlich verbesserten Ergebnis. Ein anderer Teilnehmer dieses Versuches verdoppelte sogar die Qualität und Quantität der beweglichen Spermien. Nicht von eins auf zwei, sondern von zig- auf doppeltzig-Millionen. Das war ein bemerkenswertes Resultat und machte mir Hoffnung. Vom Sport war ich es gewohnt, dass Höchstleistungen nur mit einer ausgewogenen Ernährung erreicht werden konnten, aber dass eine entsprechende Ernährung so weitreichende Folgen hat, war mir nicht bewusst.

So ist eine Ausgewogenheit der Nahrung ein Grundstein für den Vermehrungserfolg. Dabei sollte darauf geachtet werden, dass möglichst fettarm und nährstoffreich gegessen wurde. Dazu gehörten neben Obst und Gemüse auch Kohlenhydrate. Die Abstimmung der Essgewohnheiten bezweckt zwangsläufig eine Reduzierung des Gewichts, was wiederum ein grundlegendes männliches Problem beseitigen kann. So ergaben Studien, dass zum Beispiel die erektile Dysfunktion bei übergewichtigen Männern viermal häufiger auftritt als bei normalgewichtigen Männern. Und diese Studie betrifft noch nicht einmal die Qualität der Spermien. Wir reden hier nur über die Funktion des Werkzeuges.

Die sehr viel kleineren und wichtigeren Bestandteile bedürfen sehr viel mehr Pflege und Liebe. So sollte sowohl auf Alkohol als auch auf Zigarettenkonsum verzichtet werden. Vielmehr sollten Ethanol und Nikotin den ungiftigen und gesundheitsfördernden Genussträgern Bio und Öko weichen. Dazu gehören die Vitamine A, C, E und Folsäure. Das Vitamin E ist ein so genannter Radikalenfänger und ist Voraussetzung für ein intaktes Immunsystem. Ihm werden wahre Wunder im Bezug auf die Spermienbeweglichkeit zugeschrieben. Folsäure zählt zu den B-Vitaminen und steigert die Spermienzahl. Es ist wichtig für Zellaufbau, Zellwachstum und Zelldifferenzierung. Die Spurenelemente Zink, Selen und Kupfer kommen ebenso hinzu wie die Mikronährstoffe L-Arginin, L-Carnitin, Coenzym Q10 und Glutathion.

Jetzt musste ich nur noch die Nahrungsmittel identifizieren, in denen diese Heilsbringer enthalten waren. Spielt man mit dem Gedanken, sich über diesen Weg aufzufrischen, gibt es zahlreiche Bücher, Berichte und Veröffentlichungen, die sehr hilfreich sind. Zudem fand ich all das in abgepackter Form und schön portioniert. Zweimal Orthomol fertil am Tag und dem Kinderwunsch steht nichts mehr im Wege. Ich machte natürlich alles. Doppelt hält besser und schaden tut es ja nicht. Die erste Baustelle war also angegangen.

Ich studierte die einschlägige Literatur und fand einiges zum Thema der männlichen Unfruchtbarkeit. Neben den mir schon bekannten Gründen wurde in fünf Gruppen unterteilt:

Die Störung der Spermienproduktion wurde am häufigsten genannt. Es kam überhaupt nichts Verwertbares unten an. Wenn chromosomale oder genetische Einwände bestehen, kann sich ebenso wenig ein gesundes Spermium bilden wie zum Beispiel bei der Nichtabsenkung des Hodens bei der Geburt. Infektionen, Strahlenbelastungen, Drogenmissbrauch oder eine Verdrehung des Hodens, Krampfadern und die große, nicht klassifizierte Unbekannte sind weitere Problemquellen.

Hinzu kam eine Blockierung des Spermientransports. Auch hier konnten wieder Infektionen ein Grund sein. Physische Einschränkungen in Form fehlender Samenleiter und Prostataerkrankungen komplettierten das Feld.

Weiter unterschied man noch die Anti-Spermien-Antikörper, die wohl bei Verletzung oder Infektion des Nebenhodens gebildet werden. Dann die sexuellen Probleme in Form von vorzeitiger oder fehlender Ejakulation, Nervenschädigungen, Prostataoperationen oder Medikamentennebenwirkungen.

Zu guter Letzt noch die hormonellen Probleme, die infolge eines Tumors in der Hirnanhangdrüse, Missbrauch anaboler Steroide oder angeborenen Fehlens des lutheinisierenden Hormons LH oder des folikelstimulierenden Hormons FSH auftreten können.

Jetzt wurde es kompliziert. LH, FSH, Hodenhochstand, Anti-Spermien-Antikörper (doppelte Verneinung ist doch eigentlich wieder Bejahung?) und Infektionen, all das sagte mir nichts, oder ich wusste nicht darüber Bescheid. Lediglich Doping, Drogen, Medikamentenmissbrauch und andere ungesunde Lebensweisen konnte ich ausschließen. Aber die Fülle der Möglichkeiten machte mich nervös. Ich hatte in meinem Leben schon vier Leistenbrüche operativ beseitigt bekommen, bei einem doppelseitigen wollten sie nicht beide auf einmal machen, da die Funktionsfähigkeit eines Hodens immer gewährleistet sein sollte. Das könnte ein Punkt sein, Infektionen hatte man immer mal, geröntgt wurde ich nicht ganz so oft, aber meine ausschweifenden Aufenthalte in irgendwelchen Kernspintomographen (die ja strahlungsarm sind) waren legendär und für die Krankenkasse fast ruinös. Es half nichts – ich musste zum Arzt, um über meine Fruchtbarkeit oder ihr Gegenteil aufgeklärt zu werden.

Bevor es so weit war, erinnerte ich mich an meine gute alte Schulzeit und an mein Mikroskop im Keller. Die neunhundertfache Vergrößerung hatte ich zwar nie gebrauchen können und das einzige, was ich mit großem Staunen untersucht hatte, war die fünfzigfache Vergrößerung der Zwiebelhaut und ein Tropfen Blut, aber ich hatte es immer noch. Und nun sollte es mir nach 18 Jahren einen glorreichen Aufschluss über die Möglichkeiten der Familienplanung offenbaren. Also drapierte ich eine Probe – keine Speichelprobe – auf dem Glasträger, was sich als schwieriger und widerspenstiger gestaltete als erwartet. Dieser zähflüssige Klumpen wollte nämlich nur ganz oder gar nicht. Aber irgendwie schaffte ich es schließlich, so wenig wie möglich und so viel wie nötig zu platzieren, um das hauchdünne Deckglas noch darüber legen zu können. Und dann atmete ich das erste Mal seit langer Zeit auf. Da schwamm etwas, was ich bisher nur aus Fernsehreportagen oder von Bildern kannte. Ein ovaler Körper mit einem wedelnden Schwänzchen. Ich konnte ein paar davon beobachten, wie sie walgleich versuchten, Raum und Zeit zu überbrücken, dabei aber aussahen als wälzten sie sich am Strand. Es gab sie also. Das war gut.

Es hieß, es sollten Millionen sein, ich hatte aber nur ein paar gesehen. War meine Vergrößerung so gut, dass ich nur einen kleinen Ausschnitt inspizieren konnte, starben sie in der Hitze des Lichtes sofort ab oder waren es wirklich nur ein paar? Es war mir erst einmal egal. Erstens benötigt man nicht 100 Millionen zur Fortpflanzung, sondern nur eins. Es gewinnt sowieso immer nur das Schnellste und wenn es das einzige ist, mache ich ihm keinen Vorwurf, dass es sich aufgrund fehlender Konkurrenz Zeit gelassen hat. Zudem lässt sich, wenn es keinen guten Orientierungssinn hat, mit diesem einen auch eine künstliche Befruchtung vornehmen. Also war alles im Lot. Als angehender Spermienforscher entdeckte ich im Internet interessante Fakten zu diesen Winzlingen:

Der Mann an sich produziert in den 45 Jahren seiner aktivsten Zeit etwa 50 Liter Samen, aufgeteilt in bis zu 15.000 Einzelgaben, das sind fünf Putzeimer voll! Wahnsinn – Moment mal, 15.000 Mal? Wer hat denn da

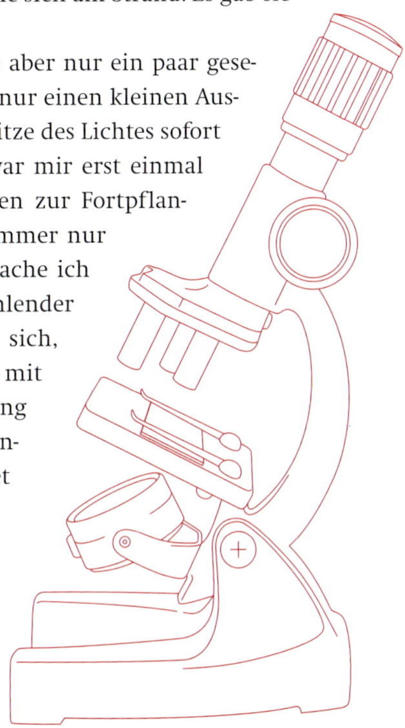

gestrunzt? 45 Jahre multipliziert mit 365 Tagen ergibt 16.425. Das heißt, die Probanden dieser Studie haben gelogen oder kommen aus der Pornobranche. Wenn sie in der Pornobranche arbeiten, tun sie mir Leid, da es ihre Gewerkschaft offensichtlich nicht schafft, ihnen wenigstens die Wochenenden frei zu halten.

Aber egal, die Qualitätskriterien müssen überall ähnlich sein. Ein Ejakulat hat ein Volumen von zwei bis sechs Milliliter. Davon sind aber nur ein zwanzigstel Spermien. Bei jeder Ejakulation werden 40 bis 600 Millionen Spermien zu Tage gefördert, was natürlich nur für den gesunden Mann gilt und den Normwert für eine problemlose Zeugungsfähigkeit darstellt. Was für eine Verschwendung, 599.999.999 Spermien ziehen unverrichteter Dinge wieder ab, aber wir lieben halt eine gewisse Sicherheitskomponente in unseren Anstrengungen. Mit einer Geschwindigkeit von etwa 17 Kilometern in der Stunde verlassen die Spermien ihr Zuhause und arbeiten sich dann mit 0,0002 Kilometern in der Stunde Richtung Ziel. Auf sich allein gestellt könnte man meinen, dass sie sich nicht stressen. Wenn die wüssten, dass der zweite der erste Verlierer ist ...

Festzuhalten bleibt, dass die Medizin mittlerweile so unglaublich weit ist, dass bei ersten Misserfolgen noch lange nicht Schluss ist. Eine Infertilität und die daraus resultierende Kinderlosigkeit kann viele Ursachen haben und diesen auf den Grund zu gehen, ist eine große Herausforderung, die mit sehr viel Eigeninitiative unterstützt werden kann. Selbst wenn die letzte plausible Möglichkeit ausgeschlossen werden muss, gibt es immer noch die große, nicht erklärbare Unbekannte. Wie weit Forschung gehen kann, bewies ein Forscherteam, das aus zwei weiblichen Mäusen Nachwuchs erzeugte. Dafür wurde aus den Zellen der einen weiblichen Maus künstliches Sperma erzeugt und der anderen Maus eingepflanzt. Langfristig könnte das auf den Menschen übertragen heißen, dass der Mann vollkommen überflüssig ist. Federführend bei diesem Experiment war allerdings ein Mann. Was fällt ihm ein?

aktive bestands-aufnahme

04 Mit einer gewissen stümperhaften Vorbildung ging ich also zum Urologen. Katrins Gynäkologin empfahl mir eine Praxis in 30 Kilometer Entfernung, was nicht weiter schlimm war, da für so ein Thema nur die Besten gut genug waren. Bei der ersten Untersuchung wurde alles vor Ort Messbare abgearbeitet. Tast- und Ultraschalluntersuchungen der Hoden, die Prostata wurde inspiziert und allerlei Fragen zum Lebensstil gestellt. All diese Befunde waren negativ beziehungsweise aus der Sicht des Möchtegernvaters sehr positiv, da bisher noch nichts für irgendeine krankhafte Veränderung sprach.

Lediglich meine aufgesparten Spermien wollte der Arzt nicht haben, da sie nur maximal eine Stunde alt sein dürfen und die anderen Werte am Nachmittag so tief im Keller sind, dass sie keinen hundertprozentigen Aufschluss über die Fruchtbarkeit ergeben. Er klärte mich auf, dass ich gleich einen Becher mit nach Hause bekäme und zum nächsten Termin die Probe für das Spermiogramm mitbringen solle. Das kannte ich aus dem Fernsehen ganz anders.

Bei der amerikanischen Serie Jackass gaben die Wettkämpfer ihre Probe in der Praxis ab. Gut, da ging es einzig und allein um die Menge und nicht so sehr um die Qualität. Aber auch bei Hausmeister Krause fand das Procedere in abgetrennten Räumlichkeiten der Praxis statt. Aber das waren alles nur fiktive Geschichten. Lief wohl doch anders. Ich war ein Stümper. Ich sollte zu Hause die Probe abnehmen und dann zur Praxis fahren. Morgens, über die A 40, im Berufsverkehr. Ich merkte an, dass ich über die schlimmste Autobahn des Landes anreise und hoffte auf eine Reaktion des Arztes. »Sie haben ja eine Stunde Zeit«, sagte der nur ganz gelassen. Eine Stunde?! Wenn ich Pech habe, muss ich mir was zu essen mitnehmen, damit ich auf den dreißig Kilometern nicht verhungere. Eine Stunde?! Er entließ mich und ich machte am Empfang einen Termin aus. Ich wollte am besten so schnell wie möglich wiederkommen und endlich Gewissheit haben, ob ich mir überhaupt Hoffnung machen könnte. Das ging aber nur, wenn ich die so genannte Karenzzeit eingehalten hätte, also mindestens drei und höchstens acht Tage kein Geschlechtsverkehr. Da das gewährleistet war, bekam ich für den übernächsten Tag einen Termin. Und den Becher für die Probe.

»Ich komme aber über die A 40«, merkte ich ein weiteres Mal an. »Eine halbe Stunde haben Sie ja Zeit, maximal eine Stunde!«, wurde ich beruhigt. Morgens um acht über die A 40, das klappt nie in einer Stunde. Was mache ich, wenn es länger dauert? Soll ich die Probe kühlen, damit sie die Stunde übersteht? »Nein, nicht kühlen, packen sie den Becher dann körpernah ein. Aber älter als eine Stunde darf sie nicht sein!«, wurde ich gewarnt. Die wollten mich mit dieser Angelegenheit also wirklich nicht in der Praxis haben. Ich musste mir was einfallen lassen.

Nachdem ich endlich einen Termin zur Klärung meiner Spermienqualität bekommen hatte, würde ich nicht das Risiko eingehen, dass mir die Dinger im Stau auf der Autobahn eintrockneten. Ich überlegte mit Katrin eine geeignete Strategie. Morgens im Auto vielleicht, unmittelbar davor, da ist es auch noch dunkel. »Bist du wahnsinnig! Denk' mal an George Michael!«, polterte sie. Gut, aber George Michael ist auf einer öffentlichen Toilette bei einer nicht-wissenschaftlichen Tätigkeit erwischt worden und nicht in seinem eigenen Auto. Aber mein eigenes Auto hatte Scheiben, George Michaels Toilette hatte Wände. Die anderen Alternativen waren: 1. Ich miete mich am Abend vorher in einem nahe liegenden Hotel ein. 2. Ich gehe damit zu meinem näher an der Praxis wohnenden Bruder. 3. Ich renne beim Arzt am Empfang vorbei, sofort bis auf die Toilette und rufe: »Boah, mir platzt die Blase!« 4. Ich vertraue auf die Schnelligkeit meines Autos.

Punkt eins war zu teuer, Punkt zwei wohnte auch zu weit weg, Punkt drei war gelogen und Punkt vier machten streikende Lokführer zunichte. Um kurz nach sechs machte ich mich auf den 30 Kilometer langen Weg und teilte mir diesen mit allen Pendlern, die ansonsten mit der Bahn fuhren. Nach großem Kampf und mit viel Geduld erreichte ich das Zielgebiet mit meinem Becher. 20 Minuten nach meiner Ankunft rannte ich die Stufen hoch zur Praxis und schleuderte der Arzthelferin den Becher entgegen. Ich konnte sofort zur Blutentnahme weitergehen. Dort sitzend, steckte sie den Kopf durch die Tür und fragte noch nach Karenzzeit und Alter der Probe. »Fünf Tage und 15 Minuten!« antwortete ich wahrheitsgemäß. »Das ging aber fix«, staunte sie. Es sei dann wohl doch nicht so voll auf der Autobahn gewesen. »Ich bin bei meinem Bruder gewesen!«, erklärte ich ihr. Wäre das die Wahrheit, würde mein Bruder auf einer Supermarkt-Toilette wohnen und George Michael ein emsiger Wissenschaftler sein.

Eine Woche später durfte ich ein letztes Mal die Praxis aufsuchen und in einem klärenden Gespräch die Ergebnisse in Empfang nehmen. Es war alles im grünen Bereich. Der Arzt vermittelte mir das Gefühl, dass das die beste und reinste Probe sei, die er jemals untersucht habe. Ich war in meiner Untersuchung bestätigt, mein Schülermikroskop hatte mich nicht im Stich gelassen. Die Spermienkonzentration war mit 142 Millionen pro Milliliter sieben Mal so hoch wie verlangt, die Gesamtzahl mit 596 Millionen fast fünfzehn Mal so hoch wie die Minimalanforderung. Die anderen Werte bestätigten den Befund, dass einer Fortpflanzung nichts mehr im Wege stand. Ich fühlte mich wie der preisgekrönte Zuchtbulle von Witten. Jetzt mussten sich alle Bestandteile der Vermehrung nur noch vermengen und mit der Zellteilung konnte begonnen werden.

Vier Wochen danach fanden wir uns in den gynäkologischen Räumlichkeiten ein und erhielten die Werte meiner Frau. Auch diese waren einwandfrei und so wurde sofort mit der Ursachenforschung begonnen. Die Frauenärztin schlug Katrin eine besondere Art der Untersuchung vor. Für Laien schwer zu schildern, aber es sollten Störfaktoren wie Narben und ähnliches lokalisiert und vermessen und so ein Gesamtbild des Systems geschaffen werden. Man müsse sich darauf einlassen, aber die Ärztin habe damit sehr gute Erfahrungen gemacht. Ich war solchen Methoden gegenüber sehr offen eingestellt, da mir alles Schonende, was zum Erfolg führte, Recht war und schaden konnte das bestimmt nicht. Im Bekanntenkreis hatte ich die Geschichte gehört, dass in der Schulmedizin allzu gerne dem Stress die Schuld gegeben wird. Kann man nicht messen und passt immer. Unsere Ärztin setzte an anderen Punkten an.

Der nächste konsequente Schritt wäre eine Untersuchung der Eileiter. Dabei wird in Vollnarkose der Bauchnabel geöffnet und mit einer Kamera die

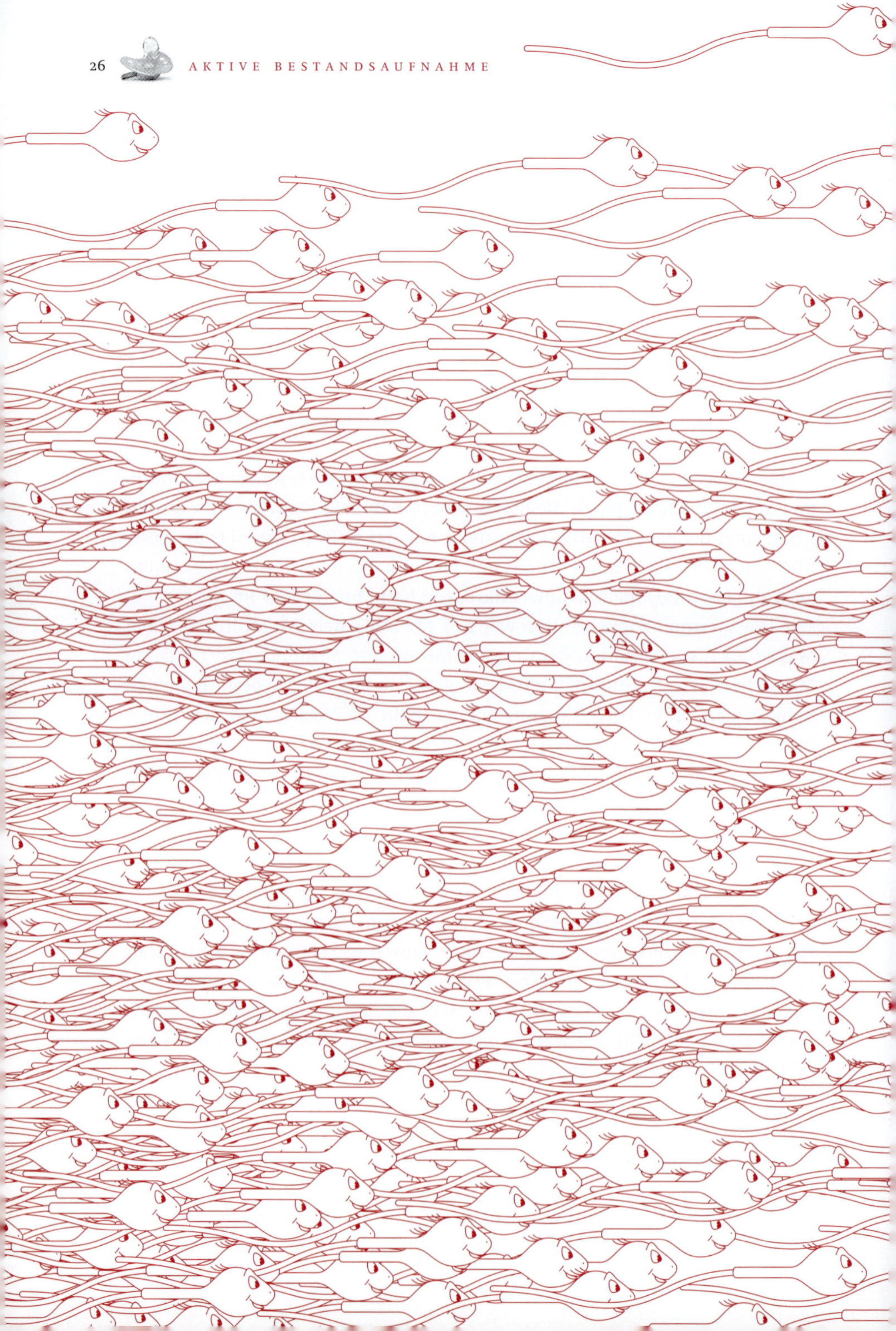

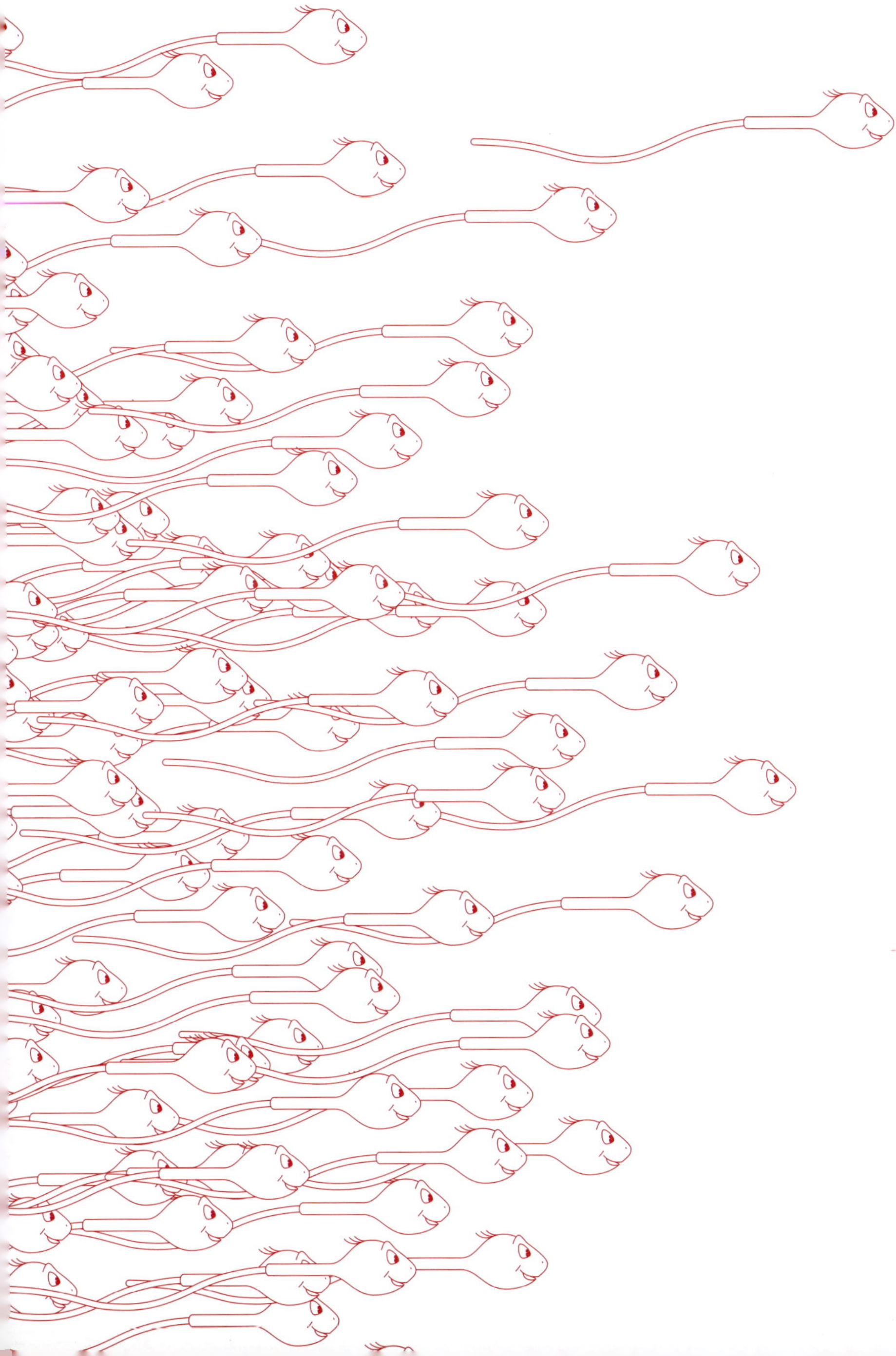

Durchgängigkeit der Eileiter überprüft. Meine Frau nickte und willigte ein. Ich war ein wenig überrascht. Freiwillig die Vollnarkose zu wählen war gar nicht ihre Art. Kurz vor dem Sterben würde sie sogar den Tropf verweigern, da man sie da mit einer Kanüle stechen müsste. Aber bis es so weit wäre, schlug ich vor, erst einmal die schonende Art auszuprobieren. Sie war schließlich noch keine vierzig und nun wussten wir, dass eigentlich alles funktionieren müsste. So viele Konjunktive machten die Sache nicht einfacher, aber aus medizinischer Sicht hatten wir nun die Gewähr, dass vielleicht nur das Timing nicht stimmte. Wir vereinbarten für die erste Untersuchung einen Termin in einer Woche, der nicht zu Stande kam. Sechs Tage später sah Katrin den zweiten Strich und erhielt die Bestätigung ihrer Frauenärztin.

Festzuhalten bleibt, dass der Wunsch nach Kindern nicht verkrampfen darf. Nicht umsonst fragte die Ärztin: »Wollen Sie wirklich ein Kind. Aus tiefstem Herzen?« Oftmals wird ab einem bestimmten Alter suggeriert, dass es jetzt so sein müsse oder das biologische Alter keinen langen Aufschub mehr dulde. Der äußere Druck der Gesellschaft kann die eigenen Gefühle manchmal überlagern. Wenn im Inneren der leiseste Zweifel dagegen spricht, kann das schon eine unbewusste Verkrampfung auslösen. Die entsprechende Lockerheit wird viel zitiert und immer als Voraussetzung gesehen, aber wir müssen tief in uns hineinhorchen, um bereit zu sein. Zu diesem Zweck müssen wir uns fallen lassen können und die Gewissheit haben, dass uns kurz vor dem Boden jemand auffängt. Sobald »Das muss doch klappen!«, aufkommt, wird die Sache unerträglich. An den fruchtbaren Tagen auf den Punkt hinzuarbeiten, kann lustig sein, muss aber auch von beiden so gesehen werden. Selbst wenn Ovulationstests und Spermiogramme grünes Licht geben und auch alle anderen Parameter dafür sprechen, muss alles eine Einheit bilden. Nur dann vereinigt sich die Einheit zu einem Resultat.

verantwortung

05 Das Gefühl, Nachwuchs zu erwarten ist schon außergewöhnlich. Wenn wir ehrlich sind, fühlen wir uns doch alle selbst noch wie Kinder und wir sind es auch, weil ohne Vater und Mutter kein Leben möglich ist – na ja, bei Mäusen schon. Doch wenn nun auf einmal die freudige Nachricht übermittelt wird, sind wir mitten in der Verantwortung. Das ganze System rückt einen Schritt weiter, wir sind keine Kinder mehr und plötzlich fühlen wir uns weise und sollen ein Vorbild sein. Bei der Arbeit sehe ich mich plötzlich aus einem anderen Blickwinkel. Ich stehe vor meinen Zuhörern, halte einen Vortrag und fühle mich souverän. Ich bin nicht mehr wie ein kleiner Junge, der die Welt entdeckt, sondern wie der Vater, zu dem sein Sohn aufschauen kann. Dem Publikum sollte diese Veränderung nicht auffallen, aber Eigenempfinden und externe Wahrnehmung sind in den seltensten Fällen identisch. Ich grinse über beide Backen und innerlich treffen sich die Mundwinkel am Hinterkopf, ich bin vollkommen entspannt und konzentriere mich auf die wirklich wichtigen Dinge des Lebens. Obwohl noch nichts passiert ist.

Selbst auf dem Ultraschall lässt sich zu so einem frühen Zeitpunkt noch nichts erkennen. Es sind einfach diese zwei Striche, die Boten der Vorsicht. Das Glas Wein am Wochenende muss auf der Speisekarte gestrichen werden, bei Kopfschmerzen bleibt das Aspirin jetzt im Schrank, die Blut verdünnende Wirkung ist extrem gefährlich für das Ungeborene. Man hört, dass Paracetamol nicht so schädlich für das Kind sein soll. Schwer vorzustellen, da das immer der Hammer gegen Fieber und Krankheit war und das gute alte Aspirin mal so nebenbei gegen Kopfschmerzen verabreicht wurde und bei bestimmten Herzkrankheiten sogar vorbeugend wirken soll. Aber eine Schwangerschaft ist ja keine Krankheit und so wanderten die ganzen Schachteln und Präparate an einen sicheren Ort, an dem man auch schlaftrunken nicht zufällig vorbeikam.

Die ersten Tage verstrichen, die Gewöhnung setzte schnell ein und eine Menge Fragen tauchten auf. Unterleibskrämpfe schienen normal zu sein,

Geruchssinn und Geschmacksempfindungen bei meiner Frau änderten sich und die viel zitierte Übelkeit würde bestimmt auch irgendwann auftauchen.

Wir entwickelten uns zu Ökofreaks mit Sensibilität. Wenn möglich schälte ich meiner Katrin täglich Obst und Gemüse und kochte vollwertig, wenn sie keine Zeit hatte. Ich kaufte im Supermarkt Gemüsesorten, die wir seit Jahren nicht mehr gegessen hatten und entdeckte das Kochen vollkommen neu. Ich sah immer nur mit Mühe ein, für uns allein zu kochen, vielmehr hasste ich die Zubereitung von Speisen zum Zwecke der Vernichtung. Man schnippelt sich stundenlang die Finger wund, verunreinigt zahllose Töpfe, die Teller noch dazu, die glücklicherweise in die Spülmaschine passen, um innerhalb einer halben Stunde alles aufzuessen. Weg war's. Danach waren wir satt und kugelrund, aber die verbrauchten Kochkalorien schienen nur eben ausgeglichen worden zu sein und in der Küche türmte sich ein Berg von Unrat auf. Bei meiner Guerilla-Technik verteilte sich der Kartoffelbrei in einem satten Umkreis um die Zubereitungsstelle, und die Fettspritzer aus der Pfanne ließen den Bereich vor dem Herd glitschig und schmierig werden. Ich aß gerne, aber kochen war meine Sache nicht. Bis jetzt. Ich war der Wächter der Nährstoffe, wenn ich Zeit hatte, war ich der Ernährer meiner noch nicht existierenden Familie. Ich erlegte keine Mammuts, aber zu kochen war auf der persönlichen Gefährlichkeitsskala ähnlich hoch angesiedelt wie die urzeitliche Verköstigung.

Als wenn die Verbraucherschützer auf meinen selbstlosen Einsatz als Koch gewartet hätten, kam am fünften Tag eine Meldung über die Qualität des in Deutschland zu kaufenden Obstes und Gemüses heraus. Gerade hatte ich mich mit der Tatsache abgefunden, dass Pizzabäcker Giovanni, Döner-Express Ali und Chinabräter Panda ihre Umsatzzahlen für nächstes Jahr wegen uns nach unten schrauben müssten, da hatte ich schon keine Lust mehr auf die Selbstgeißelung durch extravagant gesundes Kochen. Die schlimmsten Pestizid-Rückstände zum Beispiel befinden sich in Mandarinen. Ich dachte immer, dass die aufgrund ihrer Schale besser geschützt seien als zum Beispiel Äpfel. Weintrauben und Paprika gehörten auch zu den Kandidaten mit Chancen auf den Preis zum giftigsten Lebensmittel 2007. Da glaubt man, seiner Familie etwas Gutes zu tun und wird schnöde aus allen Träumen gerissen, weil man ungewollt zum Chemikalienpanscher wird.

Ich war schon immer extrem und so vernichtete ich alle Vorräte im Eigenversuch. Mir sollten die Gifte nicht so schaden können wie vielleicht meiner Frau. Ich war nicht mehr so wichtig, ich hatte meinen Teil dazu beigetragen und musste Katrin jetzt auf andere Art und Weise zur Seite stehen. Mein Organismus tat da nichts mehr zur Sache. Deshalb vertilgte ich alle Vorräte, die nicht aus dem Biohandel waren, und das war alles. Wenn ich meinte, eine Sache sei wichtig, kannte ich keine Verwandten. War ich der Überzeugung, dass viel Brot den Basenhaushalt positiv beeinflusst, kaufte ich beim nächsten Mal fünf Brote auf einmal. Erzählten mir die Ernährungsberater während meiner aktiven Sportlerlaufbahn, dass Trockenfrüchte die Kohlenhydrataufnahme positiv beeinflussen, aß ich ein Kilo Datteln und Feigen am Stück. Verinnerlichte mir mein Verstand, dass gesundes Kochen unserem noch nicht einmal auf dem Ultraschall zu sehenden Kind nutzt, stellte ich mich in die Küche und kochte den Kühlschrank leer. Also musste ich jetzt andere Saiten aufziehen.

Ich suchte den nächsten ökologischen Supermarkt. Ich hörte davon. Es musste ein Ort wie in einem Film sein. Da treiben sich hauptsächlich 40- bis 60-jährige Besserverdiener mit guter Ausbildung herum, schnell und eindeutig zu identifizierende Umweltaktivisten, dann auch noch Lehrer (das war ja wie zu Hause) und die neue Klientel: werdende Familien wie wir. Allerdings war ein gesunder Lebensstil gar nicht mehr so wild und abgefahren, wie es früher einmal den Anschein gehabt hatte. Umfragen unter Biokonsumenten hatten gezeigt, dass Hauptargumente zum Kauf dieser Produkte weder der globale Nachhaltigkeitsgedanke noch der Tierschutz waren. Entweder schmeckten die gewählten Produkte besser oder versprachen einen gesundheitlichen Nutzen und dafür waren die Verbraucher auch bereit, mehr zu zahlen. Also doch keine autonomen Revoluzzer. Alles Egoisten, die sich selbst was Gutes tun wollten.

Für Dinge, die man selbst spürt, nimmt man gewisse Anstrengungen auf sich. Eigentlich ist dieser Zug eines Menschen schwer nachzuvollziehen, da er aus der Reihe fällt. Unser Auto schicken wir jedes Jahr in die Inspektion, wir kaufen nur das teuerste und beste Öl und in der Waschstraße gibt es nur Lamellenstreichelei mit Textilfasern. Zudem wachsen wir die Kiste noch und regen uns über jeden Kratzer dieses Gebrauchsgegenstandes auf. Wir hegen und wir pflegen es, als sei es unser Lebensmittelpunkt. Bei uns selber allerdings setzen wir andere Maßstäbe an. Wir trinken, rauchen, essen fett und viel, wir schlafen wenig, arbeiten bis zum äußersten und stopfen alles in uns rein, was gerade billig genug ist, das Hungergefühl durch den Schnäppchentrieb zu überbieten. Der Liter Motorenöl für 16,90 Euro ringt uns nur ein kurzes Schulterzucken ab, der Liter Milch für 75 Cent lässt uns Wucher und Abzocke hineininterpretieren. Der Unterschied liegt wohl in der Sichtweise.

Warum reißt jeder bei einer Panne zuerst die Motorhaube auf? Weil wir alle den Durchblick haben wollen oder sollen. Beim Automobil hat der Deutsche nur scheinbar Ahnung. Warum hegt und pflegt er diesen Gegenstand, als sei es eine Selbstbewusstseinsvergrößerung? Bei seinem Körper hingegen glaubt der Deutsche, die direkte Rückkopplung zu bekommen. Trinke ich zu viel Alkohol, habe ich einen dicken Kopf, aber erst ist es lustig. Esse ich jeden Tag eine Tüte Chips, werde ich dick und kugelrund, aber eben nicht morgen. Verdrücke ich gespritzte Mandarinen, falle ich halb vergiftet um, aber erst in 42 und nicht in 47 Jahren. Wir können schwer die direkte Wirkung und den direkten Zusammenhang abschätzen. Unmittelbar passiert nichts und wir fühlen uns ja blendend, also hauen wir rein. Beim Auto hingegen spüren wir als Fahrer jede kleine Veränderung. Technische Komponenten gehen kaputt und sind teuer. Biologische heilen. Da ist die Natur schon billig. Heilt einfach, man muss nur abwarten. Manchmal wird's ein bisschen teurer, aber wofür haben wir die Krankenkasse? Den Körper kennen wir, das Auto nur anscheinend. Deshalb für den PKW nur vom Feinsten und für uns selber das Nötigste. Eigentlich ist es also komplett anders herum: Das, was wir am besten kennen, behandeln wir stiefmütterlich, das was wir nicht richtig kennen, behandeln wir wie rohe Eier. So mag es auch mit dem ungeborenen Leben sein. Wir kennen es nicht und wollen keine Fehler machen. Deshalb gibt es für die Dinge, die man komplett zu verantworten hat, die Superpflege, die alles berücksichtigen soll und nichts vernachlässigt.

Ich suchte also einen Laden auf, der in seinem Namen Bio und Super trug und war gespannt auf die Dinge, die es dort zu kaufen gab. Im Grunde genommen sah es aus, wie in einem stinknormalen Supermarkt, nur dass auf jedem Artikel ein Biogütesiegel prangte. Als ich in der Obst- und Gemüseabteilung begann, war ich über die Preise erfreut. So viel teurer war das gar

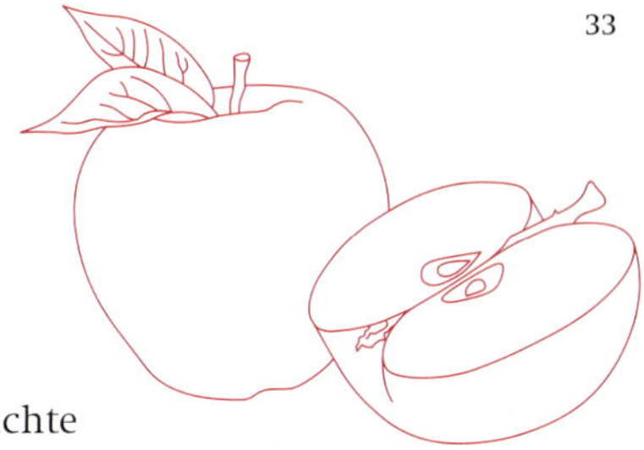

nicht. Ich inspizierte die Mandarinen und suchte die fünf besten heraus. Bei den Äpfeln machte ich es genauso. Gar nicht so einfach, da das Auge wohl nicht Öko is(s)t. Das war der Preis der fehlenden Pestizide: Braune Druckstellen, matte Farben und runzelige Haut. Ich freute mich richtig. Das sah so beschissen aus, da konnte keiner mit Gift gepantscht haben. Ich fühlte mich wie Peter Lustig im Schlaraffenland. Ruckzuck hatte ich aus jedem Stand die besten Früchte und Bünde herausgeholt und mir einen guten Grundstock in den Wagen gelegt. So im Rausch stolperte ich über Milch für 0,99 Euro, Sahne für 1,29 Euro und 6 Eier für 1,99 Euro. Weil das immer noch nicht wirklich teuer war, kaufte ich gleich noch einen Liter Ziegenmilch für 2,69 Euro und verpasste mir mit einem Liter Orangensaft für 3 Euro die volle Dröhnung. Drei Euro und das war der Sonderpreis! Bei Aldi kostet der Liter 69 Cent. Aber ich war ja nicht bei Aldi, sondern im SuperBioMarkt. Die Preisgestaltung erinnerte ein wenig an die Spirituosenabteilung des KaDeWe, aber es machte ein gutes Gefühl. Jetzt war ich hemmungslos und gierig nach gesunden Nährstoffen.

Zu Hause angekommen, passierte genau das, was ich erwartet hatte. Meine Frau räumte die Sachen in den Kühlschrank und merkte kurz an, dass die Paprika schon ein wenig matschig sei. »Du weißt gar nicht, was matschig ist!«, lachte ich. Ich war mit meiner Ausbeute zufrieden und nachdem ich sie aufgeklärt hatte, fiel ihr ein, dass die Äpfel bei ihrem Vater auch immer etwas mitgenommen aussahen. Ihr Vater ist Lehrer, Sie wissen Bescheid. Aufgrund der fehlenden Konservierungsstoffe und der chemiefreien Zubereitung verderben viele Bio-Nahrungsmittel wie Fleisch, Wurst und Obst viel schneller als herkömmlich produzierte. Trotz der Natürlichkeit gibt es aber Bioprodukte, die in Sachen Geschmack weit hinter konventionell hergestellten Produkten gleicher Klasse zurückliegen. Durch die größere Pflege und den vermehrten Aufwand in der Produktion fallen natürlich oft auch höhere Preise an. Letztlich störend sind die Indizien für biologische Herstellung, die sich manchmal als fieser Pelz auf dem Produkt festsetzen. Da zuckt selbst der eisernste Ökofetischist zusammen.

Zwei Tage nach meinem Biorausch entschied sich Katrin auch noch gegen die Milch. Meine gute Milch, die ich so teuer eingekauft hatte. Die so Bio war, dass der weiche Flaum des Kuheuters fast an der Packung klebte. Aber sie war pasteurisiert, denn das war für Schwangere extrem wichtig, alle Krankheitskeime mussten raus sein. Sie entschuldigte sich mit ihrer scheinbar veränderten Geschmackswahrnehmung, die sie jetzt viel sensibler werden ließ. Geschmäcker, Düfte, Gerüche – alles veränderte, verstärkte sich oder schwächte sich ab. Milch mochte sie anscheinend nicht mehr. Sie würde total pelzig schmecken. War das jetzt Bio oder nur die Schwangerschaft? Ich musste mich damit abfinden, obwohl Milch ein starker Calcium- und Eiweißlieferant ist. Meine Frau sollte sich rundum wohl fühlen und dann mussten wir Nahrungsmittel finden, die diese Aufgabe unterstützen sollten. Ich trank ihre Milch. Scheinbar war nicht nur sie schwanger. Mir schmeckte diese Milch auch nicht, die war nämlich nicht nur Bio, sondern auch noch sauer.

Festzuhalten bleibt, dass eine gesunde Ernährung ihren Preis hat. Dabei bedarf es einer gewissen Erfahrung, um sich im Dschungel Öko auszukennen. Nach einiger Zeit entdeckt man unbestreitbare Vorteile, kann aber auch in bestimmten Bereichen mit einem ebenso guten Gewissen auf Lebensmittel aus herkömmlicher Produktion zurückgreifen. Von sich aus handeln nur die wenigsten sofort und es bedarf einer gewissen Lebensweisheit um einzusehen, dass das verdiente Geld genau zu diesem Zweck da ist, es sich gut gehen zu lassen. Die Schlacht der Discounter mit immer niedrigeren Preisen funktioniert nur, weil es genug Kunden gibt, mich eingeschlossen, die lieber wenig Geld ausgeben, als bestmögliche Waren zu erhalten. Das gute Gefühl monetär darzustellen, ist nicht möglich, und wir fallen ja nicht auf der Stelle tot um, wenn wir mal kein Bio-Obst essen. Würde der Mensch die Langzeitwirkung seines Konsums in die Rechnung mit einbeziehen, gäbe es keine Raucher, keine Alkoholiker und keine Couchpotatoes. Aber wenn es um so etwas geht wie das unschuldige Leben, was auch noch von uns selbst initiiert wurde, greifen wir ganz tief in den Geldbeutel und geben uns nur mit dem Besten zufrieden. Ein Kind kostet mit Discounternahrung 120.000 Euro bis zur Volljährigkeit, Biokinder sind noch viel teurer. Aber vielleicht glücklicher und gesünder, deswegen betreiben Eltern diesen Aufwand.

nichts falsch machen

06 Meine Frau hatte für 17.20 Uhr einen Termin bei ihrer Gynäkologin, um in der nun fünften Schwangerschaftswoche eine weitere Untersuchung über sich ergehen zu lassen. Ich konnte sie leider nicht begleiten, da ich mich im Zug befand und von einer Veranstaltung zur nächsten fuhr. Um 17.40 Uhr hatte sie immer noch nicht angerufen. Ich dachte die ganze Zeit an sie. Um 17.45 Uhr immer noch kein Lebenszeichen. Wie konnte eine Untersuchung so lange dauern? Sie würde doch in der Sekunde, in der sie die Praxis verließ, zum Hörer greifen und den Vater ihres Kindes davon in Kenntnis setzen, dass alles in Ordnung sei?

Es gab ein paar Möglichkeiten, die dagegen sprachen: Sie hatte ihre Prepaidkarte des Mobiltelefons wieder nicht aufgeladen, der Akku war leer oder – es gab Komplikationen! Ich rief sie an. Wider Erwarten ging sie an ihr Handy und ich rief nur: »Alles gut?« Sie säße noch bei der Ärztin und es sei alles gut.

Ich war beruhigt. Diese Verlustängste kannte ich gar nicht. Ich hatte Angst, meine Frau zu verlieren. Ich hatte Angst, Freunde und Familienangehörige zu verlieren, aber bei dieser Sache versuchte ich mich betont relaxt zu geben, da immer etwas passieren konnte. Wie oft hört man von Schwangerschaften, die nicht bis zum Ende kommen. Fehlgeburten, Eileiterschwangerschaften und Krankheiten, all das verstellte dem ungeborenen Leben den Weg. Plötzlich bekam ich Angst und war gar nicht mehr so relaxt. Wie lange hatten wir das alles ausprobiert, wie oft hatten wir uns vergeblich bemüht, wie sehr hatten wir alle vier Wochen gehofft? All diese Unwägbarkeiten kannte ich und ich sah die Sache realistisch.

Die Ärztin erzählte meiner Frau gerade in dem Moment meiner Angstgedanken, dass nur dreiviertel der Schwangerschaften vollendet werden. 25 Prozent brechen sich selber ab. Nicht gewollt, es passiert einfach so. Weil der Körper nicht will, weil Störeinflüsse dagegen sprechen, weil es einfach nicht sein soll. Ich predigte immer, dass man auch Rückschläge hinnehmen müsse und sich davon nicht einschüchtern oder hemmen lassen dürfe. Ich zog die Tatsache in Betracht, dass es auch bei uns nicht auf Anhieb klappen müsste. Die Gewissheit, dass Katrin und ich in der Lage waren, auf natürliche Weise eine Schwangerschaft zu initiieren, beruhigte mich. Wenn es bei diesem Mal nicht gehen würde, würden wir es wieder und wieder probieren. So lange, bis wir es zu Ende gebracht hätten. Doch nun hatte ich Angst. Nicht vor dem Kind, nicht vor dem danach, ich hatte davor Angst, dass es Schwierigkeiten geben könnte. Die fünfte Woche war einfach noch zu früh, sich sicher zu sein und eine wirkliche Beziehung war auch noch nicht aufgebaut, es war alles so irreal und nicht vorstellbar, aber jetzt wollte ich nicht, dass wir wieder von vorne anfangen müssten.

So eine Untersuchung dauert halt seine Zeit, und es war alles okay. Mir fiel ein Stein vom Herzen. Alles war an der richtigen Stelle und auf dem Ultraschallbild konnte man einen Durchmesser von elf Millimetern ausmessen. Zwei weiße Punkte in diesen elf Millimetern waren das Indiz für aufkeimendes Leben. Es war alles gut.

Paare durchleben in dieser Zeit wohl ein Auf und Ab der Gefühle. Von himmelhochjauchzend bis zum Tode betrübt wechseln die Stimmungen der angehenden Verantwortungsträger ab. Alle Erstlinge stellen das Leben vollends auf den Kopf, oftmals fragen sich die Eltern, ob sie dieser Herausforderung gewachsen sind. Zur Vorfreude gesellen sich erste und immer wiederkommende Zweifel, ob die beiden Lebensstifter ihrem Kind all das geben können, was es braucht. Zudem verlangt es einiges ab, auch zukünftig mit einer kompletten Neuorientierung der Werte des Zusammenlebens so sozial erfolgreich und glücklich zu sein, wie es im eingespielten und bekannten Vorleben der Fall war. Davon sollte sich aber niemand verunsichern lassen. Diese Gefühlsschwankungen und Unsicherheiten, welche die Zukunft betreffen, sind allgemein bekannt und als normal eingestuft worden. Ich sagte mir immer, das hätten schon ganz andere Paare geschafft, warum sollten wir es ihnen nicht gleich tun.

Nachdem nun alles zur medizinischen Zufriedenheit lief, tauchten eher Fragen nach der korrekten Verhaltensweise auf. Dass wir Öko kochten und ab jetzt Bio lebten war klar, aber Neandertaler kannten auch kein Öko. Hormonbelastet waren ihre Mammuts noch nicht und pestizidverseuchte Mandarinen waren ihnen fremd. Zum einen, weil sie dachten am Rhein sei die Welt zu Ende und zum anderen, weil sie gar keine Bauern waren. Als Jäger und Sammler bekamen ihre Frauen nur die beste Beute der Jagd. Dass mitunter giftiges Zeugs dabei war, machte sie erfahren und beendete auch die ein oder andere Schwangerschaft. Das war der Lauf der Dinge.

Aber der Typ mit dem Pelzbehang ging auch nicht im Supermarkt einkaufen. Wenn wir in den Hallen der Konsumtempel stehen, gibt es allein 25 verschiedene Sorten Mineralwasser. Alles Wasser und alles durchsichtig. Nur das Flaschendesign und die Preise variieren. Es gibt den Liter für 13 Cent, aber es gibt auch Champagnerwasser für 1,80 die Pulle. Meine Frau steht auf Wabbelflaschen mit dem billigsten Wasser, das käuflich zu erwerben ist. In einer Studie hatte ich mal gesehen, dass es vollkommen unerheblich ist, welches Wasser man trinkt. Man soll lediglich darauf Acht geben, welches schmeckt. Da die deutschen Hygienestandards so hoch sind, kann man auch das gute alte, überall erhältliche Leitungswasser trinken. Kostet noch weniger und wabbelt noch nicht mal in der Handhabung. Die Mineralstoffe sind in so verschwindend geringen Mengen in allen Wassern vorhanden, dass unter diesem Aspekt selbst das edelste Wasser einem Stückchen Käse unterliegt.

Grundsätzlich lassen sich aber Lebensmittel identifizieren, die besser und schlechter für die Schwangere sind. Obst und Gemüse sollte vor dem Verzehr frisch und gut gewaschen sein. Naturbelassen enthalten sie am meisten Nährstoffe. Je nach Einkauf sollte die Schale entfernt werden, um letzte Risiken zu umgehen. Tiefkühlgemüse, das schonend eingefroren wurde, kann es ohne weiteres mit frischem aufnehmen. Reine Fruchtsäfte, die natürlich einen höheren Preis haben, konzentrieren die Nährstoffe in flüssiger Form.

Bei Brot und Backwaren kommen alle deutschen Spezialitäten des vollen Korns in Frage. Da der Darm zur Verarbeitung mehr arbeiten muss, sollte zweimal in der Woche aber auch das normale Weißbrot genossen werden. Die Liste ging noch eine ganze Weile weiter und war ein erster Anhaltspunkt für den besseren Griff in den Kühlschrank. Die Ärztin sagte auch, dass gerade in den ersten drei Monaten auf ausreichende und stetige Eiweißzufuhr geachtet werden sollte, da das Eiweiß wohl für die Gehirnbildung wichtig wäre. Alle rohen Eier bergen hingegen die Gefahr einer Lebensmittelinfektion. Ein weiterer wichtiger Punkt war der Verzicht auf Rohmilchprodukte, die in Deutschland aber deutlich deklariert sind.

Bei Fisch, der schon ohne Schwangerschaft aufgrund der schnellen Verderblichkeit ein sensibles Thema ist, muss auch immer auf die Garung geachtet werden. Da gab es dann auch wieder gute Fische und schlechte Fische. Es war echt zum Verrücktwerden, welcher Ökotrophologe hatte sich das alles ausgedacht, welcher Gynäkologe konnte alle Speisen auf ihre Inhaltsstoffe und Wirkungsweisen beurteilen? Der eine sagt jenes, da schlägt der nächste die Hände über dem Kopf zusammen. Komplett verzichtet werden sollte auf rohen Fisch wie Sushi und Austern, Shrimps und Kaviar. Das war irgendwie einleuchtend. Aber Kaviar? Hey, wir baden doch nicht im Schampus, wir trinken Wasser für 13 Cent den Liter! Aber wer so billig Wasser einkauft, hat genug Geld für Tiefkühlsushi. Das wird meiner Frau schwer fallen.

Trotz dieses groben Leitfadens wurden wir immer wieder auf die Probe und vor die Fragen gestellt: Dürfen wir, sollen wir, müssen wir? Was sich in 31 Jahren eingeschlichen hat, lässt sich nur sehr schwer von heute auf morgen verändern. Die Ärztin hatte uns dahingehend aber beruhigt, dass bis auf ein paar offensichtlich erkennbare Quellen alles erlaubt sei, was der gesunde Menschenverstand zuließe.

Dass ich selbst Kaffee plötzlich in den Stand der Droge erhob, gefiel meiner Frau gar nicht, konnte sie aber nachvollziehen. Koffein wird nicht umsonst als Allzweckwaffe für den Start in den Tag genutzt. Koffein kann in gewisser Weise abhängig machen, man kann sich daran gewöhnen. Trinke ich als Antikaffeeianer eine Tasse, düse ich nachts um drei von Flensburg nach Garmisch-Partenkirchen. Und zwar nicht im Nachtzug der Bahn, sondern als Kugelaugenglotzer im eigenen Auto. Das würde eine Woche lang jede Nacht funktionieren. Aber dann benötige ich immer mehr und irgendwann ließe sich der Wachpegel nur noch bis zu einem gewissen Maß erzielen. Von diesem Trip runterzukommen, ist aber als Gewohnheitstrinker gar nicht so einfach. Studien an Schwangeren haben allerdings ergeben, dass Koffein in Maßen das Risiko einer Fehlgeburt nicht erhöht. Problematisch werden erst Mengen von sieben und mehr Tassen am Tag. Zudem steigt die Gefahr, einen überaktiven und nervösen Nachkömmling in die Welt zu setzen. Stellt sich natürlich auch die Frage, wie eine Mutter mit sieben Tassen so drauf ist. Entweder ist sie die totale Schnarchnase, und nur so gelingt ihr der Lidaufschlag über die Pupille oder sie ist hyperaktiv. Aber dann braucht sie auch so ein Kind, da sie ansonsten vollkommen unterfordert ist. Wir hatten uns für die koffeinfreie Variante entschieden, da wir nur das Beste für unser Baby wollten. Als Aufputschmittel in den Tag kauften wir den vitalisierenden Apfel-Mango-Saft. War auch mehr Baby-like.

Festzuhalten bleibt, dass werdende Eltern zu Beginn einer Schwangerschaft mit ihren Verhaltensweisen vollends überfordert scheinen. Was man darf und was man nicht darf, lässt die Grübelfurchen auf der Stirn zu hässlichen Falten werden. Nichts ist natürlicher und schöner als die schwangere Frau, und so sollte man tunlichst auf derartige Verschandelung verzichten. Der gesunde Menschenverstand gibt die entsprechenden Zeichen, die als Anhaltspunkte hilfreich sind. So erklärt der normale Menschenverstand, dass Alkohol und Nikotin, verdorbene und behandelte Lebensmittel vermieden und nicht natürliche Zusatzstoffe genau unter die Lupe genommen werden sollten. Alles richtig machen kann man nicht, aber möglichst wenig falsch zu machen, ist eine Herausforderung, der wir uns stellen können und auch sollten.

angst

07 Nach dem Verzehr eines Stückes Kuchen meldete der Körper meiner Frau einen eintägigen Streik an. Es war wirklich ernüchternd, wir machten uns über alles Gedanken, was den Checkpoint zur Grenze ins Innere des Körpers überschritt, und so ein unschuldiges Stückchen Kuchen raffte sie dahin. Am nächsten Tag brachte sie in Erfahrung, dass in der Cremefüllung Alkohol eingerührt gewesen war. Alkohol! Ich erschrak. Die Todsünde einer Mutter. Ich war vollkommen aufgelöst und am Boden zerstört. Sie hatte es nicht geschmeckt. Ein dreiviertel Stück hatte sie gegessen. Ich versuchte, die Ruhe zu bewahren, aber es fiel mir schwer. Ich versuchte, mich zu beruhigen. »Es wird wohl nicht so schlimm sein«, dachte ich immerzu. Aber der Alkohol war nicht verkocht, er war in purer Form untergerührt worden. Wen konnte ich kontaktieren, um mich zu beruhigen, um meiner Frau nicht zu zeigen, dass ich mich sorgte und um die nächsten Monate entspannt genießen zu können?

Ich durchforstete in meiner Panik das Internet nach allen verfügbaren Informationsquellen. Es gibt kaum ein Thema, welches so omnipräsent ist und gleichzeitig so vage bezüglich der Menge des Alkoholkonsums in der Schwangerschaft. Deutschlandweit kommen pro Jahr etwa 2000 Kinder mit fetalem Alkoholsyndrom auf die Welt. Neben körperlichen Schädigungen wie Minderwuchs und Untergewicht oder zu kleinem Kopfumfang treten häufiger geistige Störungen wie Lernschwierigkeiten, gestörte Feinmotorik, Hyperaktivität, Hör- und Sprachschwierigkeiten, Labilität oder Schlafstörungen auf. Hinzu kommt noch die Dunkelziffer, die weitaus höher liegt. In den ersten drei Monaten der Schwangerschaft, wenn alle Organe gebildet werden, soll der Alkoholkonsum besonders schädlich sein. In den Untersuchungen wurden vermehrt Alkoholikerinnen untersucht und Frauen, die gelegentlich trinken. Aber es wurde und es konnte auch nicht gesagt werden, dass eine bestimmte Menge an Alkohol in einer bestimmten Entwicklungsstufe zu bestimmten Problemen führen würde. In einer Quelle wurde sogar berichtet, dass lediglich 20 Prozent der Frauen in der Zeit ihrer Schwangerschaft voll-

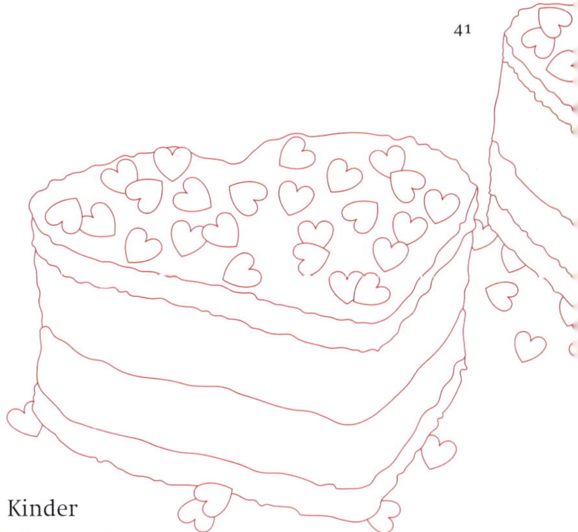

kommen abstinent lebten. Woran ich mich zu dem Zeitpunkt am meisten klammerte, war, dass es erst mit erhöhtem Alkoholkonsum mit größerer Wahrscheinlichkeit zu einer Fehlbildung kommt. Es gibt einige alkoholkranke Mütter, die sogar gesunde Kinder zur Welt brachten. Es musste also nichts passiert sein. Es blieb mir jetzt auch nichts anderes übrig, als daran zu glauben, dass alles gut gehen würde. Es war doch nur ein Stück Kuchen gewesen.

Erst einmal darüber schlafen, und am nächsten Tag hätte das Erlebnis bestimmt schon die Hälfte seines Schreckens verloren. Doch nichts passierte. Vielleicht brauchte ich in diesem Fall noch eine Nacht? Aber auch das änderte nichts. Die Leichtigkeit war verflogen. Ich hatte Angst und machte mir große Sorgen. Am Montag könnten wir die Ärztin anrufen. Aber was sollte sie sagen? Alles nicht so schlimm oder das ist gar nicht gut. Was machte das, es war passiert und wir konnten jetzt nichts mehr daran ändern. Nun kam sie bei mir – diese Ungewissheit für die Zukunft. Diese Ängstlichkeit, von der ich gelesen hatte. Paare sind sich ihrer Entscheidung gar nicht mehr so sicher, die Vorfreude weicht der Skepsis. Wenn ich an unser Kind dachte, hoffte ich nur, dass es ihm gut ginge. Nicht, ob es mal meine Segelohren bekäme, meine Plattfüße oder meinen krummen Buckel. Ich dachte nicht daran, ob es so klug und schön, so einfühlsam und sozialkompetent, so wundervoll wie meine Frau würde, ich dachte immer nur daran, dass es ihm hoffentlich gut ginge.

Wir unternahmen alles, um unser Kind zu schützen nur diese verdammt hohe Akzeptanz von Alkoholkonsum machte ihn selbst im Kuchen gesellschaftsfähig. Es wäre wieder alles von vorn losgegangen. Aber in diesem Fall fand ich das noch schlimmer und durfte es meiner Frau noch nicht einmal zeigen. Dieser verdammte Alkohol, wie ich ihn hasste. Die Droge zerstörte ganze Existenzen, sie war auch noch legal und in unserem Fall so unvorstellbar gefährlich. Natürlich wusste niemand von der Schwangerschaft, selbst wir befanden uns noch in dem kritischen Stadium, aber ich war richtig unglücklich. Ich verbot meiner Frau, Kartoffeln zu schälen, weil ich gehört hatte, dass irgendetwas für die Schwangere zu Komplikationen führen könnte, ich wusste nicht einmal was, aber ich ging auf Nummer Sicher. Ich verbot meiner Frau Katzen anzufassen, um eine Toxoplasmose zu verhindern, ich schützte sie und unser Kind vor allem, was die Gesundheit im entferntesten gefährden könnte und in der Schule bekam sie einen mit Alkohol getränkten Kuchen. Dieser verdammte Alkohol.

In der Anfangszeit der Schwangerschaft musste ich wie immer meiner Arbeit nachgehen und einige Vorträge halten. »Aufgeben gilt nicht«, und »Talente erkennen und fördern«, klingt nur plausibel und authentisch, wenn der Referent da vorne steht und mit echter Überzeugung seine Ansichten zum Besten gibt. Beim ersten Vortrag schob ich meine mangelnde Überzeugungskraft einfach auf die Zuhörer, die ich nicht für mich begeistern konnte. Aber schon da deutete sich an, dass es letztendlich an mir gelegen haben musste, da das Publikum immer nur so gut wie der Referent ist. Beim nächsten Vortrag blieb mir die Luft weg. Ich japste wie eine schwangere Schildkröte, die ihren Panzer zum Platzen bringen musste, um genug Sauerstoff zu inhalieren. Dabei war ich weder eine Schildkröte, noch war ich schwanger. Ich war nur halb schwanger und ein Panzer in Form von Sorgen schnürte mich ein.

Ich stand vor 120 Menschen, schwitzte, hechelte und dachte immer an ganz andere Sachen als ich erzählte. Das war nicht authentisch. Ich erzählte mal wieder von dem Pendel, welches von links nach rechts, von der guten auf die schlechte Seite, von den schönen Dingen zu den weniger schönen Dingen pendelte und auf einer Seite den Schwung für die andere Seite aufnahm. So konnte das Pendel nicht nur links im Schönen verharren, da die Gesetze der Schwerkraft ein Pendel auch zur bildlich gesprochenen Fehlerseite befördern, um dort festzustellen, dass man mit dieser Erfahrung nicht zufrieden ist und alles dafür tut, wieder die Erfolgsseite zu erreichen. Ich war gerade auf der ganz rechten Seite. Vollkommen negativ. Ich erzählte Mist, ich dachte daran, wie schlecht ich an dem Tag war und verfluchte ihn. Darauf konnte ich echt verzichten. Ich hielt so viele Vorträge und jetzt stellte ich mich wie ein Sechstklässler bei seinem ersten Referat an. Meine Pendel-Theorie war anscheinend schlüssig. Es konnte kein stetes Verharren auf der Glücks- oder Erfolgsseite geben. Es gab immer mal wieder Rückschläge.

Nicht nur in der Ehe heißt es »in guten wie in schlechten Zeiten«. Das war die Ehe, im Job brauchte man keine Rückschläge. Da verzichtete jeder drauf. Manchmal lagen diese Fehler nur im persönlichen Auge des Betrachters. Manchmal wurden sie gar nicht bemerkt. Wie auch an diesem Tag. Der Vorstand kam zu mir und bedankte sich für meinen lebhaften und aufschlussreichen Vortrag, der allen viel Spaß gemacht hätte. Ich machte gute Miene zu meiner persönlichen Enttäuschung und dankte ihm für seine Worte. Ich kann das eigentlich viel besser, wollte ich immer rufen. Ich war wütend und enttäuscht zugleich. Wie konnte ich nur so schlecht sein? War es die Tagesform? War es die selbstsichere Gewissheit aus den letzten Vorträgen und die damit einhergehende Routine, die mich einlullte? Oder waren es einzig und allein die Sorgen, die mich in ihren Bann zogen? Ich wusste es nicht genau. Aber ich hoffte Letzteres. Es mussten diese Sorgen sein, die ich vor einigen Tagen noch nicht gehabt hatte, stattdessen war ich selbstbewusst und vollkommen sicher gewesen. Dieses Gefühl, dass mir keiner etwas anhaben konnte und ich nun eine Vorbildfunktion hatte, war weg. Die ganze Heimfahrt über rief ich irgendwelche Leute an, um mich abzulenken. Ich war vollkommen unkonzentriert und ich wäre am liebsten nach Hause gelaufen. Dann hätte ich meine ganze selbstzerstörerische Energie in körperliche Anstrengung umwandeln können. So einen Japsvortrag hatte ich einige Jahre zuvor schon einmal gehalten, da war ich umgehend zum Kardiologen gerannt, um eine Herzmuskelschwäche ausschließen zu können. Jetzt müsste ich eher zum Psychiater oder in die Gebärmutter meiner Frau. Mal nachschauen, ob alles okay war.

So konnte es nicht weiter gehen. Das waren wir unserem Kind schuldig, dass wir uns darauf freuten und nicht vor lauter Sorgen, die hoffentlich unbegründet – nein, bestimmt – unbegründet waren, mit Dingen stressten, die wir nicht mehr in der Hand hatten. Die Angst von Paaren dreht sich auch um solche Dinge. Sie fragen, ob sie alles richtig machen und nicht nur, ob sie nach der Geburt alles schaffen. Es gibt diese Angst schon in der Schwangerschaft, und ich war offensichtlich akut von ihr befallen.

Meine Frau war nur noch kaputt, vollkommen fertig und ausgepowert. Total müde und antriebslos. Die Schwangerschaft raubte ihr die letzte Energie. Sie vegetierte mehr vor sich hin, als dass sie das blühende Leben war. Sie war es nur noch zur Hälfte. Die andere Hälfte brütete sie gerade aus. Also war sie doch das blühende, ganze Leben. Ich schützte sie so weit es ging. Jeden Wunsch las ich ihr von den Lippen ab und sie hatte die totale Narrenfreiheit. Sie konnte verlangen, was sie wollte und ich versuchte, es einzurichten. Ich freute mich jedes Mal, wenn ich ihr etwas Gutes tun konnte. Sie grinste, wenn sie nicht zu kaputt war und nutzte mich schamlos aus. Und darauf bestand ich. Sie sollte kein schlechtes Gewissen haben, wenn ich für einen Milchreis zum Plus rannte oder trotz vollen Kühlschrankes Kroketten zur Gelüstebefriedigung besorgen musste. Sie war die Königin und ich ihr Knecht. So musste das sein. Es war ein gutes Gefühl, ein bisschen zur Erleichterung beisteuern zu können. Sie musste sich erst einmal mit der körperlichen Veränderung einer beginnenden Schwangerschaft abfinden und brauchte ihre Energie für die Versorgung unseres Kindes. Die Energie, die auf dem Weg zum Plus verloren gehen würde.

Ihre Schwester erzählte, dass ausgeprägte Übelkeit auf die Geburt einer Tochter hindeuten solle. So beginnen die kleinen Prinzessinnen also ihren Siegeszug der Aufmerksamkeit. Sie quälten die Mutter schon vor der Pubertät mit kleinen Zickereien. Es gab Regeln und Erfahrungsberichte, die für alles eine Lösung und einen Ratschlag hatten. Frei nach dem Motto: »Brennt das Sod bis auf zum Gipfel, hat der Buab gar keinen Zipfel.« Auf solche Bauernweisheiten wollte ich mich aber nicht einlassen, da der Mond zu Jupiter auch in diagonaler Knickwaagerechten zur Venus stand und das auf ein Baby mit einem IQ von Albert Einstein schließen könnte. Zum jetzigen Zeitpunkt fühlte sich meine Frau nur hundsmiserabel. Sie fragte sich, ob sie sich nur anstelle. Allein weil sie sich diese Frage bewusst stellte, war ich mir sicher, dass sie sich eben nicht hängen ließ. Damit hatte sie ihren Freifahrtschein zur 24-Stunden-rundum-sorglos-Betreuung verlängert. Ihr ging es wirklich wie einer narkotisierten Legehenne. Wie würde das erst im neunten Monat sein? Fuhr ich sie dann mit der Schubkarre zur Toilette? Dann würde ich vom Knecht zum Zivi aufsteigen. Wenn das sein müsste, würde ich auch das tun.

Aufgrund der gesteigerten Thrombosegefahr in der Zeit der Schwangerschaft und zum Erhalt der Fitness zwangen wir uns manchmal, sehr regelmäßig, sporadisch zu kleinen Spaziergängen. Um den Kreislauf ein wenig in

Schwung zu bringen und die Durchblutung zu fördern, marschierten wir wie ein altes Ehepaar immer die selbe Runde. Frische Luft tat ihr gut. Und dem Kind erstmal. Wir leben zwar im Ruhrgebiet, aber mittlerweile gibt es auch hier keine Kohlebriketts mehr zum Frühstück. Wir weilten mit unseren Gedanken in der Zukunft, jedoch noch viel öfter im Hier und Jetzt und hatten uns einfach lieb.

Festzuhalten bleibt, dass in einer Schwangerschaft immer wieder unvorhergesehene Dinge passieren, die wir so nicht geplant haben. Sorgen werden plötzlich um einiges größer und scheinbar unerträglicher als es die ganz persönlichen, zweisamen sein können. Die anstehende Veränderung nimmt uns manchmal die Luft zum atmen, was kurzfristig sein darf und auch normal ist, aber nicht zur Gewohnheit werden sollte. Wenn wir uns von Mutmaßungen oder Befürchtungen dermaßen in die Enge treiben lassen, dass wir die Natürlichkeit des Lebens vergessen, müssen wir gleichgültiger werden. Das macht uns nicht zu schlechteren Eltern. Es gibt immer wieder Dinge, die wir uns anders vorgestellt haben, durch die wir aber herausgefordert werden und die wir als gegeben akzeptieren müssen. Aus einer Erfahrung das Beste machen und für die Zukunft zu nutzen, liegt nicht nur in der physikalischen Gesetzgebung eines Pendelschlages, sondern ist das Beste, mit dem man sein Kind unterstützen kann.

alles wird anders

08 Die Natur hat sich wirklich ein paar Launen einfallen lassen. Eigentlich sollte es doch darum gehen, der Frau auf ihrem Weg zur Lebensspende das Leben zu vereinfachen, in der einschlägigen Literatur steht auch so etwas geschrieben, doch wie wir feststellen mussten, kommt es immer anders als man denkt.

Die Hormone übernehmen auch mal wieder hier eine kleine Veränderung der Persönlichkeit. Nicht nur Bodybuilder freuen sich über vermehrten Brustumfang, richtig gute Laune und scheinbar makellos braune Haut. Bei der Frau in der Schwangerschaft finden wir manchmal ähnliche Anzeichen, doch liegt hier keine künstliche Auffrischung vor, sondern eine natürliche Gabe der Evolution. So bewirkt das für Bodybuilder eher ungeeignete Progesteron nach dem Eisprung die Einnistung des Eis in der Gebärmutter, in der Schwangerschaft wird es vermehrt ausgeschüttet und macht schläfrig und steigert sogar die Schlafphasen, in denen man träumt. So wird also das Fernsehzeitalter eingeläutet und der Nachwuchs schon früh mit den Stimmungsschwankungen diverser Albträume vernetzt. Allerdings flimmern die Bilder eines Traums meist ruckelfrei und erreichen das Ungeborene nur als gutes oder schlechtes Gefühl. Ferner wirkt das Hormon auch als Beruhigungsmittel und hilft, die anstehenden Umstellungen gelassener zu ertragen. Das ist noch ein Relikt aus grauer Urzeit.

Gelassen war meine Frau nicht wirklich, sie kämpfte immer gegen die Müdigkeit an und verspürte Panik bei dem Gedanken, dass es jetzt sieben Monate so weitergehen könnte. Schön eingemummelt im Wigwam, der Vater jagt die Bisons und den Arbeitgeber kratzt es nicht, so kann man es als werdende Mutter aushalten und sich den Hormonausschüttungen bedenkenlos hingeben und sich neun Monate von beginnender Regungslosigkeit bis zur Bewegungslosigkeit hangeln.

Aber als gewissenhafte Lehrerin musste sie Unterricht vorbereiten und Klausuren korrigieren. Bis zum Mutterschutz waren es noch sechs Monate und der tägliche Kampf mit einigen Schülern weitete sich nun zum Kampf gegen sie oder besser gesagt mit ihr selbst aus. Immer wieder diese Frage: Bin ich eine Trantüte und stelle mich an, bin ich eine schlechte werdende Mutter, bin ich die Einzige und wie soll ich das so lange aushalten? Ich hätte ihr bei der Arbeit so gerne geholfen. Aber wie sollte ich das tun? Ich konnte ihr die Tasche tragen, wenn sie nach Hause kam und ich konnte ihr im Haushalt helfen, aber Klausuren kontrollieren konnte ich nicht. Ich konnte keinen Unterricht vorbereiten und ihr die Zeit nicht abnehmen. Ich konnte nur da sein, wenn sie mich brauchte. Wäre sie nicht schwanger, hätte ich ihr schöne, ungesunde, fette Dinge gekocht. Jetzt musste ich aber auf sie aufpassen und mit ihren Hormonausschüttungen sollte sie auf natürliche Weise high sein. War sie aber nicht.

Selbst der Stimmungsheber Östrogen vermochte da keine Abhilfe zu schaffen. Aber wie ich las, war das Östrogen zuständig für das Wachstum der Gebärmutter, die Entwicklung der Brust sowie die Ausbildung von Fettgewebe. Entweder hat sich die Natur da vertan, oder das Schönheitsideal hat sich in den letzten paar Millionen Jahren ein wenig verschoben. So eine Gebärmutter muss damals ein echter Partykracher gewesen sein, wenn das Östrogen die Laune heben soll und eigentlich für alles andere als gute Laune sorgt. Dass Fett Stimmung verbreitet, lässt sich manchmal daran erkennen, dass eine triefende Bratwurst wahre Freudenausbrüche beim Verzehrer hervorruft, aber bei Frauen hat die Kombination Fett und Figur immer gegenteilige Gefühlsausbrüche zur Folge. Zusätzlich zur lustigen Komponente des Hormons wird aber auch die Pigmentierung gesteuert, die manche Frauen diverse Körperteile einfärbend befällt. Zum Ende der Schwangerschaft hin wird die Haut feiner. Das ist doch was. Sagt der Arzt. In einem anderen Buch lasen wir: Alles Lüge, da wird nix feiner. Wir warteten es ab.

Das Melanin stimulierende Hormon MSH aktiviert die Hautzellen, die auch Pigmente bilden. Manche Frauen bekommen ab dem dritten Monat leichte Verfärbungen auf Stirn, Wange, Nase oder Oberlippe. Oho, ich sage es doch: Wie ein Bodybuilder, nur dass die Kugel nachher nicht am Bizeps sitzt, sondern im Bauch. Prolaktin wirkt sexuell anregend und ist zusammen mit dem Stresshormon Kortisol das Schlüsselhormon für die Milchbildung. Kortisol wird übrigens auch bei Männern schwangerer Frauen gebildet. Kortisol ist für die Milchbildung zuständig! Wer ist denn jetzt die Mutter? Oder tauchen hier erste Anzeichen auf, dass ich meiner Frau nach der Geburt eigenständig unter die Arme greifen kann? Es sind ja nur noch sieben Monate. Dann bin ich die hybride Form einer Respektsperson, sozusagen der Vutter, oder heißt es dann das Vutter? Ich glaube nicht, dass ich in 30 Wochen Milch geben kann. Das Ding mit der Flasche wird ja schon heikel. Nicht zu warm, nicht zu kalt, nur die beste Muttermilch vom Vater. Alles sterilisiert, abgepumpt und griffbereit für den Schreihals. Meine Brüste könnte ich ein wenig trimmen, aber dass da mal Milch rauskommt, war auch nicht wirklich gedacht. Man fiebert halt mit und nimmt unbewusst die Form seiner Frau an. Nicht nur Herrchen sehen manchmal aus wie ihre Pudel.

In sieben Monaten ist es so weit, dachte ich in dem Moment meiner väterlichen Milchzubereitungsplanung. Im nächsten Jahr würde alles anders werden. Nicht nur, dass meine Frau mit natürlich und selbst produzierten Hormonen schläfrig gute Laune bekommen sollte und ich plötzlich meine Nachkommen säugen könnte, nein, ich veränderte mich auch beruflich.

Seit vier Jahren war ich frei wie ein Vogel, war mein eigener Chef, war oft zu Hause und arbeitete flexibel, wann ich Lust und Zeit hatte, nahm mir im Sommer fünf Wochen Auszeit und war der beste Vater der Nation. Hatte aber kein Kind. Ich hielt Vorträge über Motivation und die Analogie zum Sport. Manchmal arbeitete ich für das Fernsehen und schrieb Kolumnen. Ich arbeitete für viele Auftraggeber und hatte keinen festen Arbeitgeber. Immerzu sagte ich, dass wir nun genau den richtigen Zeitpunkt für das Kinderkriegen erreicht hätten. Wenn meine Frau zur Arbeit ginge, dann könnte ich zu Hause bleiben und wenn ich einen Auftrag bekam, dann müssten wir immer nur sehr kurz einen Babysitter (in Form unserer Eltern) ins Haus holen. Ich war das Kinderparadies auf Erden. Ich arbeitete manchmal viel, konnte meine Auszeiten aber frei gestalten. Ich freute mich auf die perfekte Erziehung, die mit unserer Konstellation gewährleistet werden konnte. Scheinbar planlos stolperte ich von einer Chance in die nächste und war immer überrascht, was für ein Glück ich hatte.

Doch bevor der nun alles verändernde Test den zweiten Strich angezeigt hatte, hatte ich einen neuen Job angenommen. In der Verhandlungsphase erzählte ich zu Hause nur von einem großen Job, was meine Eltern zu der Annahme verleitete, dass ein großer Job bestimmt zehn Termine nach sich zöge. Es war aber eher das zehnfache von zehn. Ich hatte so lange verhandelt und es war eine so tolle Basis, auf der wir zusammenarbeiten sollten, dass ich mich nach Rücksprache mit meiner Frau zu der größten beruflichen Änderung seit meiner Bankkaufmannsgehilfenausbildung entschieden hatte. Nur, dass ich jetzt nicht mehr 35 Kilometer nach Dortmund fahren musste, sondern eher das vierzehnfache nach Damp an der Ostsee. Ich wohnte im Ruhrgebiet, nicht an der Küste! Wenn ich mein Butterbrot vergessen hatte, fuhr ich jetzt nicht mehr nach Hause. Jetzt war ich verdammt weit weg.

Jetzt war ich auf einen einzigen Schlag nicht mehr der selbstständige Vater, der sich Zeit nahm wann er wollte, jetzt war ich der Typ mit der Wochenendbeziehung. Aufgabe und Entfernung potenzierten sich. Die Vorstellung war beängstigend schön. Wir spielten mit dem Gedanken, einen zweiten Wohnsitz zu eröffnen. Plötzlich sollte ich ein zusätzliches Domizil für die Zeit meiner Arbeit fern der Heimat bekommen. So in etwa wie Madonna in New York oder Bill Gates auf Bill Gates Island. Dekadent. Nur die Reichen und Schönen hatten so etwas. Und ich bald auch.

Endlich könnte ich meine alte Stereoanlage wieder in Betrieb nehmen, ein alter Kleiderschrank lag fein säuberlich zerlegt in der ganzen Wohnung verteilt herum, zudem hatten wir noch einen Spiegel für 530 Euro im Keller liegen, den wir gekauft hatten, weil er so schön war, der aufgrund seiner Größe aber nicht in unsere Wohnung gepasst hatte und eingepackt für gute Zeiten eingelagert worden war. Wie sah der eigentlich noch aus? Egal, Hauptsache teuer und verschnörkelt – für meine Zweitwohnung. Mir reichte eine kleine Studentenbude, die nicht viel kostet und sowieso nur für acht Stunden in der Nacht meine Behausung sein sollte. Ich war wohl doch nicht Bill Gates. Das sollte reichen, ich hatte mit meinem Auftraggeber das Arrangement getroffen, dass ich als Freiberufler nach wie vor meinen anderen Aufgaben nachgehen konnte und ich dementsprechend nicht fünf Tage die Woche an der Ostsee sein musste.

Eine Studentenwohnung kam für meine Frau nicht in Frage, da wir aus dem Alter mittlerweile raus seien. Mit Kind müsste die Wohnung aber noch ein Zimmer mehr besitzen. Was für ein kleiner, dekadenter Hosenscheißer, noch nicht auf der Welt und schon zwei Wohnsitze. Was nicht wirklich richtig war. Im Grunde genommen hatte es noch keinen Wohnsitz. Sein Zimmer in Witten war noch mein Büro und sein Zimmer in Damp gab es nur in der Planung.

Habe ich gerade unbewusst die maskuline Form für unseren Embryo gewählt? Das sollte keine Absicht sein, da viele Synonyme mit männlichem Artikel gebraucht werden. Zum Beispiel der Säugling, der Hosenscheißer, der Donnerbesen, der Furzknoten, der Köttel, der Floh oder der Wonneproppen. Alles ganz schön männlich. Der männliche Artikel genießt ein paar weibliche Partnerinnen wie zum Beispiel die Erbse, die Pampers-Uschi, die ... – da hört's aber schon langsam auf. Das ist ja die Krux, der Gebrauch des männlichen Artikels ist nicht böse gemeint.

In einer wissenschaftlichen Arbeit müsste ich nun darauf aufmerksam machen, dass durch die Wahl des Personalpronomens bei »sein« Zimmer noch keine Entscheidung getroffen wurde und dementsprechend eine gleichgeschlechtliche Ausdrucksweise vorliegen soll. Das Kind als Kombination hört sich da ein wenig neutraler an, was im Gebrauch des Wortes Kindin zur femininen Seite verändert werden könnte. Der männliche Artikel ist im deutschen Sprachgebrauch einfach viel verbreiteter. Selbst die sprachlich sonst so einfach gestrickten Angelsachsen haben mit he, she, it leichte Probleme in der präfötalen Bestimmung von der Geschlecht. Das Festlegung mittels richtiger Artikel auf die Geschlecht kann in einer so frühen Stadium noch nicht vollständig geklärt werden. Aufgrund alter Bauernregeln hatten wir uns ja auf der Weiblichkeit unserer Nachkommin geeinigt. Aber ich vertraue bei das Kind nicht auf Bauernregeln. Wir blieben ruhig und lernten Artikel.

Wir warteten ab, entspannten uns und machten uns keine Gedanken mehr über belanglose Geschlechterratereien. Wir freuten uns über die Tatsache, dass meine Frau erst ein Jahr nach der Geburt wieder ihre Arbeit aufnehmen würde, mich also eventuell in den Norden begleiten konnte und wir uns dieser Sorgen einfach mal entledigen konnten. Wenn wir uns darauf einließen, waren das ganz entspannte Aussichten. Bis zu dem Zeitpunkt, als ich einen Anruf von der ARD bekam. Für die Akkreditierung zu den Olympischen Spielen in Peking. Ich sollte nicht als Sportler nach China – hätte ich doch die Quali nicht mal mehr für Timbuktu geschafft – sondern als Journalist. Trotz des starken Smogs und der schwierigen politischen Lage war das ein Riesenerlebnis und Spektakel der Sonderklasse. Ein Muss für einen Olympiafan wie mich. Außerdem konnte ich da auch noch für einen Fernsehsender arbeiten. Besser konnte es nicht kommen. Aber ich stellte einen möglichen Konflikt fest. Geplanter Entbindungstermin: Ende Juli. Definitiver Olympiabeginn: Anfang August. Au Backe.

Die olympischen Spiele ließen sich nur sehr bedingt verschieben. Um ehrlich zu sein, so gar nicht mehr. Ich hätte mich vor acht Jahren ins Internationale Olympische Komitee wählen lassen müssen, dann in einem Jahr Karriere machen und dann all meine Macht zum persönlichen Vorteil einsetzen müssen, um die Olympischen Spiele in Peking im Winter stattfinden zu lassen. Aber ich plante meine Vervielfältigung doch nicht saisonabhängig. Jetzt hatte ich ein Problem. Wenn meinem Nachwuchs nämlich einfiel, wie schön warm es in Mutterns Gefilden ist und sich gegen die Gesetze der Natur stemmte, könnte es knapp werden. Zudem wollte ich auch nicht vom Kreißsaal in den nächsten chinesischen Flieger steigen und meine Frau zwei Wochen alleine lassen. Ich wollte aber auch keinen Fehlstart ins neue Leben provozieren. Fehlstarts, Olympia und Zehnkampf waren schon von einer anderen Person ausprobiert worden. Das brachte nur Häme und lebenslanges Kopfschütteln.

Festzuhalten bleibt, dass man eine Geburt nicht planen kann und selbst, wenn alle Vorzeichen auf dunkelgrün stehen, kommt immer noch was dazwischen gefunkt, was eine neue Herausforderung darstellt. Sowohl körperliche, geografische, berufliche und soziale Veränderungen als auch die veränderten Sichtweisen beschäftigen uns schon weit vor der Entbindung mit der neuen Ausgangslage. So viel man auch plant – man wird immer feststellen, dass alles anders kommt als man denkt.

ich habe keine ahnung vom kinderkriegen

09 Bevor ich mir Gedanken um verpasste Flieger oder verpasste Beihilfe zur Geburtsunterstützung machen konnte, vergingen ja noch ein paar Monate. Ich kannte wohl den großen Tag, den hatte die Ärztin meiner Frau genannt, aber wenn man werdende Eltern nach der Schwangerschaftswoche fragte, wussten alle auf Anhieb auf die Stunde genau, wie weit sie gerade waren. Ich war noch in der Phase davor: Ich werde Vater. Irgendwann. Ganz weit weg. Ich sehe auch noch nichts bei meiner Frau, ich mäste sie nur wie eine Weihnachtsgans mit allerlei guter Sachen. Das ließ darauf schließen, dass es keine Übung mehr war. Wir waren jetzt im Wettkampf. Ein knallhartes Geschäft zwischen Hoffen und Bangen, zwischen Freude und Zweifel. Jetzt ging es darum, den Grundstein für unser weiteres Glück zu legen, mit Zuversicht und Informationsbeschaffung. Aber in welcher Woche wir waren, wusste ich nicht.

Nahm man die Faustformel des errechneten Termins, musste man sieben Tage und neun Monate zurückrechnen, um den Tag der offiziellen Embryonenzüchtungs-Filialeröffnung zu bekommen. Eigentlich war das ein seltsamer Lebensstart für ein Baby. Mit dem Zählen begann man am ersten Tag des Beginns der letzten Regel vor der eigentlichen Zeugung. Der Sprung ins Leben beginnt also mit dem Beginn der Regelblutung, was eigentlich immer als sicheres Indiz für eine nicht aufgetretene Schwangerschaft gilt. Mit der Maßgabe des voraussichtlichen Entbindungstermins und dieser Faustformel, die eigentlich in die andere Richtung berechnet werden sollte, da vor der Geburt zwangsläufig die Zeugung steht, lässt sich also feststellen, dass ich meine Frau geschwängert hatte, bevor sie schwanger sein konnte.

Wie immer war es ein wenig seltsam, aber kluge Köpfe hatten sich sicher was dabei gedacht, dass sie noch nicht Geborenen schon so viel Selbstvertrauen mit auf den Weg geben, dass sie bereits in die Annalen eingehen, bevor die Komponentenmischung überhaupt begonnen hat. Vielleicht heißen die Erfinder dieser Zählmethode auch Professor Inga Kannnichwarten und Doktor Wolle Vierzig und haben sich freudig erregt verrechnet. Dass neun Monate auch 38 Wochen sind, verstehe ich beim Blick auf den Kalender, ich war also schon fertig, bevor ich angefangen hatte. Aber ich als Nichtmediziner darf es mir anmaßen, darüber meine Verwunderung auszudrücken.

Nach Auszählung der Tage hatten wir demnach die siebte Woche abgeschlossen und starteten bei diesen Überlegungen die achte Woche. Sieben Wochen scheinschwanger, fünf Wochen wirklich schwanger und drei Wochen gewusst schwanger waren unsere Koordinaten, die tagtäglich wuchsen. Seit etwa 20 Tagen wussten wir davon. Es fühlte sich wie eine Ewigkeit an. In diesen zwanzig Tagen war ich fünf Mal im Biomarkt gewesen, acht Mal in anderen Supermärkten und zwanzig Mal als angehender Vater aufgewacht. Der Aufwand, den wir betrieben, war enorm, aber nicht ermattend. Dieses komische Kortisol muss wohl auch für Schlafstörungen verantwortlich sein, da nicht nur meine Frau mit regelmäßiger Unregelmäßigkeit des Nächtens sehr wach war. Nicht umsonst war es ein Stresshormon und sollte die jungen Lebensspender auf kurze abrupte Schlafphasen vorbereiten. So müde ich auch war, es gelang mir in den ersten Wochen weder, beruhigt ein-, noch durchzuschlafen geschweige denn, den nächtlichen Wälzmarathon mit Anbruch des nächsten Tages in einen lockeren Ausklang zu bringen.

Katrins Trägheit und Übelkeit wurden manchmal besser und sie nutzte diese Stunden neutralen Befindens für die Arbeit. Ich war ein niemals ruhendes Arbeitstier und kümmerte mich um mein Kind. Was allerdings noch nicht da war. Ich erwähnte es. Es fühlte sich aber so an. Nur der Dezibelbereich hatte sich verändert. Ruhiger. Ich war wohl im Training. Ich war halt Sportler. Eine gute Leistung konnte man sich nicht aus der Hose schütteln. Dafür bedurfte es harten Trainings. Lang anhaltenden harten Trainings. Ich rotierte und schlief wenig. Ich funktionierte blendend. Ruhepausen langweilten mich. Hatte ich nichts zu tun, kam ich mir nutzlos und nicht fördernd vor. Ich war immer einsatzbereit. Ich war so ein guter Vater. Allerdings immer noch ohne Kind. Aber ich war da, bevor es da war. Hat die Biologie so an sich, dass der Vater älter als sein Kind ist. Ich war immer wach. Nicht immer, aber immer öfter. Meine Augenlider hingen auf halb acht. Aber ich war im Trainingslager. Das machte ich noch nicht mal absichtlich. Ich funktionierte schon ohne Geschrei. Anscheinend nur so zum Spaß. Würde das weitergehen, wäre ich in 33 Wochen der, der nie ins Bett geht. Ich würde ins Guinness-Buch der Rekorde kommen. Der Mann mit Staub auf dem Augapfel, der niemals blinzelt und den Schlaf nicht kennt. Es war bestimmt dieses Kortisol. Diese verdammten Evolutionsdrogen.

Trotz dieser erträglichen Müdigkeit kamen wir immer wieder in Situationen, bei denen wir hellwach sein mussten. Wir wollten ja nicht jedem auf den Bauch binden, dass uns der Storch gebissen hatte. Manchmal verflog Adebar sich auch und in der siebten Woche haben selbst Führerscheinneulinge die Bedienungsanleitung fürs Navigationsgerät noch nicht gelesen. Es konnte immer noch was schief gehen und bevor wir alle aufscheuchten, wollten wir erst einmal sicher sein. Jedes Mal mussten wir uns zusammenreißen, dass wir uns nicht verplapperten. Gar nicht so einfach, da sich die Vorzeichen seit vier Wochen verändert hatten.

Wir suchten schon seit drei Jahren ein neues Haus. Eins mit Kinderzimmer und Garten. Wir hatten keinen Druck und wollten zuschnappen, wenn ein Schnäppchen vorbeikam. Aber auf dem Häusermarkt gibt es scheinbar nur Schnäppchen für Verkäufer, wenn so Trottel wie Busemanns unbedingt dieses Haus haben wollten. Wir suchten schon ewig und hatten jetzt Erfahrung. Wir wollten nur den fairen Preis für ein Haus bezahlen. Nichts überstürzen und alles genau abwägen. Wir würden unseren Palast schon finden. Einen direkt an der Autobahn, aber ohne Lärm, einen direkt neben dem Supermarkt, aber schön ländlich gelegen. Einen mit 300 Quadratmetern Wohnfläche und eingebauter Raumpflegerin und den Heizkosten einer Studentenbutze. Zudem sollte die Hütte aussehen wie das Prinzenschloss von Zamunda, aber so wenig kosten wie eine Lehmhütte in der Sahelzone. Das sollte machbar sein. Wir hatten ja Zeit. Drei Jahre waren vergangen. Nichts war passiert. Nur, dass meine Frau jetzt schwanger war. Jetzt hatten wir gar keine Zeit mehr und mächtig Druck. Wir suchten jetzt unter anderen Vorzeichen, etwas realistischer und weniger träumerisch.

Die Gelassenheit im Freundeskreis war ein wenig gewichen. »Und, was macht die Haussuche?«, wurden wir immer begrüßt und das gehörte zu uns wie bei anderen Menschen das »Guten Tag!«. Scheinbar mutierten wir zum Running-Gag, ohne es zu merken. Diplomatisch regten wir uns immer über die horrenden Preise auf und betonten unsere Lockerheit, indem wir zum Besten gaben, dass wir keine Eile hätten, dass es aber langsam nerve. Diese Routine ließ uns nachlässig werden, da im Anschluss von uns immer hätte kommen sollen: »Jetzt wird's eng, wir müssen zu Potte kommen.« Unsere Verzweiflung war noch nicht so alt, als dass wir uns verplappern konnten, aber es wurde schwieriger. Da die Steine unseres Hauses scheinbar noch in irgendeinem Steinbruch schlummerten und wir den Umzug nie und nimmer innerhalb von sieben Monaten schaffen würden, mistete ich schon mal in unserer Wohnung aus.

Alles, was nicht niet- und nagelfest war, flog in den Rundordner. Erstens brauchte ich den ganzen Klumpatsch nicht mehr und zweitens würde eine ausgedünnte Bürolandschaft bei einem Umzug sehr viel weniger Muskelkater produzieren. Ich stieß auf Fossilien der Bildung, die mich in meinem Tun bestärkten, weiter zu entrümpeln.

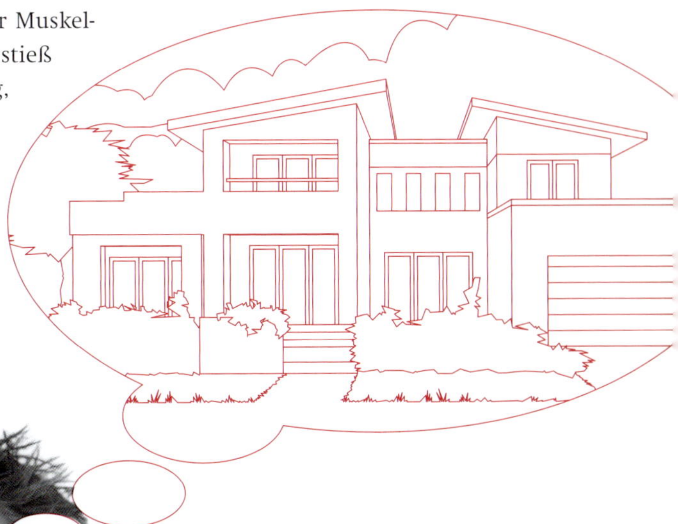

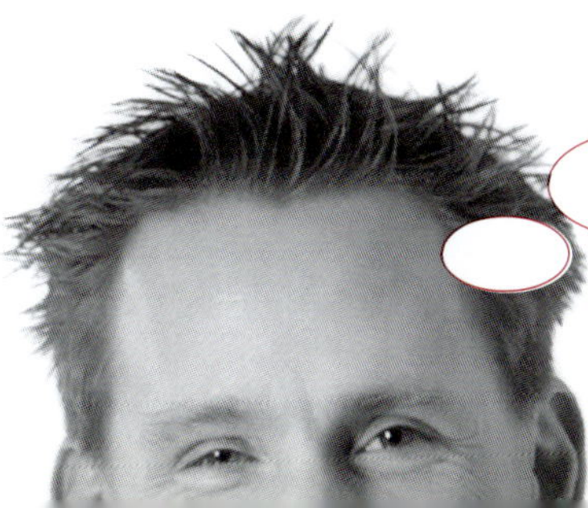

Der Ordner mit all meinen Oberstufen- und Ausbildungsklausuren stand als Trophäe jahrelang in Griffweite, ich schaute aber nie rein. Vielleicht war das auch besser so. Irgendwie hatte ich in Erinnerung, dass mir in der Schule alles zugeflogen war, ohne dass ich auch nur einen Handschlag dafür hatte tun müssen. Kein Wunder, ich war ja auch eine Blitzbirne, Abischnitt 2,2, ein Vater, mit dem der Sohn später mal angeben konnte. Zudem hatte ich die besten erzieherischen Maßnahmen schwarz auf weiß abgeheftet: Busemanns Durchmarsch durch den Lehrdschungel. Tsss, ein Kinderspiel. Mit der Zeit verblasst die Erinnerung und die Beweise der Vergangenheit holten mich jäh aus dem träumerischen Himmel. Ich blätterte im Ordner. Englisch: mangelhaft, Erdkunde: noch ausreichend, Physik: voll mangelhaft. Wessen Ordner war das eigentlich? Ich konnte mich an 15 Punkte im Mathe-Leistungskurs erinnern und 11 Punkte im Erdkunde-LK im Abitur. Aber nicht an die tiefen Abgründe meiner Bildung. Ich kam zu dem Schluss, dass meine Kinder so einen Murks niemals sehen sollten. Schnell, weg damit ins Altpapier. Im Rausch räumte ich ein ums andere Regal aus und unterbewusst war mir klar, dass ich hier gerade das Zimmer für unser Kind frei räumte.

Mein Kumpel Björn fragte mich drei Wochen vor Weihnachten, ob wir schon Heiligabend in New York wären oder erst über Neujahr. Wir hatten wieder überlegt, wie wir unseren nächsten dekadenten DINK-Trip rechtfertigen wollten: Kurzer Abstecher in den Schwarzwald, da gibt es kein Telefon. Oder wir wurden an der Nordsee von einer Eisscholle eingeschlossen. Oder wir wollen mal eine Woche zu Hause im Bett verbringen. Das wäre noch die plausibelste Erklärung für eine siebentägige Abwesenheit gewesen. So Möchtegerneltern wie uns empfahl man es sowieso immer wärmstens, es einfach mal mit dem Sex zu probieren. Es wäre aber alles gelogen gewesen und Björn hatte mich ohnehin entlarvt. Er kannte uns. »Du weißt ja, das letzte Mal und dann legen wir los mit den ganzen Kindern!«, rettete ich mich noch. Stete Nachfragen, die ich früher mit einem Lachen und meiner scheinbaren Planlosigkeit im Fach der Biologie ins Lächerliche gezogen hatte, waren nun schon etwas schwieriger anzubringen. Dass ich keine Ahnung vom Kinderkriegen hatte, war, wie ich mir bewiesen hatte, nicht richtig. Aber für andere sollte es den Anschein haben, und im Verdecken der Ausgangslage war ich nach zweijähriger Testphase ein gerissener Geschichtenerzähler.

Die spaßige Bemerkung eines Sponsors, dass sie noch einen Botschafter für den Bambinilauf bräuchten und jetzt endlich mal einen kleinen Busemann präsentieren wollten, der selbstverständlich sofort einen Vertrag bekäme, konterte ich nur mit: »Alles klar, ich nehm' dich beim Wort!« Er lachte. Ich lachte. Er dachte, ich mache Ulk, ich dachte, dass er dachte, dass ich Ulk mache und wusste, es war Ernst. Das mit dem Kind. Mit dem Vertrag dachte ich auch, dass es Ulk war.

Auch in anderen Bereichen mussten wir immer aufpassen. Ich hätte eine Schwangerschaft vollkommen unproblematisch kaschieren können, da ich keinen Alkohol trank, aber meine Frau trank bisweilen ein Glas Wein. Verschmähte sie die Angebote immerzu, gingen bei wartenden Eltern und Schwiegereltern die Alarmglocken an. Zudem umging sie im Kollegium nun immer das gemeinsame Kaffeetrinken und täuschte rege arbeitsbedingte Betriebsamkeit vor, die eine Pause nicht möglich machte. Wir verzichteten auf Muscheln wegen möglicher Listeriose und erzählten, dass Muscheln ausverkauft seien. Beim Fondueessen ließ meine Frau das Fleisch so zäh werden, dass selbst kleinste Keime den Öltod gestorben wären, und als sie an meiner Cola nippen wollte, zog ich sie ihr von den Lippen weg, damit sie der Koffeindosis entging. Verwunderten Blicken der Freunde begegnete sie mit dem enormen Zuckergehalt einer normalen Cola – sie hätte eben irrtümlich gedacht, das sei ein Lightprodukt. Verwirrend.

Es gab eine Menge von Einfällen, um bestimmte Dinge nicht tun zu müssen, ohne der Offenbarung zu verfallen. So mussten wir aber aufpassen, dass Regelschmerzen nicht wöchentlich auftauchten, dass der Kopfschmerz schon mit drei Aspirin behandelt worden war, und eine weitere Gabe demnach sinnlos sei. Emsiges Arbeiten und Stress sind auch mögliche Entschuldigungen für nicht sinnvolles Handeln. Zu Hause befüllten wir ihr Glas auch mit alkoholfreiem Sekt und gaben unseren Gästen normalen. Das ging natürlich nur im Vorfeld oder abgeschieden in der Küche und verschaffte uns wieder vier Wochen von sie-ist-immer-noch-nicht-schwanger-sie-trinkt-ja-noch-Sekt-deshalb-fragen-wir-später. So schlängelten wir uns mehr recht als schlecht durch die Gefahren der Enttarnung und grübelten über den richtigen Zeitpunkt der Verkündung nach.

Festzuhalten bleibt, dass man ab einem bestimmten Zeitpunkt die Schwangerschaft nicht mehr geheim halten kann und auch nicht soll. So ein freudiges Ereignis zu teilen, macht doppelt Freude und entlastet auch im Alltag. Trotz alledem soll es nicht jeder sofort wissen, da jeder für sich erst einmal die Weichen auf »Wir werden Eltern« stellen muss und das schwierig genug ist. Dass immer noch was dazwischen kommen kann, ist klar, wird von den Liebsten gemeinhin aber wohl auch so gesehen. Wenn wir Knall auf Fall ein Haus an der Autobahn mit Sicht auf eine Müllverbrennungsanlage gekauft und mein neues Büro rosa gestrichen hätten, wäre sowieso jeder draufgekommen. Den richtigen Zeitpunkt indes muss jeder für sich selbst finden.

Eine vierzehnjährige, ehemalige Schülerin meines Vaters sagte ihrer Mutter beim Platzen der Fruchtblase: »Mama, bring mich ins Krankenhaus, ich bekomme ein Baby!« »Meine liebe Tochter«, erwiderte die Mutter »ein Baby bekommt man nur, wenn man schwanger ist und neun Monate vorher Geschlechtsverkehr hatte!«. Sie hatte Geschlechtsverkehr, sie war schwanger, neun lange Monate, hatte es ihrer Mutter nicht gesagt und man hatte es ihr auch nicht angesehen. Perfekte Tarnung würde ich sagen.

daddy keeps cool

10 Ich ließ die letzten acht Wochen Revue passieren. Ich hatte mich gar nicht mehr aufgeregt – meinte ich. Mittlerweile fanden wir uns in der Rolle der heimlichen Elternschaft immer besser zurecht und rechtfertigten unseren neuen militanten Ökowahn als selbstverantwortlichen Sinneswandel, der unserer Lebensperformance einfach den Turbo verpassen sollte. Wir waren Vollblut-DINKs, da mussten wir leistungsfähig sein und konnten uns so legal aufputschen. In Wahrheit waren wir aber seit nunmehr drei Wochen DANKs. Nein, wir waren nicht nur DANKs, wir waren sogar Dankumdansemssedadd, was soviel heißen mag wie Denk-ans-Kind-und-mach-dir-aber-nicht-so-eine-Menge-Sorgen-sondern-erfreue-dich-am-Dankumdansemssedad-Dasein. Das war die total entspannte Lebensform. Redeten wir uns ein. Von Schwangerschaft keine Spur.

Unsere Freunde schöpften noch nicht einmal Verdacht. Bildete ich mir zumindest ein. Die Frage: »Was gibt's sonst Neues?«, war in der Betonung anders als sonst gestellt. Aber woher sollten sie das wissen? Sie gingen sich nicht mit meiner Frau wiegen, hätte zu dem Zeitpunkt auch keine Beweise geliefert, sie sahen sie nicht nackt – hoffte ich zumindest – und sie hatten nicht den selben Frauenarzt, wäre bei Männern ohnehin komisch. Ich redete wie immer so geschwollen und planlos, wenn es um Kinder ging, dass sie keinen Verdacht schöpfen konnten. Der einzige Unterschied waren meine hervorragende Laune und meine Stimme, die ich nicht wirklich mit meiner DINK-Stimme vergleichen konnte. Unter Umständen dachten sie genau das gleiche von mir wie ich von ihnen, wenn ich vollkommen locker über die Güte meiner Spermien redete: nämlich, dass sich was anbahnte.

Eigentlich gesteht man doch nur Fehler ein, wenn sie gar nicht da sind. Wenn ich also die Qualität meiner Spermien anpries, tat ich das doch nur aus dem Grund, um allen mitzuteilen, dass ich der Bezirksbefruchter von Witten sein könnte, wenn ich nur wollte. Wenn es nämlich nicht an mir läge, dann an meiner Frau und meine Frau haute ich doch nicht in die Pfanne. Kurz vor dem Ergebnis des Spermiogramms erzählte ich einem Freund über die

Abholung der Testergebnisse und er bat um einen kurzen Anruf, wie es gewesen sei. Aber ich wiegelte ab und sagte, dass ich keinem erzählen werde, bei wem von uns beiden es hake. Aber jetzt konnte ich mit gutem Recht verkünden, dass es eigentlich klappen könnte, da wir beide alle messbaren Punkte erfüllten. Wir einigten uns auf die Wunderwaffe, die jeden Zweifler zum Verstummen brachte: den Stress. Das war einfach. Eigentlich müsste alles funktionieren, aber dieser verdammte Stress, stöhnten wir. Es war total einfach. Schon war ich alle Vermutungen los. Dachte ich zumindest. Ich freute mich schon auf die Verkündigung der guten Nachricht. Dann würden sie auch alle auspacken und so wie sie sich zu der Zeit verhielten, erwartete ich, dass sie sagen würden: »Wussten wir es doch! Wer den ganzen Tag so blöd grinst, der muss Vater werden und seine Freunde an der Nase herumführen!« Aber bis dahin konnte ich an meinen Geschichten feilen und sie immer weiter verbessern. Ich spielte mit dem Feuer, immerzu schnitt ich dieses Thema in irgendeiner Form an und spielte Katz und Maus. Sie würden mir verzeihen. Es waren ja meine Freunde.

Um die Unsicherheit ein wenig zu umgehen, kauften wir uns zwei Bücher. Im Dschungel der Schwangerschafts- und Kindererziehungsbücher gab es ungefähr so viele wie Harry Potter als Gesamtauflage hat. Wir suchten uns im Internet unter Schwangerschaft und Essen einfach die ersten heraus und bestellten sie. Wieder gut angelegte vierzig Euro. Der Paketbote klingelte als wir unseren elterlichen Mittagsschlaf hielten. Es war 12.10 Uhr und wir lagen auf der Couch als sei die Zeit stehen geblieben. Meine Augen waren nicht mehr auf halb acht, sondern auf ganz zu und die meiner Frau taten es meinen gleich. So dösten wir endlich total entspannt und dachten, schlafen ist doch ganz einfach, warum klappt das also nachts nicht mehr? Total verpennt machte ich nach einer Weile die Tür auf und rechtfertigte mich mit den Worten »wenn man mit einer Beamtin verheiratet ist, muss man auch mal ein Nickerchen machen dürfen!«.

Die Bücher waren genau das, was wir brauchten. Sozusagen der Almanach des Lebens. Vom ersten Ei zum letzten Furz. Auf fast 500 Seiten alles, was an Fragen auftauchen kann. Mit Bildern, Schilderungen und Erklärungen. Nie mit dem erhobenen Zeigefinger, sondern immer als Ratgeber und Erklärer. Unter A wie Alkohol standen ein paar Zeilen, die uns etwas beruhigten.

Sollten sie innerhalb der ersten Wochen aus Versehen ein wenig zu viel Alkohol getrunken haben, sei das nicht schlimm. Von Regelmäßigkeit war da die Rede, die sei schädlich. Zudem war da noch von zu viel und von getrunken die Rede. Meine Frau hatte nur ein bisschen zu sich genommen und auch noch gegessen. Machte in Promille natürlich keinen Unterschied, hörte sich aber besser an. Zudem werde Schwangeren als Warnsignal vom Alkohol schlecht, so wie bei Katrin auch. Wir hatten es nun von der Autorin, die auch noch Professorin und selber Mutter war, und sich regelmäßig von Dosenspargel ernähren musste, selbst gelesen, es wird nicht so schlimm gewesen sein, es war nur ein Stückchen Kuchen.

Vielleicht verlor ich meine neue innere Ruhe auch für einige Momente aus den Augen, weil ich wusste, dass wir an diesem Tage noch einen Besuch bei der Frauenärztin hatten. Einen nicht unerheblichen, wie ich in unserer neuen Bibel des Kinderkriegens nachlas. Es ging nämlich um eine Statistik. Beenden sich rund ein Viertel der Schwangerschaften in der Anfangszeit von ganz allein und ohne, dass man was dagegen tun kann, ändern sich die Chancen mit jedem neuen Tag zum Vorteil des Kindes. In der achten Woche schlage das Herz schon, und wenn dieses kleine Kraftwerk den Lebenssaft bewegt und seine Arbeit aufnimmt, dann sinkt die Wahrscheinlichkeit für eine Fehlgeburt auf drei Prozent. Drei Prozent, das war so gut wie nichts. Das waren 97 Prozent vom Wieder-DINK-sein weg. Das war eine gute Quote, ich liebte solche Statistiken, es waren beruhigende Gradmesser. Es passierte aber manchmal auch, dass ich sie außer Kraft setzte oder sie sogar in die entgegengesetzte Richtung veränderte, denn diese drei Prozent Wahrscheinlichkeit des Scheiterns konnten ja auch nur unser ungeborenes Kind betreffen. Bei meinen Leistenbrüchen war die Wahrscheinlichkeit für ein Rezidiv nur 0,3 Prozent, ich hatte eins, nein sogar zwei. Das war unterm Strich eine 0,09. Manchmal war ich der Promillejäger der Statistiken. Also war ich derjenige, der Operationserfolgsquoten nicht bei 100 Prozent Wahrscheinlichkeit festtackern ließ, sondern diese kleinen Aussetzer in der Bilanz der Ärzte produzierte. Ich war ein Phänomen der Medizin oder nur total falsch zusammengebaut. Ich zerhämmerte mir den Ellbogen beim Werfen, obwohl der Arzt vorher sagte, da reißt nix ab, das tut nur weh. Dann warf ich. Da riss alles ab und es tat schweineweh.

Ich hatte ein Händchen für Minderheiten in Wahrscheinlichkeitsverteilungen. Es waren manchmal auch gute dabei. Nicht unbedingt der Lottogewinn. War ja auch egal. Aber meine Frau zu finden war noch schwieriger. 1 zu 6 Milliarden um genau zu sein. Volltreffer. Da scheint ein Lottojackpot wie der Hauptgewinn bei der Schrebergarten-Tombola. Aber es fallen ja immer nur Dinge auf, die eben nicht so laufen wie erhofft. So scheint es schwer nachvollziehbar, wie viel Pflege und Aufwand vonnöten sind, sein Leben eines natürlichen Todes zu beenden. Wie viel Gefahren, Krankheiten, Unfälle, Stürze, Blitzeinschläge, Stromschläge und Meteoriteneinschläge wir tagtäglich überstehen und wie viele Menschen es wirklich bis zum Ende schaffen.

Spektakulärer sind da Pleiten, Pech und Pannen. Deshalb gibt's im Fernsehen auch nicht: »Gut gelaufen« oder »Ganz normal«, sondern Filme, in denen Leute voll auf die Schnauze fliegen und wir uns totlachen (sollen). Die meisten machen es auch. So ist der Mensch. Weil so viel in die Hose gehen konnte, hatte ich zur Vervielfältigung meiner Gene auch 595.999.999 Freunde umsonst losgeschickt, da ich wusste, dass ich mich nicht auf Statistiken verlassen wollte. Ich hatte die Gefahr des Scheiterns unseres Projektes auch immer auf dem Plan, merkte aber schon seit einiger Zeit, dass ich hier keinen Rückschlag mehr erleiden wollte. Wenn dieses kleine Herz nun schlagen sollte, waren es nur noch drei Prozent, die Angst einflößten und 97 Prozent mit den Kämpfergenen der Eltern. Es sollte nur schlagen.

Ich war relaxt wie eh und je und chauffierte meine Frau in die gynäkologische Praxis zur Ultraschalluntersuchung. Einige Meter vor dem Eingang zog es mir die Kehle zu. Jetzt war es so weit, wir hatten uns wieder damit angefreundet, dass alles gut sein würde, freuten uns auf das Kind und machten uns keinerlei Gedanken über drei Prozent. Bis jetzt. Ich hatte ein Händchen für Ungewöhnlichkeiten. Ich kannte sogar 0,3 Prozent. Das war ein Zehntel von unserer Zauberzahl. Aber das war ich und nicht meine Frau und unser Kind. Mein Puls schoss merklich in die Höhe, die Hände wurden schweißnass und ich redete nicht mehr viel. Wir waren zwei Stunden zu früh. War das jetzt präfötale Demenz oder war sie auch ein wenig durch den Wind? Trotzdem kamen wir recht schnell an die Reihe und die Untersuchung begann.

Die Frauenärztin führte den Ultraschallkopf ein und kommentierte die Bilder auf dem Monitor. Wie gebannt starrte ich auf die schemenhaften Darstellungen und vermittelte den Eindruck als sei ich Professor Doktor gyn. Busemann, der seiner jungen ambitionierten Nachwuchsärztin die Prüfung abnimmt. Mit leiser, sicherer Stimme erzählte sie. »Hier kommen wir an die Gebärmutter, das ganze ist die Fruchtblase, hier ist die äußere Hülle, hier die Innere, das ist das schlagende Herz, da ist der Dottersack, der ist sozusagen das Care-Paket für das Baby. Ich versuche mal ein wenig seitlicher ...« Ich realisierte und hörte nichts mehr. Es war mir vollkommen egal, was sie jetzt noch sagte. Mir schossen die Tränen in die Augen. Ich hätte heulen können. Das Herz, es schlägt. Wie wunderbar. Alles normal und so, wie es sein soll. Drei Prozent Unsicherheit und 97 Prozent Sicherheit. Das war viel. Ich liebte die beiden. Nicht die Ärztin – meine Frau und mein Kind! Gut hatten sie das gemacht. Ich durfte nicht heulen, ich war ein Mann. Und bald ein Vater. Mit 97-prozentiger Wahrscheinlichkeit. Das Herz schlägt! Der Furzknoten war jetzt 12,9 Millimeter groß und bestand fast nur aus einem schlagenden Herzen und purer Hoffnung. Die Ärztin beantwortete uns alle Fragen und wir schritten stolz von dannen.

Festzuhalten bleibt, dass man nur Statistiken trauen soll, die man selbst gefälscht hat. Da man sich naturgemäß immer nur bei unvorhergesehenen Ereignissen auf Hilfsmittel dieser Art einlässt, sollte man diese bei einer so schönen Geschichte wie dem Leben außen vor lassen. Wann der nächste Tsunami kommt, der Blitz den Nachbarn trifft oder die Kurbelwelle beim Auto bricht, hat uns in dieser Situation nicht zu interessieren. Das überlassen wir besser Menschen, die das beruflich abwägen müssen. Konzentrieren sollen wir uns auf das, was funktioniert und erfreuen sollen wir uns an dem, was nicht in die Hose geht. So können wir die Sache auch etwas entspannter angehen und vermuten nicht hinter jedem möglichen Stolperstein den Auslöser einer Kettenreaktion, sondern genießen all das, was wir als normal voraussetzen.

uns ist so schlecht

11 Die Frauenärztin bestätigte uns, dass Unwohlsein in der Schwangerschaft nicht ungewöhnlich sei. Nachdem die ersten fünf bis sechs Wochen nur müde, mit einigen wenigen Ausnahmen und noch selteneren Spitzen relativ erträglich für meine Frau gewesen waren, stellten sich die Gipfel der Übelkeit nun als neuer Ausgangslevel ein. Jeden Tag die gleiche Prozedur. Zu dem geringen und schlechten Schlafpensum gesellten sich nun Attacken der ganz fiesen Art. »Nie mehr wieder!«, schimpfte sie. Eigentlich schimpfte sie gar nicht richtig, denn bei zu viel Regung und Bewegung kam sofort wieder die nächste Woge Übelkeit angerollt.

Es war, als wollte uns unser Kind sagen: »Behandelt mich pfleglich, ich sitze am längeren Hebel!« Die Untersuchung hatte gezeigt, dass der Hebel noch nicht mal 1,3 Zentimeter lang, aber scheinbar extrem gut angesetzt war. Dass Übelkeit ein gutes Zeichen für eine gesund voranschreitende Schwangerschaft war, klang für Katrin wie der blanke Hohn nicht Beteiligter, die die Situation mit klugen Ratschlägen erträglich reden wollten. Irgendwann war sie sogar so weit, dass selbst Wasser trinken Probleme bereitete. Aber ich bewunderte sie. Sie trank keinen Kaffee mehr. Sie verzichtete freiwillig auf ihren geliebten Kaffee, der zu ihrem Lebenselixier geworden war. Nun war sie mit der vom Wasser hervorgerufenen Übelkeit auch nicht mehr in der Lage, Koffein zu sich zu nehmen, aber die Filtertüte mit dem letzten vorbereiteten Kaffee lag immer noch pulvertrocken seit nunmehr fünf Wochen in der Kaffeemaschine.

Trotz der Probleme versuchte sie, sich gesunde Nahrungsmittel in den Schlund zu drücken. Es war ein Kampf. Sie fühlte sich vollkommen vollgestopft und das Essen lugte immerzu über die Rachenkante. Sie konnte immer weniger essen und wieder einmal fragten wir uns, wie wir dieser Sache begegnen könnten. Das Baby brauchte die Nährstoffe, aber wir – na ja, sie – konnten sie nur schlecht zuführen. Vom Gefühl her, hätte Katrin zwei Wochen nicht mehr essen brauchen. Sie war die komplette Weihnachtsgans. Gemästet und gerupft. So eine Schwangerschaft ging an die Substanz. Ich hätte ihr so gerne etwas Übelkeit abgenommen. Das sagen Männer aber nur, weil sie genau wissen, dass es nicht geht. Eine gute Ausgangsposition für Fürsorglichkeit.

Glücklicherweise hatte ich so kurz vor Weihnachten nicht dermaßen viel zu tun, als dass ich meiner Katrin nicht voll zur Seite stehen konnte. Ich hatte nur ein paar Termine und freute mich auf den anstehenden Urlaub. So fuhr ich dann auch in der Zeit zu einem Dreh für das nächste Jahr. Ich sollte zusammen mit Heike Henkel ein paar Mazen anmoderieren und die würden in den Monaten vor den Olympischen Spielen gesendet – oder auch nicht. Verkauft waren die Stücke noch keineswegs, deshalb mussten wir uns besonders Mühe geben. Ich hatte den heißesten Zwirn aus meinem Schrank am Leib und hatte das Auto mit allem voll gepackt, was auch nur im entferntesten gebraucht werden könnte. Für acht Anmoderationen hatte ich etwa 12 verschiedene Outfits mit. Ich hätte bei Karstadt an dem Tag auch als Klamottenvertreter Geschäfte machen können. Dabei reichte der eine Anzug, den ich trug.

Wir setzten uns total entspannt auf ein Rondell und die Kante schnitt mir so tief in den Hintern, dass ich glaubte, aus meiner Anzughose demnächst Hotpants machen zu können. Wir drehten den ersten Dialog aus etwa zehn verschiedenen Blickwinkeln. Mit den Versprechern, Verhasplern und Vergessern kam noch eine Unmenge dazu. Den Clou an der ganzen Sache bemerkte nur ich. Ich verharrte die ganze Zeit in der gleichen Position. Damit keine groben Umbrüche beim Umschneiden zu erkennen waren und der Eindruck entstand, dass wir mit 10 Kameras arbeiteten. Ich war so ein Vollprofi. Zumindest im Sitzen. Nach drei Stunden merkte ich die ersten Erschöpfungszustände. Ich wechselte in jeder neuen Anmoderation die Stellung und verharrte dort wieder für die gesamte Aufnahme. Das machen nur Profis. Und Idioten wie ich. Mein Gedärm drückte und ich fing leicht an zu schwitzen.

Irgendwann machten wir dann endlich eine Pause, mir ging es immer schlechter. Reden tat ich mit Heike nicht mehr. Dem Redakteur nickte ich nur zu und machte, was nötig war. Kamera an, Busemann grinst und redet, Kamera aus, Busemann schwitzt und stöhnt. Das war der Preis, den man als Profi bezahlt. Übelkeit und einen Quetschdarm, weil man sich den ganzen Tag nicht bewegt.

Gegen Abend war ich endlich befreit und ich schlich ohne den Kopf zu heben und als hätte ich mir in die Hose gemacht von dannen. Die Nachtruhe und eine ausgestreckte Körperhaltung sollten wieder Ordnung in die Gegend des Übels bringen. Das Fieber bekämpfte ich mit einem Grippemittel und überlegte, das eheliche Schlafzimmer zu verlassen, um die Nacht in meinem Büro zu verbringen. Meine Frau durfte ich in dieser Phase auf keinen Fall anstecken. Sie musste gesund bleiben. Ich verkroch mich in die äußerste Ecke unseres 2,50 Meter breiten Bettes und schaute sie auch nicht mehr an. Sie wissen schon, wenn Kortisol telepathisch übertragen wird, dann können meine Blicke auch Krankheiten übertragen.

Gegen Morgen fühlte ich mich schon ein bisschen besser und bevor Katrin zur Arbeit fuhr, fragte sie noch leise, wie es mir ginge. »Geht schon besser«, röchelte ich. Als ich dann aber kurze Zeit später aufstand, merkte ich, dass alle Beschwörerei nicht geholfen hatte. Ich nahm mir einen Zettel und schrieb: »Bin im Krankenhaus Bochum-Langendreer«. Ich setzte mich ins Auto und wurde kurze Zeit später am Blinddarm operiert.

Die neue Vernunft als Vater in spe imponierte mir. Der normale Weg wäre früher gewesen: Mich bedauern. Stöhnen. Noch mehr mich bedauern. Liegen. Warten, dass es weg geht. Ursachenforschung betreiben und die Leiste als Grund des Übels identifizieren. Warten. Drücken. Warten. Bei ersten Ohnmachtsanfällen das Aufsuchen eines Arztes in Erwägung ziehen. Noch mal hoffen. Geht schon wieder besser. War nur dummes Gerede. Dann mit Panik medizinische Hilfe in Anspruch nehmen. Jetzt suchte ich sofort die Chirurgische Abteilung des Krankenhauses auf. Keine Experimente mehr. Ich habe Verantwortung. Ich bin klug geworden. Ein Vollprofi eben.

Katrin versuchte, mich den ganzen Tag telefonisch zu erreichen, aber ich lag fertig rasiert und in OP-Strapsen in einem zu kurzen Bett und wartete ewig auf die neunte Operation meines Lebens. Geistesgegenwärtig hatte ich noch einen Zettel mit den Terminen der kommenden Tage geschrieben, damit Katrin sie absagen konnte. Als sie meine Nachricht zu Hause vorfand, war sie schon irgendwie darauf vorbereitet gewesen. Sie düste ins Krankenhaus und wir sprachen noch kurz miteinander, bevor sie die notwenigen Anrufe tätigte. Ich verfluchte diese Hilflosigkeit, das kannte ich von früher, viel trainieren und gut vorbereitet sein, sich dann verletzen und nicht zum Saisonhöhepunkt fahren können. Jetzt dachte ich, immer nur Kinkerlitzchen zu haben. So Dinger, die ein bisschen stören, aber einen nicht aus den Socken hauen. Den Blinddarm braucht kein Mensch und meistens spürt man ihn auch nicht, aber wenn er aufmuckt, dann gewaltig.

Wie musste sich meine Frau fühlen, nur hilflos von außen zuschauen zu können und zu warten, dass es vorübergeht? Wie wird es erst werden, wenn unser Kind in einer solchen Situation ist? Ich würde mir die größten Sorgen machen, obwohl ja nichts so Schlimmes passierte. So ein Blinddarm ist kein appes Bein. Das ist heutzutage Routine. Wie entscheidet man als Vater, wenn das Kind Schmerzen hat? Bedauern. Stöhnen. Noch mehr bedauern. Liegenlassen? Abwarten? Bestimmt nicht. Wie bei der Ernährung wird man beim eigenen Kind wohl viel umsichtiger handeln.

Nach der Operation fühlte ich mich hundsmiserabel und wusste nicht, wie ich die Nacht schaffen sollte. Ich fühlte mich schwanger. Aufgeblähter Bauch, da das OP-Gas noch nicht vollständig entwichen war, ich konnte mich schlecht bewegen. So wie im neunten Monat, und mir war übel wie in der neunten Woche. Da ich ein Mann bin, waren das natürlich nur Vermutungen. Aber unbeweglich wie kurz vor der Entbindung und Übelkeit wie kurz nach Einsetzen des Herzschlages, das hat eine Frau nicht alles auf einmal. Ich war die Härte in Person. Da ich die Nacht dann doch überlebt und mich gefühlt hatte wie alle Schwangerschaftsnebenwirkungen zusammen, wäre ich die perfekte Frau. Ich würd's ja machen, das mit dem Kinderkriegen. Geht aber nicht.

Wieder zu Hause, waren wir das perfekte Team in Sachen Hilflosigkeit. Meiner Frau war schlecht und sie kotzte und ich war saft- und kraftlos, weil ich mich fühlte wie ein angeschwemmter Wal. Dabei war sie nur schwanger und nicht krank und ich nur krank und nicht schwanger. Aber ich war auch nicht mehr krank, sondern nur kaputt, ich sah mit meinen drei Pflastern auf dem Bauch ein wenig aus, als sei ich bei der Entenjagd in die Schusslinie geraten. Doch wenn ich wirklich einen Grund zum Jaulen hatte, dann riss ich mich zusammen und konnte Plus- und Staunpunkte bei meiner Frau sammeln. Wenn es eben ging, versuchte ich, ihr unter die Arme zu greifen und sie zu unterstützen. Ich musste sie entlasten, sie war fix und fertig und brauchte Ruhe und ich brauchte sowieso ein wenig Bewegung, damit ich schnell wieder auf die Beine kam.

So sind sie also, die Männer. Bei einem Schnupfen erwarten sie den baldigen Tod, wenn es ihnen aber wirklich schlecht geht, haben sie nichts. Was wiederum das typisch männliche Problem zur Folge hat, dass sie eigentlich nie zum Arzt müssen. Ein Schnupfen geht wieder von allein, da muss keiner zum Arzt, und die Praxisgebühr kann man so auch sparen, und wenn es wirklich bald zu Ende geht, ist es entweder nicht so schlimm oder lohnt sich dann auch nicht mehr. Womöglich sagt einem der Arzt sogar, dass man krank ist. Das will keiner hören. Von welchem Zeitpunkt ab der Mann diese Eigenschaft erlangt und der Fürsorge seines Umfeldes entflieht, sollte mal erforscht werden. Als Vater werde ich viel umsichtiger mit mir umgehen und werde alles dafür tun, dass mich mein Kind nicht als Meteoritenkrümel oder Blitzverkohlung irgendwo einsammeln muss, indem ich schön auf mich aufpasse und eines natürlichen Todes sterbe. Bis dahin haben wir aber noch ein bisschen Zeit.

Festzuhalten bleibt, dass ein Team immer nur so gut funktioniert wie seine Mitglieder und wenn einer wegbricht, muss der andere diese Arbeit übernehmen. Wie viel beide Elternteile zu leisten im Stande sind, mag manchmal verwunderlich erscheinen. Man darf sich auch mal hängen lassen, aber sollte ganz genau auf sein inneres Ich hören und sich seiner Verantwortung bewusst sein.

wie sagen wir es nur?

12 Wann kommt eigentlich der Zeitpunkt der Offenbarung? Wann machen wir reinen Tisch und können alle Lügen aufklären und die glückliche Heilung der Dauermigräne verkünden? Es ist ein Wissen, das irgendwann reif ist, in die Welt der Wahrheit entlassen zu werden. Mit statistischen Wahrscheinlichkeiten hat es zu tun und gefühlten Sicherheiten. Als das Kind nun aussah wie ein Gummibärchen und kurz fröhlich winkte, da war Katrin so gerührt, wie ich bei der Entdeckung seines Pulsschlages. Nachdem die Ultraschallkamera aber in Stellung gebracht war und wir nun die ersten Bewegungen unseres Nachwuchses bestaunen wollten, verließ es wohl der Mut und wechselte prompt in die Schlafstellung. Selbst die Aufweckversuche der Frauenärztin konnten es nicht mehr dazu animieren, irgendwelche Faxen für die Eltern zu veranstalten. Das war keine Rampensau, eher der Trainingsweltmeister. Wenn es sich unbeobachtet fühlte, ruderte es kräftig im Saft der Erzeugerin und kaum war das Spotlight an, herrschte Funkstille. Das wird also mehr der introvertierte Denker, dachte ich und hatte Spaß.

Katrins Schwester war zu diesem Zeitpunkt schon eingeweiht, weil beide an ihren fruchtbaren Tagen ein Beautywochenende gemacht hatten, beide in der relevanten Zeit die relevanten Übungen vollzogen hatten und beide drei Wochen später ein paar Tage überfällig gewesen waren. Deshalb wusste Sylvie von Anfang an Bescheid. Nur Sylvie, nicht ihr Mann. Sylvie schenkte Katrin zum Geburtstag eine ganze Kiste alkoholfreien Sekt und ein Buch über das Schwangersein. Jörg nahm total entspannt Platz und machte vollkommen überrascht große Augen, als das Präsent begutachtet wurde. Wenig überzeugend überrascht. Für diese Grimasse hätte er den ganzen Nachmittag geübt, dampfte er seine schauspielerischen Qualitäten ein, bevor sie auch nur ansatzweise entwickelt werden konnten.

Katrins Familienmitglieder waren die nächsten Glücklichen in der Reihenfolge der Mich-trifft-der-Schlag-ich-schmeiß-mich-weg-das-ist-ja-geil-Leute. Das war zweifelsohne Katrins Aufgabe. Als wir am Tisch zusammen Platz nahmen und den alkoholfreien Sekt in jedes der Gläser gefüllt hatten, hatten wir uns wieder einen 14-tägigen Freiraum geschaffen, in dem nicht spekuliert werden konnte. Aber selbst der Alkoholiker-Anfänger hätte die null Promille sofort bemerkt, und so erhob Katrin ihr Glas und zelebrierte feierlich die Verkündung der frohen Botschaft: »Lasst uns anstoßen auf meinen Geburtstag«, irgendwie war sie kurzatmig, »meine Verbeamtung, die nun endlich offiziell ist und«, sie redete immer schneller, »und darauf, dass ihr Großeltern werdet!« Fertig, geschafft. Große Augen auf allen Seiten, ich konnte nicht aufschauen, ich war zu aufgeregt. Martina quiekte, Hans grunzte und lachte, Martina sprang auf und schrie: »Yippiiiehhjuchuu!«, oder so ähnlich, Hans lachte und schaute ungläubig auf sein Kind, das jetzt Mutter werden sollte. Sie umrundeten den Tisch, nahmen uns in die Arme und freuten sich abgöttisch. »Wie schön, wirklich wahr?«

Da der Urlaub vor der Tür stand und mein neuer Job in wenigen Tagen begann, hatten wir nur noch wenige Gelegenheiten, es unseren Freunden zu sagen. Als wir halb zufällig bei Philipp und Susanne vorbeikamen, schoben wir einen einstündigen Zwischenstopp ein. Da Nele mein Patenkind ist und ich das Geschenk zu Weihnachten noch vorbeibringen wollte, fiel das Besondere unseres Besuchs auch gar nicht weiter auf. Das war ein guter Zeitpunkt, ihnen meine letzte wahre Lügengeschichte aufzutischen und sie in den Kreis der Eingeweihten mit aufzunehmen.

Erwartungsvoll betraten wir die Wohnung und durchschnitten einen Raum dicker Luft. Keine guten Vorboten für die Verkündung des Sinns der existenziellen Liebe. »Philipp hat eine ganze Woche Urlaub und schafft es nicht, zum Arzt zu gehen!« »Der Bluthochdruck ist doch nicht so schlimm!«, konterte er. »Du hast es mir versprochen!« »Was soll ich da sagen?« »Da hat sie leider Recht«, mussten wir Susi zustimmen. Um die Wogen hier zu glätten, bedurfte es etwas mehr als einer halben Stunde. Dabei waren die beiden total harmonisch und speziell Philipp war eigentlich nie aus der Ruhe zu bringen. Ärgern konnte man den anscheinend nicht. In dieser Situation war er allerdings der Ärgerer. Aber ich wollte doch was sagen. Schlechtes Timing. Zudem war Susanne noch mit einer Glückwunschkarte zur Geburt des Kindes von Bekannten beschäftigt. Das war mein Einsatz. Ich holte Luft, »Musst du die Karte denn jetzt schreiben?«, wollte Philipp wissen. »Die muss um vier im Briefkasten sein, willst du sie vielleicht schreiben?« »Nö!« Die Luft wurde nicht dünner.

Die mussten langsam zu Potte kommen, sonst würden wir abrauschen, und ich kann's ihnen erst in fünf Wochen erzählen. Dann würde meine Frau so eine Riesenkugel vor sich herschieben, dass sie peinlich berührt wegschauen würden, um Katrin nicht auf ihr Übergewicht ansprechen zu müssen. Zehn Minuten bevor wir weiter mussten, nutzte ich die Gunst der Stunde. Die Gemüter hatten sich beruhigt, Nele saß total verpennt nach ihrem Mittagsschlaf auf der Couch und guckte mit müden Augen in die Runde. Philipp zu meiner Linken, Susanne zur Rechten und ich begann. Den Blick vor mich auf den Tisch gerichtet, traute ich mich nicht aufzusehen. »Ich war in der letzten Zeit nicht ganz ehrlich zu euch«, begann ich. »Ich habe sehr viel gelogen und Mist erzählt.« In Philipps Augen machte sich leichte Panik breit. Ich war die Reinkarnation der Ehrlichkeit, mein zweiter Vorname war Pinocchio, ich log meine Freunde nie an. »Ich habe erzählt, dass ...«, ich faselte irgendwas von Kindern, Spermien, Untersuchungen, letzten großen Urlauben, richtigen Zeitpunkten und ich weiß nicht was. Ich war scheinbar in Trance. »Meine Frau ist in der neunten Woche!«, brachte ich total gestresst noch heraus. Die beiden jubelten, sprangen auf, umarmten uns. Nele wurde wacher, verfolgte die Regungen ihrer Eltern mit Interesse, aber ohne sie zuordnen zu können.

»Sekt, ich hol 'ne Pulle Sekt hoch. Darauf stoßen wir an!«, rief Philipp und war weg. Da meine Frau schwanger und ich am Gedärm ein wenig perforiert war und äußerst selten alkoholische Getränke zu mir nahm, köpften die beiden auf unser dreier Wohl den Prickeltropfen. Wir baten aufgrund der Brisanz dieser Meldung aber um Diskretion, da erstens gute Nachrichten vom Erzeuger selbst überbracht werden sollten, und zweitens zu einem derart frühen Zeitpunkt die Wahrscheinlichkeit des Glückens nicht bei 100, sondern nur bei 97 Prozent lag. Den traditionellen Glühweinempfang bei Björn und Verena, der am selben Abend stattfand, konnten wir mit meiner zögerlichen Genesung absagen. Endlich mal keine Lüge.

Am nächsten Tag klingelte das Telefon. Björn erkundigte sich nach unserem werten Wohlbefinden, dem Stand der Dinge und ob es etwas Neues gäbe.

Natürlich gab es eine Menge. Schwangerschaft, neuer Job, vor einigen Tagen war ich ein zweites Mal zur Fulda-Challenge, einem arktischen Zehnkampf eingeladen worden, ich war heute wieder ein bisschen mehr verliebt als noch einen Tag zuvor, die Blinddarmnarbe verheilte, lediglich ein herausstehender Nylonfaden kribbelte ein wenig. Aber das wusste er alles. Fast alles. Das Wichtigste natürlich nicht. Er fragte aber immer penetranter, noch scheinheiliger als all die Male zuvor, als ich schon vermutete, dass sie etwas wüssten. Lügentechnisch war an mir eine kriminelle Karriere verlorengegangen, verplappert hatte ich mich definitiv nicht. Mit fester Stimme, ohne zu zögern, konnte ich all die Geschichten erzählen, die ich seit drei Jahren wahrheitsgemäß erzählte. Die einzige undichte Stelle war meine neue Vorsicht, dass ich in seine Stimmbetonung etwas hereininterpretierte, was nicht da war und – ein Maulwurf. Philipp und Susanne mussten geplaudert haben. Warum sollte er sonst immer wieder fragen: »Und, sonst noch was Neues?« »Nö.« »Gibt's sonst nichts Interessantes?« »Nein!« »Was läuft sonst so bei euch?« »Ni-i-ichts!« Wenn der nichts ahnte oder sogar wusste. Ich würgte Björn schnell ab und sagte, dass wir uns unter Umständen den nächsten Tag noch sähen. Klar, wenn ich ihnen alles erzählte.

Ich rief bei Philipp und Susanne an und wollte wissen, wer sich von beiden verplappert hatte. Es meldete sich Nele. »Hallo?!« Nele ist erst knapp drei, kann aber verdammt gut telefonieren. »Hallo Nele, kannst Du mir mal Mama oder Papa geben?«, kam ich zur Sache. »Nein!« »Sind die gar nicht da?«, fragte ich. »Doch!« »Was machen die denn?« »Der Kodecke is' putte gangen. Die epaieren den Kodecke.« »Soll ich dann später noch mal anrufen?« »Ja!« »Tschüss, Nele!« Tuut-tuut. Aufgelegt. Die ließen sich von ihrer Tochter verleugnen. Ich lachte mich tot. Ein schlechtes Gewissen hatten sie zumindest.

Einen Augenblick später rief Philipp zurück. Nele hatte ihnen wohl Bescheid gesagt. »Wer hat geplaudert?«, wollte ich wissen. Philipp verstand nicht. Nachdem ich ihn mit meinem Verdacht konfrontiert hatte, merkte ich wie sehr ich ihn in seiner Ehre verletzt hatte. Er versicherte mir, dass sie nichts gesagt hätten. Konnte ich mir auch nicht vorstellen. Philipp konnte schweigen wie ein Grab. Er war alles andere als eine Plaudertasche. Dass sie fünf Richtige beim Spiel 77 hatten, sagte er mir während des Joggens nach etwa einer halben Stunde. Dass sie als erste Eltern würden, fiel ihm anscheinend rein zufällig beim Schuhe anziehen ein und er war einer der wenigen Menschen, der den Hinweis »bitte nicht weitererzählen« wirklich ernst nahm und ihn nicht als Aufforderung zur Schnellpublizierung sah. Er war die Loyalität in Person. Deshalb mussten Björns Vorfahren mit Sherlock Holmes verwandt gewesen sein. So pfiffig wie der war, wunderte mich nichts.

Kurz vor Weihnachten machten wir bei meinen Eltern halt. Mit meinem Bruder waren wir eine kleine überschaubare Runde von fünf Menschen und einem Eingeschmuggelten. Ich wollte ihnen eine Geschichte auftischen, die ihnen die Socken auszog. Da sie kinderlieb waren, wünschten sie sich bestimmt nichts sehnlicher als die Verkündung von Nachwuchs im eigenen Stammbaum. Ich suchte zwei Tage nach einer griffigen Geschichte, die sie auf die komplett falsche Fährte locken sollte, um sich dann mit einem Knall zum Guten zu wenden. Es sollte so in die Richtung gehen, dass es meiner Frau seit einiger Zeit nicht mehr gut ging, dass ich bald noch mehr arbeiten müsste, dass wir uns doch schon immer Nachwuchs gewünscht hätten, wir aber langsam verzweifelten, weil es einfach nicht klappen wollte und wir immer noch zu zweit durchs Leben gehen müssten, – dann kämen mitleidige, teilnahmsvolle Blicke, Trommelwirbel und die unschlagbare Pointe – bis zum nächsten Jahr: Dann gehen wir zu dritt! Erleichterung, Freude, Applaus. So weit das Drehbuch zur wichtigsten Mitteilung für werdende Großeltern.

Als wir mit dem Essen begonnen hatten, suchte ich immerzu nach dem richtigen Moment. Es musste gewährleistet sein, dass mich niemand unterbrach und ich meine Geschichte hochprofessionell und äußerst konzentriert vortragen konnte. Sie müssten alle Worte und jeglichen Inhalt verstehen und mitbekommen, ohne abgelenkt zu sein. Ich fand den richtigen Moment nicht und schwenkte kurz vor dem Beginn meiner Aufführung um. Ohne dass sie es bemerkten, füllte ich alle Gläser auf und begann meinen Vortrag in abgespeckter Form. »Ich habe mir den ganzen Tag ein paar Gedanken gemacht und wollte sehr eloquent und ausschweifend etwas erzählen. Da ich befürchte, vom Kurs abzukommen und mich zu verhaspeln, will ich es ganz kurz und prägnant machen: Meine Frau ist schwanger!« »Schön«, »Jau«, »Oi«, hörte ich. Ausrasten ist anders. Das mussten die drei vielleicht erst einmal verdauen.

Da die Zeit drängte, suchten wir eilig das Gespräch mit Björn und Verena. Sie waren mit ihrem Sohn Leonard (drei Monate), Phillip, Susanne und Nele zum Essen gegangen. Ich rief kurz durch und wollte wissen, wo sie wären. Kurzerhand suchten wir das Lokal auf und postierten uns gegenüber den einzig Unwissenden in der Runde. Björn merkte an, dass eine derartige Verteilung doch eher ungewöhnlich sei, da Nele vor Kopf saß, Björn, Verena und der Maxi-Cosi von Leonard auf der einen und Philipp, Susanne, Katrin und ich auf der anderen Seite gequetscht saßen. Das hatte auch den einen Grund, dass alle auf dieser Seite eingeweiht waren, ich den kleinen Sohn begutachten und ihnen bei der Verkündung meiner nun folgenden Nachricht gern in die Augen schauen wollte.

Ich hielt mich kurz. »Meine Frau ist in der neunten Woche!« »Nee, eecht!« »Das ist ja super!« »Endlich!«, sie umrundeten den Tisch und nahmen uns in den Kreis der Jungeltern auf. Wegen meiner Narben musste ich ein wenig aufpassen, dass mir Björn vor lauter Freude nicht auf den Bauch trommelte. »Du hast es bestimmt schon geahnt.«, sagte ich. »Überhaupt nicht«, erwiderte Björn, und dann fiel es ihm wieder ein, »aber was hast du Sausack mir vorgestern noch für eine Scheiße erzählt?! Du hast nur Stuss geredet, von Spermienuntersuchungen, müsste eigentlich alles klappen, und so weiter. Ich fass es nicht, du bist vermutlich noch nicht mal rot geworden. Das war alles so wasserdicht. Verarscht hat er uns. Aber ich verzeihe dir!«, lachte er.

Kurz darauf eröffnete uns mein Schwiegervater eine freudige Nachricht. Er hätte seinen Keller durchforstet und Inventur gemacht. Da wir eng wohnten und keinen Stauraum mehr zur Verfügung hatten, berichtete er uns, dass ihm gute Nachrichten einen Viertel Keller wert wären. Wir sollten unser ganzes Gerümpel vorbeibringen. Das würde er für die jungen Eltern einlagern, wenn wir wollten schon morgen, und ein paar Kinderlieder hätte er auf seiner Gitarre auch schon eingeübt.

In der darauf folgenden Nacht wachte ich einmal mehr mittendrin auf und bewegte mich so lautstark, dass mich meine total übermüdete Frau mit einem Lachen empfing. »Bleib' doch mal ruhig liegen!«, gluckste sie. Aber es ging nicht. Nach einiger Zeit hatte ich sie so wach, dass wir beschlossen, den Tag zu beginnen. Dazu öffnete ich die Jalousie und ließ die Dunkelheit herein. Es war kein Unterschied. Aber das machte nichts. Wir redeten lange und ausgiebig und philosophierten über den perfekten Einkaufszeitpunkt am 24. Dezember. Da wir beide ganz schmusig waren, verschoben wir unseren eigenen Großeinkauf auf spätere Stunden, was in meiner derzeitigen Verfassung kein Thema war. Rastete ich sonst bei vollen Geschäften und langen Warteschlangen regelmäßig aus, war ich nun leger und total entspannt. Die Schlange könnte einmal um die Welt gehen, ich wurde Vater, da regte man sich nicht auf. Ich holte Brötchen und wir frühstückten einmal mehr in unserer großflächig angelegten Krümmelkultur zwischen Gänsedaunen und Sprungfedern.

Zum Start in den perfekten Tag machte ich die bald ablaufenden Eier aus dem Biomarkt als Rührei und schmierte meiner Frau Butter auf das Brötchen. Das war neben Milch eine der wenigen Kombinationen, die nicht sofort in Übelkeit mündete. Um eine gute werdende Mutter zu sein, zwängte sie sich noch eine Kiwi und ein Stückchen Mango rein. Da sie bisher aber lediglich die Brutstätte für unsere Nachkommenschaft war und sich dieser Zustand in sieben Monaten ändern würde, fragten wir uns, wie lange wir wohl noch ungestört im Bett frühstücken könnten. Und wir fragten uns, wie lange wir noch unbeschwert Fernsehen könnten. Also legten wir die DVD »Tatsächlich ... Liebe« in den Player und heulten, lachten, weinten, juchzten, schluchzten und grinsten im Akkord. Meine Frau hatte seit dem Blick auf unser Gummibärchen ihre Zelte ganz dicht am Wasser aufgeschlagen, und weil ich sie liebte, machte ich stahlharter Typ einfach mit. Beim Stereoheulen fühlt sich der andere auch nicht so blöd. Zudem konnte ich über jeden noch so kleinen Witz so laut loslachen, dass ich Angst um meine Eingeweide hatte. Es war echt schön. Es war so schwerelos und unnachahmlich. Wir genossen unser Dasein und die Situation in vollen Zügen.

Festzuhalten bleibt, dass es den einen, genau richtigen Zeitpunkt der Verkündung scheinbar nicht gibt. Er ist da, wenn er bekannt gegeben wird. Dabei ist es keineswegs verboten, sich egoistisch zu freuen und seine Liebsten daran teilhaben zu lassen. Dennoch sollte man es erst tun, wenn man das Gefühl hat, dass die Zeit reif ist.

es geht noch schlimmer

13

Nun war es also so weit: New York – nicht unbedingt die Stadt der Liebe, dafür war es zu laut, zu schnell und zu anonym, aber der Lust-Tempel des Konsums. Liebe hatten wir schon gemacht und trugen die Frucht unserer Bemühungen stetig mit uns. Wir waren bereit für die wirklich letzte große Urlaubsreise unseres Lebens zu zweit. Unsere Ängste wegen giftiger Strahlen aus dem All entkräftete die Ärztin rasch. Eine jede Reise habe ihre Risiken und auch schwanger dürfe man fliegen. Solange wir nicht zum Mond wollten, sei das kein Problem. Wenn es in dieser Zeit wirklich zu einer Fehlgeburt kommen sollte, dann wäre es auch anderswo passiert. Also sollten wir uns von unseren Ängsten freimachen und die Reise genießen.

Sechs Tage waren nicht wirklich viel, der Hinflug, der pro Nase 200 Euro kostete, und der Rückflug, der lediglich 120 Euro Aufwand erforderte, ließen eher die Vermutung aufkommen, das Studentenpärchen mache nach bestandenem Examen mal was ganz Verrücktes. Machten wir ja auch. Nicht nach bestandenem Examen, sondern mit unserem blinden Passagier zogen wir von dannen, Richtung USA.

Eingehakt und wenig behände schlichen wir mit unserer Rollentasche Richtung elterliches Auto. Mein gerade entnommener Blinddarm machte mich zwar etwas leichter, aber bestimmt nicht spritziger. Die Form meiner Frau ließ auch sehr zu wünschen übrig. Sie kämpfte immerzu mit irgendetwas, was Frauen als schön bezeichnen, der Schwangerschaft.

Bis zum Antritt der Reise war nur der Moment der Verkündung und der erste Anblick des aufstrebenden Nachwuchses schön gewesen. Für mich noch die Gewissheit, dass wir etwas Tolles ausbrüteten, aber jetzt hatte ich eine Frau neben mir, die sonst das blühende Leben und jetzt irgendwie verwelkt war. Das war ein knochenharter Job. 24 Stunden am Tag – gefühlte 60 – der ewige Kampf gegen Übelkeit und die Freude auf irgendwelche Gelüste, von denen man immer hört, die aber nicht kamen. Die sauren Gurken, die ich am Tag des zweiten Striches besorgt hatte, aß ich jetzt selber, nicht dass sie schlecht wurden. Und außerdem war ich ja auch schwanger. Der Verzicht auf Kaffee war ein leichtes, weil ihr sogar schon Wasser und das ach so erfrischende, all den ganzen Muff aus dem Mund spülende Zähneputzen die Brocken in den Hals trieb. Da war nix schön. Alles Lüge. Noch nicht mal mit Chips konnte ich ihre Stimmung aufhellen.

Und jetzt ging es also in die Vereinigten Staaten, die Wiege des Junkfoods, ein Land in dem man Weißbrot und Buletten zwischen Weißbrot aß. Da war alles weiß und pappig. Und als Nachtisch gab es Marshmellows. Und dann kamen wir. Der Inbegriff der schwangeren Angst. Kartoffelschälen darfst du nicht, zu gefährlich. Tomaten, Gurken, Paprika vom Discounter – geht gar nicht –, denk ans Kind, das muss wachsen. Keine holländischen Pestizidbomben. Aber eigentlich war das alles gleichgültig. Katrin beförderte sowieso alles wieder zu Tage. Ich war schon froh, wenn es mal ein paar Minuten in ihr blieb und stellte mir vor, wie das Vitamin C, das eine kleine Stück vom kleinen C, ihr Immunsystem ein winziges bisschen aufbaute. Genauso mit den ganzen anderen Alphabetsvitaminen. A, B, C, D, E, B12, XY und wie die Dinger alle heißen. Nur ein bisschen drin bleiben. Das Kind sollte wachsen. Nicht so wie meine Katrin, die wurde immer leichter. Nur die Nerven behalten, redeten alle auf uns ein, das Kind holt sich alles, was es braucht. Genau, also hatte es doch vom alkoholisierten Kuchen genascht, wenn es sich wirklich alles holte. Keine Panik, Vatta, redete ich auf mich ein. Die letzte große Reise mussten wir genießen und soweit ich das verfolgt hatte, kamen auch in den USA Kinder zur Welt. Die meisten sogar ganz natürlich und gesund, ein paar nur aus dem sterilen Reagenzglas und manche hießen Dolly – ach nein, das war ein Schaf und britisch. Aber auch dort klappte offensichtlich trotz Hamburger und Cola die Fortpflanzung.

Als wir dann im Auto saßen und gen Abflugterminal fuhren, offenbarte mir meine Mutter ihre tiefsten und geheimsten Talente. Sie hatte schon vor sieben Wochen, an Papas Geburtstag gewusst, dass Katrin schwanger war. Meine großen Augen veranlassten sie zur Auflösung des Rätsels. Das die Frauenwelt immer beschäftigende Thema Gewicht, Diäten und Kilogramm habe meiner Frau ein Lächeln auf die Lippen gezaubert, ein ganz entspann-

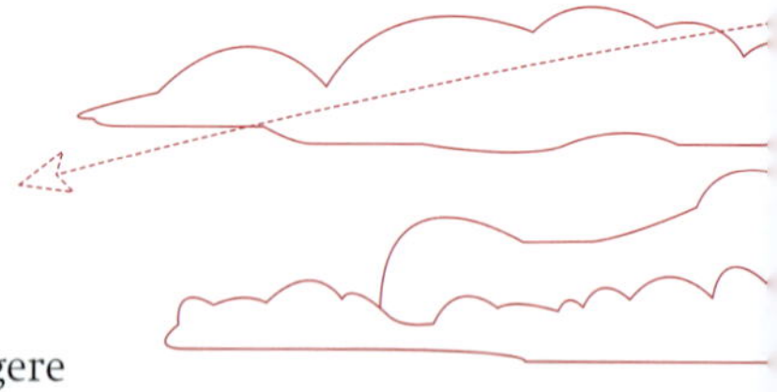

tes und glückliches. So würden nur Schwangere auf dieses heikle Thema reagieren. Frauen in Umständen, die Großes erwarteten und denen ihr Gewicht für neun Monate völlig egal sei.

Ich war begeistert. Meine Mutter besaß Fähigkeiten, die uns zu reichen Menschen machen könnten. Zu ihrem nächsten Geburtstag würde ich ihr eine Glaskugel schenken, wir würden jeden Jahrmarkt unsicher machen und Fertilitätsexperten werden. Das mich Überraschende an ihrer Erklärung, war die Tatsache, dass an Papas Geburtstag, das kleine Frank'sche Spermium so wie die letzten vier Jahre auch in einer dunklen Katrin'schen Suppe schwamm und sich auf den letzten wenigen Zentimetern wieder einmal überlegen sollte, zieh ich durch oder lass ich es bleiben? Vielleicht war es auch der feminine Kampf eines Eis, welches sich nicht sicher war, ob es diesen kleinen Tropf mit zitterndem Schwanz reinlassen sollte, oder mit einer Abfuhr wieder Enttäuschung in die Köpfe der Spender zauberte. Kurzum: Mein Spermium konnte zu der Zeit noch gar nicht im Ei gewesen sein: wie bereits erwähnt sprintet das zappelige Ding mit 0,0002 Kilometern pro Stunde Richtung Ziel. Bei genauerer Berechnung könnte die Distanz doch überwunden werden (erwähnte ich, dass ich eine Blitzbirne in Mathe war?)! Wie erkläre ich den Sachverhalt nun, ohne mich in Details zu verrennen? Mit Biologie haperte es bei mir immer und man begann ja mit der Zählung der Wochen, bevor man überhaupt richtig schwanger sein konnte. Machen wir es kurz. Das Timing sprach gegen die Ankunft des Spermiums beim Ei an diesem Tag. Ende der Berechnung. Aber irgendwie musste sie es echt schon gewusst haben, denn sonst wäre sie bei der Bekanntgabe doch mit einem Salto rückwärts vom Stuhl gefallen. Es war wohl doch mütterlicher Instinkt.

Am Flughafen spürten wir das erste Mal den besonderen Status des Schwangerseins. Um die potenzielle schädliche Strahlung des Metalldetektors zu umgehen, mussten wir nur sagen, dass meine Frau nicht durch dieses Tor gehen wolle. Die Dame am Sicherheitsband pfiff nur kurz ihrem Kollegen zu, setzte ihre linke Hand unter ihrer Brust an und fuhr in einem dreißig Zentimeter großen Halbkreis um ihren Bauch. Das war also das internationale Zeichen für schwanger. Detektor aus. Hätte aber auch heißen können, die ist so füllig, die passt nicht durch. Aber nicht bei meiner Katrin. Sofort sprang ein Kollege an den Schalter und zog zur Sicherheit noch den Stecker

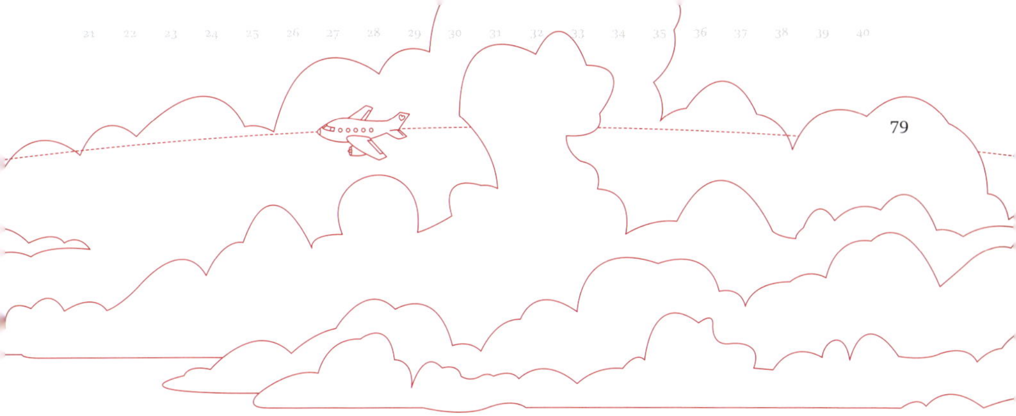

raus. Das Ding war mausetot. Danach ging es für meine Frau aber zur Leibesvisitation. Das dauerte ein wenig. Kann ja jeder sagen, das mit dem schwanger sein. Da zog ich doch den Detektor vor.

Die Flugzeit an sich war genauso lang wie immer, acht Stunden bleiben einfach 480 Minuten, das lässt sich nicht ändern. Ich achtete nur darauf, dass Katrin genug trank, ihre Nase immerzu mit Meerwasser aus der Sprühflasche bestäubt war, um eventuell sich in der klimatisierten Luft befindliche Viren an der feuchten Naseninnenwand abgleiten zu lassen, und dass sie öfter als sonst aufstand. Ihre Thrombosesocken kleideten sie wie eh und je, aber das Aspirin hatten wir aus den bekannten Gründen aus dem Reisegepäck verbannt. Als das Bordessen kam, hoffte ich inständig und ganz egoistisch, dass sie wieder einmal gegen ihre Übelkeit ankämpfen musste und ich so zumindest ein wenig näher an ein Gefühl der Sättigung kam. Aber tapfer zwängte sie sich die Nudeln in den Schlund, und ich konnte nichts abstauben. Sie ließ mir nur den ekelig schmeckenden Pappkuchen übrig. Das war das untrügliche Zeichen: Wir waren auf dem Weg in die Staaten. Vorsichtige Akklimatisierung im Flieger.

Der Urlaub war alles andere als schön. Bei einem Eurokurs von 1,45 Dollar war scheinbar die halbe Welt in New York. Morgens halb zehn vor Abercrombie und Fitch. Der Laden öffnete in dreißig Minuten und die Schlange ging einmal ums Gebäude. Entweder gab es die Klamotten da umsonst oder die Leute hatten Langeweile. Wir versuchten eine ganze Woche lang, den Fuß in den Laden zu setzen, schafften es aufgrund der Überfüllung aber nicht. Außerdem gab es da auch keine Umstandsmode. Machte nichts, ich gab mein Geld eh viel lieber beim Frühstück aus. Was kauft man einer Schwangeren in New York? Kein Weißbrot, kein Bagel von der gammeligen Bude, die eine Stunde nach Sonnenaufgang schon Hot Dogs verkauft, und auch keinen McMuffin. Ich stürmte den allseits bekannten Starbucks und bestellte einen Kakao, in groß natürlich, ist ja für zwei, ein Bagel mit Creamcheese, einen Obstsalat, einen Jogurt für 3,95 Dollar, da musste ich schon schlucken, ein Sandwich ... – eigentlich das gesamte Sortiment, bis auf den Kaffee. Ich wusste ja nie, was Katrin gerade runterbrachte. Schwupps, waren die ersten zwanzig Dollar weg. Die nächsten Tage mussten wir wohl ein bisschen besser kalkulieren, sonst würde unser Kind in die Armut geboren. Diese konsumierte Maßlosigkeit ließ mich im Ansehen meiner Frau weiter steigen. Geld spielt keine Rolle. Meine Frau und mein Kind müssen leben wie die Made im Speck. Her damit und rein damit. Abnehmen war verboten. Abnehmen hat in Amerika sowieso noch niemand geschafft.

Meine Blinddarmnarbe machte mir das Leben schwer, wie aus heiterem Himmel fing sie an zu jucken, dann brannte sie, um anschließend wieder zu stechen. Das war nicht gut. Unsere letzte große Reise und ich krüppelte so vor mich hin. Ich musste Tüten tragen, meine Frau beschützen und ihr den Weg frei räumen. Es war ein Hauen und Stechen. New York zu Weihnachten geht anscheinend nur bei einem Kurs von unter 1,40 Dollar. Abercrombie und Fitch haben wir in sechs Tagen nicht geschafft, die Schlange wurde nicht kürzer, dafür kauften wir bei Old Navy ein. Meine Frau suchte sich ein Hemd aus. Sie sah darin aus wie ein Holzfäller, nur kleiner. Als Mann darf man ja nix sagen. Ist okay, war meine Wertung. »Kostet nur 15 Dollar«, verkündete sie vergnügt. Das muss an der Schwangerschaft liegen, dachte ich. Ich habe meine Frau noch nie in einem solchen Fummel gesehen. Die Hormone machen die Frauen echt verrückt und schmerzfrei.

Auf dem Weg zur Kasse deckten wir uns mit Babyklamotten ein. Es gab aber nur Blau und Rosa. Kaufen wir Blau, wird es eine Emanze, kaufen wir Rosa, wird's ein Bruce. Aber kaufen wir Blau und es wird ein Mädchen, kann ich die Carrerabahn gleich dazu kaufen. Hat doch auch was. Ganz tief hinten im Regal fanden wir Grün. Wir kauften alles. Wir hatten ja keine Ahnung. Mütze, Socken, Strampler, Jacke, Hose, Shirt, Body. Kostete ja nichts. Sonst friert das Kleine ja. Und Grün ist gut. Und außerdem nicht so hässlich wie das Hemd meiner Frau. Aber Babyklamotten sehen immer hübsch aus. Die sind auch ganz weit weg von einem Holzfäller. Als wir bezahlt hatten, meine Frau das Etikett von ihrem Hemd abgerissen und es eine Stunde getragen hatte, kam sie auch wieder zu sich. Bei dem Basketballspiel New York Knicks gegen die Chicago Bulls machte ich ein Foto von uns mit einem Fünf-Dollar Hotdog. Bei der Betrachtung des Bildes durchfuhr es sie, wie hässlich dieses Stück Stoff an ihr war. Recht hatte sie. Die Schwangerschaft machte sie doch nicht vollends zu einem anderen Menschen. Allerdings war eine Fünfzehn-Dollar-Spende für den Altkleidersack doch etwas teurer als zunächst gedacht. Da waren die zehn Dollar für die beiden Hotdogs gut angelegtes Geld. Ich musste lange mit mir kämpfen, ob ich uns eine derartige Entgleisung gestatten durfte. Aber was sollte dran sein. Es war vollkommen totes Fleisch, in einem weißen Brötchen. Da wir die letzten Würstchen bekamen, lag das Zeug schon eine halbe Ewigkeit auf der Hitze. Das war mausetot und garantiert steril.

Ich war überrascht, wie gesund wir die sechs Tage überbrückten. Wir kauften viel frisches Obst, ich wusch vorgewaschenen Salat nochmals und verfeinerte ihn mit Dressing. Wir fanden den besten Bagelbäcker der Stadt und versuchten, mit einem Plastikmesser eine Ananas zu schälen. Das klappte nicht. Aber wir aßen gesund. Es war zwar teuer, aber wir waren ja schwanger, Biomarkterprobt und zudem im Urlaub. Diese Kombination potenzierte die Ausgabebereitschaft. Als Übelkeitskiller entdeckten wir die Milch. Es muss wohl an dem Vitamin B6 liegen. Das wird bei Übelkeit manchmal verabreicht und ist auch in Milch enthalten. Die kleinste Einheit, die wir tagtäglich auftreiben konnten, war eine halbe Gallone. Amerika ist groß, die Milchtüten ebenso, und weil wir weder Kühlschrank noch Schnee vor dem Hotelfenster hatten, tranken wir bis zum Platzen. Meine Frau war wie auf Drogen, weil es ihr nach dem Milchhammer gut ging und ich wie auf Entzug. Der Milchbauch gluckerte unangenehm hin und her und ich fühlte mich wie eine bald Gebärende mit tretendem Kind. Bezahlt war bezahlt, es musste alles weg. Hauptsache der Frau ging es gut.

Festzuhalten bleibt, dass auf der ganzen Welt Babys geboren werden und dass es ihnen vollkommen egal ist, wie pappig das Weißbrot letztendlich ist. Es zählt nur, dass es mit Liebe verspeist wird und es lassen sich auch immer wieder gesunde Nahrungsinseln finden, wenn man nur will. Gerade in der Schwangerschaft ist es wichtig, sich etwas Gutes zu tun und wenn der Körper nicht allzu sehr belastet wird, ist die Ablenkung verbunden mit einem Spaziergang und dem Erleben neuer Eindrücke bestimmt auch für das Ungeborene gut.

sei bloß vernünftig

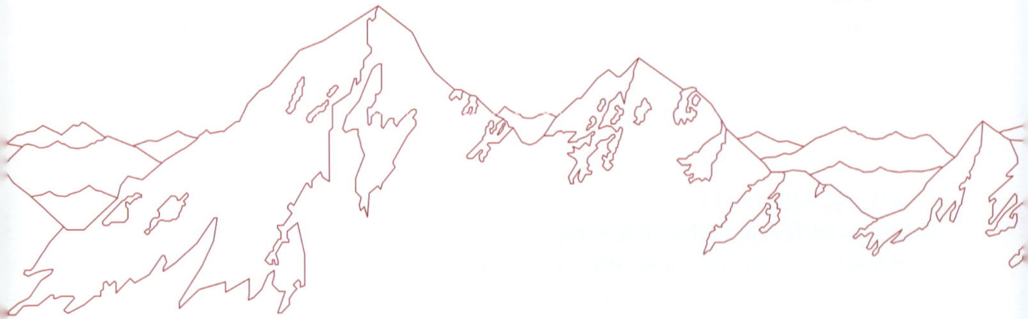

14

Kaum waren wir wieder zu Hause und dem Jetlag erlegen, machte ich mich auf in Richtung Ostsee. 490 Kilometer weit weg von zu Hause, 490.000 Meter entfernt von meiner Frau und meinem zwittrigen Kind. Sie war ungefähr in der zehnten Woche und ich musste sie für eine Woche alleine lassen. Allein mit dem Einkauf, allein mit der Hausarbeit und allein mit ihrer Übelkeit. Im Gegenzug war ich aber auch allein. Aber ich war nicht schwanger. Ich machte mich an meine neue Aufgabe und die Zeit verging tagsüber wie im Fluge. Abends telefonierten wir und mir tat ihr Zustand Leid. Es war eine harte Zeit, keine schöne, und wir sehnten uns nach dem Ende dieses Status, das irgendwann, irgendwie eintreten sollte.

Immerzu las man über die glücklichste Zeit im Leben werdender Eltern, die voller Vorfreude auf den Nachwuchs harrten, der da kam. Schöne weiche Haut, tolles Haar, leuchtende Augen waren Synonyme für das Mutterwerden. Bisher war da nur Übelkeit. So hässlich war Katrin dann seit Entsorgung ihres Holzfällerhemdes auch nicht mehr und sie mutierte wieder zur tollen, erotischen, liebenswerten Superfrau. Nur der Milchtrick funktionierte immer seltener. Man gewöhnt sich scheinbar an alles, oder es war wieder das untrügliche Zeichen, dass die Schwangerschaft ihren Lauf nahm. Ich war belastbar ohne Ende. Schwang mich abends um 23 Uhr ins Auto, um gegen vier aufgeputscht neben meiner Frau Ruhe zu suchen. Zwei Büchsen Energydrink und ein Glas Cola light verfrachteten mich in das Reich der nimmer-

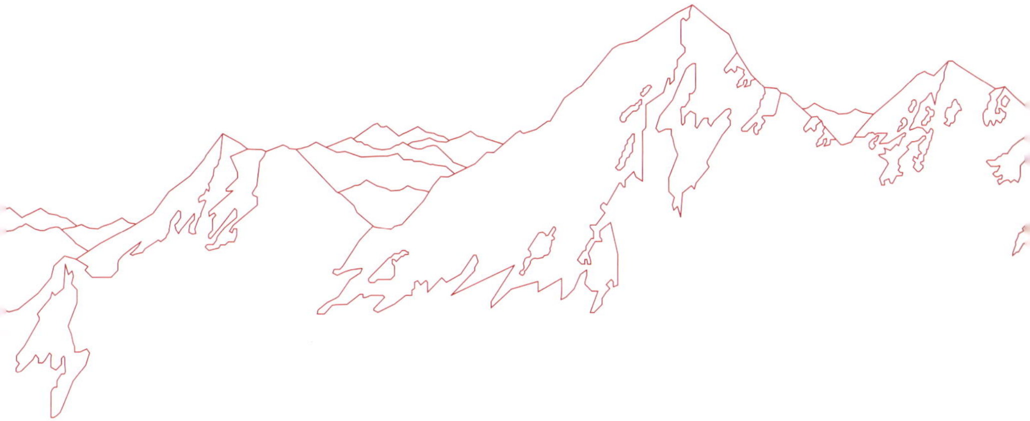

müden Neuväter. Nach anderen Terminen verabschiedete ich mich einige Tage später wieder für eine Woche. Diesmal Richtung Kanada. Fulda-Challenge 2008.

Ein Jahr zuvor hatte ich schon einmal daran teilgenommen und mir sofort am ersten Tag eine schwere Erkältung eingefangen, weil meine Teamkollegin sich nicht die Kurvenkombination rechts, links und dann nur noch geradeaus merken konnte. Wir versackten im Schnee und wurden nach zwei Stunden mit dem Abschlepper aus dem Graben gezogen. Alles halb so wild, wäre erstens das Probefahren auf der Rennpiste so weit draußen in der Pampa nicht strengstens untersagt gewesen, und zweitens war rechts, links und dann immer geradeaus doch nicht so schwer?! ... Irgendwann waren meine Füße taub und nach geglückter Bergung waren wir das Gespött der Truppe. Mit der Orientierung habe ich es ja auch nicht so, aber mit dieser Erfahrung im Hinterkopf dachte ich immerzu, lass es bitte einen Jungen werden. Der findet wenigstens den Weg nach Hause und kann sich vielleicht zwei Kurven auf einmal merken. Darüber hinaus lässt der sich beim Scheißmachen nicht erwischen.

Jetzt durfte ich also wieder in den wilden Norden Kanadas, wo zu Spitzenzeiten das Thermometer auf 50 Grad unter Null sinkt. Und wir machten dort Sport. Ich war jetzt leicht wie eine Feder. Der Blinddarm war ja weg, aber einen Halbmarathon laufen, mit Lawinensuchgerät einen Berg hoch und runter hechten, wilde Autofahrten absolvieren, das über fünf Tage in zehn Disziplinen und nachts im Zelt kauern, das war nicht Daddylike, das war irre. Also genau mein Ding. Ich versprach meiner Frau, dass ich die Woche genießen, viele Eindrücke mitnehmen und mich nicht in Gefahr bringen würde. Ich wollte nicht an die Grenzen gehen und mich nicht dermaßen auspowern, dass ich im ewigen Eis erfrieren würde. Ich hatte jetzt Verantwortung. So weit die Theorie. Man sagt ja immer, dass Väter nicht mehr das Maximum erreichen wollen, sie heben sich die letzten Reserven für ihre Verantwortung auf.

Ich höre einen Startschuss, ich fange langsam an, will aber schneller. Ich bin von Fredi genervt, der scheinbar nur mit Fußball funktioniert und mir beim Mountain Run den Weg versperrt, weil er sich nicht schnell genug bewegt. Er ist schneller unterwegs als ich dachte, aber das Loch nach vorne wird immer größer. Irgendwann stapfe ich an einer breiteren Stelle an ihm vorbei, staune über sein Tempo und entschuldige mich insgeheim, dass ich ihm den Kampf gegen Berg und Natur nicht zugetraut habe. Kurz darauf sehe ich sogar die Führenden. Ich fange an zu schnaufen, immer weiter, immer schneller. »Beiß dich fest!«, rufe ich mir zu. Du bist ein Hengst. Eine Bergziege. Dein Kind wäre stolz auf seinen Vater. Auf diesen Gipfelstürmer. Diese Gazelle. Die Beine werden immer schwerer. Die Nachfolgenden kommen immer näher. Fredi ist umgedreht und auf dem Rückweg, der hat schon Kinder oder keinen Biss. Oben auf dem Gipfel pumpt mein Herz mit 180 Schlägen. Ich bin fertig. Fix und fertig.

Erst einmal ein paar Fotos machen. Für meine Enkel. Das könnte klappen, wenn mein Nachwuchs nicht so ein Spätzünder wie der Vater wird. Das war die Absprache mit meiner diesjährigen Teamkollegin. Sie holt die Punkte, ich mach' die Fotos. Sie ist eine gute und kluge Athletin. Das ist viel wert. Vielleicht ist es auch nicht so wichtig, einen Jungen zu bekommen. Ein Mädchen wäre klasse. Ein Mädchen, das schneller den Berg hochrennt als die Jungs und dazu noch helle ist. Gibt's alles. Wo kann man das anmelden? Hauptsache gesund, denkt man sich immer. Nach drei Minuten auf dem Gipfel kann ich wieder atmen, die Fotos sind gemacht und ich renne wie ein Bekloppter den Berg runter. Die Vernunft ist mir unterwegs eingefroren. Sich auspowern macht auch mit Verantwortung Spaß. Irgendwann knackt ein ganzes Schneebrett und ich denke, dass ich besser auf dem abgesteckten Weg bleiben sollte. Der Lawinenpiepser war also doch keine Schikane. Ich will sehen wie mein Kind stolz auf seinen Vater ist, der nacheinander ein paar vor ihm laufende Athletinnen einholt. Jawohl, nur Frauen hänge ich am Berg ab, besser gesagt, berg runter. Bergauf war ich die letzte Frau. Die guten Männer waren schon lange im Ziel, die ganz schlechten Männer waren bisslos auch bereits im Ziel und die Frauen – davon konnte ich ein paar einholen.

Das weibliche Geschlecht ist doch hart im Nehmen. Die geben nicht auf, Mädchen sind, wenn sie sich eine Sache vornehmen, hart, Männer sind öfter Weichspüler. Vielleicht, weil man von einem Jungen Kampfgeist und Erschöpfung erwartet und er, wenn er diese Erwartung nicht erfüllt, in seiner Ehre gekränkt ist. Auf jeden Fall ist der Weicheijunge nicht um Ausreden verlegen. Geradezu kreativ sucht er sich die Begründung, dass alle anderen Schuld seien, nur nicht sein eigenes Unvermögen. In diesem Fall war es der kaputte Schneeschuh. Scheiß Material! Das macht doch keinen Spaß! Jungs können echt wehleidig sein. An dem Tag wollte ich gern, dass unser Nachwuchs weiblich wird.

So absolvierten wir eine Disziplin nach der anderen und mein Muskelkater wurde immer größer. Tagtäglich schrieb ich meiner Frau E-Mails und berichtete, wie gut es mir ginge. Am dritten Tag nahm ich meine Beine an den Kniekehlen und hob sie einzeln aus dem Autositz. Ich war fertig, aber glücklich. Nachts rannten wir drei oder viermal aus dem Zelt und strullten in den weißen Schnee. Kälte trieb den Harn als klapperte der Schließmuskel. Es war wie bei Babys. Immerzu war man wach, immerzu wurde gepullert und ein Schlafrhythmus stellte sich aufgrund des Jetlags erst am Tag der Abreise ein. Ich schrieb meiner Frau nichts von all meiner körperlichen Überanstrengung. Aber das war sie gewohnt. Sie wusste, dass meine Muskeln müde waren, sie kannte mich. Und die Warnung, dass ich auf mich aufpassen sollte, war nur zur Beruhigung der ehelichen Nerven. Bremsen konnte sie mich nicht. Sie kannte meine Sicherungen, die brannten halt durch, wenn es um die Wurst ging.

Dann bekam ich eine Nachricht, die ich nie von ihr erwartet hätte. Weil ich im Feld gar nicht schlecht lag, schrieb sie plötzlich: »Hau sie um! Gewinne für uns!«. Der Freifahrtschein von meiner Frau, ich durfte jetzt Vollgas geben. Sogar offiziell. Machte ich ohnehin schon, eigentlich war ich schneller als Vollgas unterwegs, aber jetzt sollte ich für sie, unser Kind und mich gewinnen. Es ging hier nicht um Dollar, Euro und Moneten, es ging hier nur um Spaß. Und den hatte ich jetzt noch ein wenig mehr und meine Frau wusste das. Erschöpfung geht vorüber und ist erträglich. Sonst würde niemand Kinder kriegen. Ich habe mir sagen lassen, dass die ersten Monate alles andere als schön seien. Oder hatte meine Frau einen ganz anderen Hintergedanken? Ich sollte mich in diesem Trainingslager vielleicht schon mal auf die kommenden Aufgaben vorbereiten? Wenig schlafen, viel rödeln, immer Pinkelpausen einlegen. Nein, so war sie nicht, sie unterstützte mich einfach nur in meinem Spaß.

Der Wettkampf sah es vor, dass die Zweierteams in einem Zelt schliefen, in einem Auto fuhren, zeitweise sogar gemeinsam Wettkämpfe bestritten und eigentlich den ganzen Tag und die ganze Nacht miteinander verbrachten. Wenn man dann 500 Kilometer am Stück durch das vereiste Yukon-Territory gefahren ist und die ersten Eindrücke verarbeitet hat und sich immer näher kennen lernt und sich auch noch gut versteht, dann will man auch mehr erzählen. Ich hatte ein Geheimnis in meinem Kopf, das meine Frau in ihrem Unterleib mit sich führte und davon wussten bisher vielleicht 15 Menschen. Keine Journalisten, keine Arbeitskollegen und meine Teamkollegin Daniela auch nicht.

Aber sie war nicht blöde. In einem Nebensatz erwähnte ich, dass meine Frau gesagt habe, ich solle auf mich aufpassen. Der Glanz in meinen Augen, wenn ich so viel und mit Gefühl von Katrin erzählte, ließ Daniela die Schlussfolgerung ziehen, dass Katrin eine Ehefrau war, die sich um ihren Mann sorgte. Es muss an meiner Wortwahl, Tonart oder dem verträumten Blick gelegen haben – Daniela wusste fast sofort, dass wir ein Kind erwarteten. Ich war wie ein offenes Buch. Ich konnte solche Geheimnisse einfach nicht für mich behalten. Dabei sagte ich gar nichts. Auf die Frage, ob wir Kinder hätten, antwortete ich wahrheitsgemäß: »Neein!« Mehr nicht. Gut, vielleicht ein E zuviel. Aber mehr wirklich nicht. War das nun weibliche Intelligenz oder männliche Naivität? Ich war halt kein Schauspieler. Aber es waren auch noch keine drei Monate rum. Das Herzchen schlug, die Werte waren alle perfekt, die Messung der Nackenfalte bescheinigte, dass meine Frau auch vierundzwanzig hätte sein können und bis auf die Übelkeit und eine gewisse Trägheit und Müdigkeit lief alles nach Plan. Nur meine Fähigkeit des Schweigens lief nicht nach Plan. Aber warum sollte ich es Daniela verheimlichen, ich freute mich und sie freute sich für mich mit.

Wieder in Deutschland holte mich meine Frau am Flughafen ab und ich erzählte ihr von dieser einzigartigen Woche. Als ich ihr die Geschichte vom Eisklettern erzählte, bei dem ich mir beinahe und nicht nur als Redensart, wirklich und fast in die Hose gemacht hätte, und zwar nicht, weil ich da so lange rumhing, sondern vor Angst, da weinte ich wie ein Schlosshund. Ich war so bewegt von dem sportlichen Erlebnis und dem Sieg gegen meine Höhenangst, dass ich heulte und schluchzte wie ein – Bruce. Es war beängstigend, wie nah am Wasser ich seit einiger Zeit gebaut war.

Aber ich war wieder da. Und gesund zudem. Ich war jetzt ein wirklicher Eisenmann, der Allrounder in der Hölle. Nicht im Wickeln, Flasche geben und trösten, sondern im Hintern abfrieren, Halbmarathonen und Steilwand klettern. Immerhin.

Festzuhalten bleibt, dass sich beide Partner in der Schwangerschaft treu bleiben sollten. Natürlich bezogen auf die reine Beziehung, aber auch auf ihre eigene Persönlichkeit. Wenn der eine Spaß am Haxen verdrehen hat, muss ihn der andere dabei unterstützen. Dabei muss die Vernunft Extremsituationen Einhalt gebieten, aber trotzdem bringt es, glaube ich, nichts, wenn man sich nur noch verbiegt und vor lauter Verantwortungsbewusstsein vergisst, wer man ist und was einem den Spaß im Leben bringt. Unter der Maßgabe, nun ein Lebewesen großzuziehen, ist es nicht ratsam, von einem dreißig Meter hohen Felsen zu springen und zu gucken, ob man den Nervenkitzel unbeschadet übersteht, das klappt nämlich nicht. Vielmehr sollte man das Für und Wider abwägen und beachten, was es wem bringt.

wir wollen endlich kaufen

15 Kurz zu Hause, war ich am darauf folgenden Tag schon wieder unterwegs. Vortrag hier, Referat da. Dann eine dreitägige Veranstaltung. Ich rannte am Ende der Woche aus der Halle, wollte zum Auto, endlich nach Hause und vergaß, dass ein Grad plus viel gefährlicher sein kann als dreißig Grad unter Null.

Im Laufschritt trat ich auf eine vereiste Stufe, in Rücklage rutschte mir das Standbein weg und ich fiel. Ganz tief und ganz lang. Das Leben sah ich noch nicht an mir vorbeiziehen, aber der Sturz dauerte ewig. Ich versuchte, mich noch abzufangen, aber es war nicht möglich. Eine Stufe nach der anderen polterte ich bis nach unten. Endlich angekommen, dachte ich in dem Moment des Sturzes, dass ich aufgrund des Schocks die Knochenbrüche gar nicht merkte. War auch besser so, ich wollte ja nach Hause. Gut, dass meine Frau den Stunt nicht gesehen hatte. Ich würde sie locker vorwarnen und sagen, dass ich ein bisschen gestürzt sei. Nur alles schön stressarm halten. Stress musste jetzt unter allen Umständen vermieden werden. Die Buxe wurde aber ganz schön feucht. Und rot. An der Hüfte, am Knie, am Knöchel. Das war nicht ein bisschen gestürzt. Das war volle Kanone auf die Fresse geflogen. Also: Vorwarnung telefonisch durchgeben und Bestandsaufnahme dann vier Stunden später zu Hause machen. Ich war total aufgewühlt, musste aber so tun, als sei der Sturz ein kleiner Stolperer. Was wäre, wenn mir wirklich was passieren würde? Vor der Geburt? Vor der Einschulung? Vor der Volljährigkeit? Das war immer nicht gut.

Die Knochen waren doch noch heile. Ich war halt ein Eisenmann. Aufgrund der Prellungen ging ich die beiden nächsten Tage ein wenig unbeschwingt. Wer unlocker geht, kann ganz leicht in Teufels Küche kommen. 48 Stunden später hatte ich wohl Gefallen an waghalsigen Hechtsprüngen gefunden. In unserer Wohnung glitten mir wieder die Füße weg und ich flog die Stufen erneut hinunter. Da war Katrin aber dabei. Sie hörte nur die Lawine Menschenfleisch poltern und sprang auf. Das tat weh. Schon wieder. Jetzt durfte ich mir noch nicht mal was anmerken lassen. Alles okay. Nix passiert. Vollkommen männeruntypisch. Lautlos leiden. Meine Frau war am Ende. Sie schrie, schluchzte, weinte und war vollkommen aufgelöst. Sie hatte wirklich Angst um mich. Ich auch. So doof kann doch keiner sein. Ich musste auf mich aufpassen. So was durfte nicht passieren. Aber es passierte. Und schon wieder war nichts gebrochen. Ich war doch ein Eisenmann. Aber ein trotteliger.

Der Januar war grausam. Ich schien überarbeitet und wusste eigentlich nur, dass meine Frau schwanger war. Ihren Bauch sah nur sie. Immerzu stand sie vor dem Spiegel, sah sich im Seitenprofil und streichelte über die Zone, die irgendwann mal ausgebeult sein würde. Aber nicht jetzt. Bei Männern würde man sagen, ein Bierchen zu viel oder einen Furz quer sitzen, bei meiner Frau war das: »Mann, das ist unglaublich, guck dir das dicke Ding an!« »Wo denn?« Ich sah nix. Noch nicht mal als ich nach den neun Tagen aus Kanada wiedergekommen war. Selbst die Waage zeigte keine Schwangerschaft an. Woher auch, die Übelkeit war ja erst seit ein paar Tagen verschwunden. Wir warteten so sehr auf diesen glückselig machenden Moment. Wasser trinken ohne Würgen, Zähneputzen mit Genuss, eine Tüte Chips mit Reue und schlechtem Gewissen, aber nicht mit schlechtem Gefühl. Drei Monate hieß es, dann würde es flutschen. Nicht raus, sondern alles rein, ohne Kotzgefühl. Es waren zwar drei Monate und fünf Tage, aber lassen wir das durchgehen. Ich telefonierte also mehr, als dass ich sie sah und musste jetzt auch die Moneten ranschleppen. Wenn das Kind erst einmal da war, dann wollte ich zu Hause sein, in der bestehenden Situation dachte ich nur, nimm alles! Kann ja nicht schaden.

Klein-Busemann, oder Klein-Busefrau braucht ein Zimmer. Das hatten wir uns mit meinen geprellten Knochen angeschaut. Aber was braucht so ein Baby, das sein eigenes Geschlecht noch gar nicht kennt? Ein Bett. Nein, eher ein Bettchen. Für die erste Zeit sogar nur ein Beistellbett, was man an das elterliche Schlafgemach andocken kann. Einen Wickeltisch. Mit Spoiler an der Seite. Damit das Baby in einem unbeobachteten Moment nicht abhanden kommt und Vaters Treppenstürze imitiert. Einen Schrank vielleicht auch noch? Windeln und Klamotten mussten auch ihren Platz haben. Die Kinderzimmer gab es im Möbelhaus zu einem Spottpreis: 399 Euro. Ich hatte irgendwas von 120.000 Euro bis zur Vollendung der Volljährigkeit gehört. Ein Zimmer für 399 Euro? Ist ja fast geschenkt. Da konnte ich aber noch viel anderen Quatsch kaufen. Bei genauer Inspektion des akzeptablen Angebotes entpuppte sich das vermeintliche Schnäppchen allerdings nur als Preis für das Bett. Aber ohne Matratze, Gitterstäbe und Himmelbettüberhang. Für drei Bretter fand ich das nah am Wucher. Das erste Zimmer bestand aus vielen Teilen und zu den Brettern für 399 Euro gesellten sich diverse andere unbedingt notwendige Dinge, wie Bretter für den Schrank, Einlegebretter für denselben, Bretter als Abrollschutz für den Wickeltisch, Griffe an den Brettern, um den Schrank überhaupt zu öffnen, eine Matratze, vollkommen brettfrei.

Das Durchlesen der Bestandsliste nahm etwas Zeit in Anspruch. Das war nicht, wie ein Auto kaufen: alles dran und vielleicht ein bisschen aufmotzen. Nein, Kinderzimmer kaufen war: nix dran und alles dazu kaufen. Zack, 2.164 Euro! Kauften wir gerade auf der weltberühmten Billionairs-Messe? Wir suchten weiter. Das musste billiger gehen. Ging es auch, aber wir waren nach zehn Zimmern etwas durcheinander. Was braucht der normale Nachkomme eigentlich und was wird es überhaupt? Braucht man das Regal für

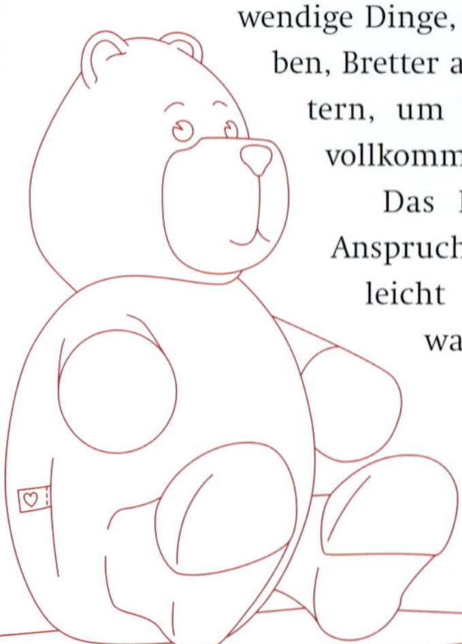

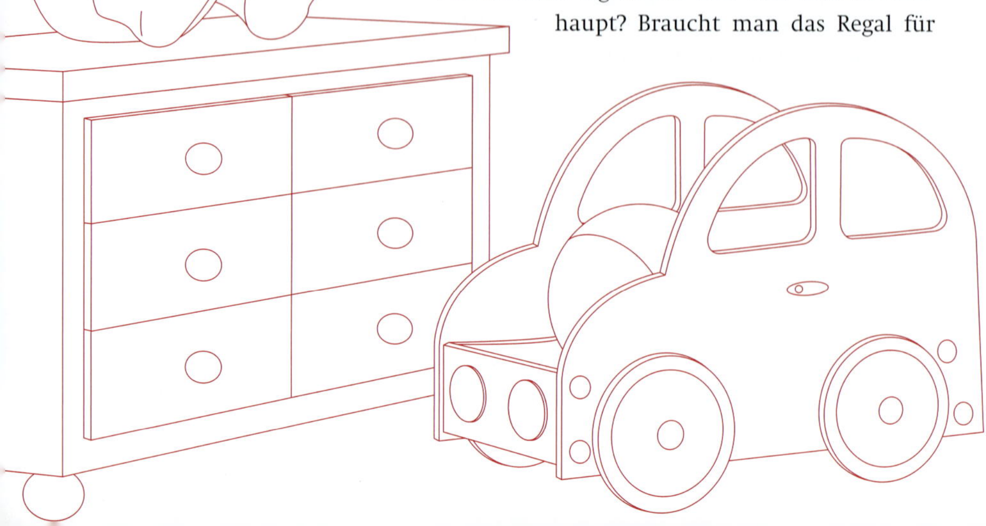

die Puppensammlung oder für die Matchboxautos? Wir gingen. Es war noch zu früh. Außerdem war mein Büro auch noch nicht frei und wir waren gerade zwischen der dreizehnten und achtzehnten Woche. Ich konnte mir das einfach nicht merken. Gefühlt war die Schwangerschaft schon ein halbes Jahr alt, aber dem Bauch nach zu urteilen, saß nur ein Furz quer, ich erwähnte es. Wenn es bei uns nicht immer Öko zu essen gegeben hätte und auf dem Bildschirm in der gynäkologischen Praxis nicht irgendwelche Gummibärchen Purzelbäume geschlagen hätten, ich hätte es nicht gemerkt. Aber es war kein Furz. Daher kommt vielleicht der Begriff Furzknoten. In unserem Fall Furzknötin. War ja weiblich. Wenn man der Geschwindigkeit meiner Spermien und dem Timing glauben schenken darf, erwarteten wir ein Mädchen, was die Sache extrem vereinfachte. Den Mädchennamen kannten wir nämlich schon seit Monaten. Da hatten wir uns sehr früh festgelegt.

Trotzdem begannen wir nun mit dem Einölen des Bauches. Konnte ja nicht schaden und außerdem beruhigte es das Gewissen. So verteilte ich nach und nach das erste Drittel des Flascheninhalts auf Katrins zarten Bauch und sah das als meinen Beitrag, die nicht umgesetzten gemeinsamen Spaziergänge zu kompensieren. Meine Frau las in einem ihrer schlauen Bücher, dass Einölen gar nichts bringe, es sei eh Veranlagung, ob die Haut Rissstreifen bekäme. Also boykottierte sie das allabendliche Geschmiere. Das fand ich gar nicht gut. Erstens war das Öl gekauft und die Pulle für 13 Euro musste ihrer Bestimmung zugeführt werden und außerdem, außerdem – hat die Pulle 13 Euro gekostet. Kurze Zeit später las sie dann, dass Schwangerschaftsstreifen durch konsequentes ausgiebiges Einölen doch ein wenig vermindert werden könnten. Ich durfte die Schwarte wieder einbalsamieren. Schwangerschaft war irgendwie verwirrend.

Als Bonus für Klein-Busefrau griffen wir nun in die Trickkiste. Nachdem ich Katrin schon zu Weihnachten eine Packung prächtiger Nahrungsergänzungsmittel gegönnt und sie mit der Frauenärztin Rücksprache gehalten hatte, nahm sie dieses Mittel nun regelmäßig. Sie hatte ja schon die ganze Zeit Folsäure und Jod genommen und viel hilft in diesem Fall nicht viel, so dass sie erstens Menge und Qualität abklären wollte und zweitens musste sie erst gute Tage abwarten und die richtige Technik entwickeln. Es machte nämlich keinen Sinn, die Pillen auf nüchternen Magen zu nehmen. Folge war eine fischige Übelkeit. Nach dem Essen hatte die Einnahme das gleiche Resultat. Sie musste die Batterie an Pillen schön unbemerkt während der Mahlzeiten nehmen. Wobei ihr das recht schwer fiel. Je genauer sie sich auf das richtige Durchrutschen konzentrierte, desto öfter blieben sie fest im Hals stecken.

Festzuhalten bleibt, dass gewisse Anstrengungen vor dem neuen Leben zu Dritt erlaubt sind, da es sich nachher nicht mehr so unbeschwert arbeiten lässt, wie es das vorher tut, trotzdem sollte jeder auf sich aufpassen. Selbst im Vorfeld gibt es schon eine Menge Dinge zu tun, die aber locker begonnen werden können. Die Vorfreude soll nicht dem Stress weichen, der bestimmt noch früh genug kommt. Und dann kommt's zu einem normalen Dilemma: Vor dem Kind kann man viel arbeiten und viel verdienen, aber nichts ausgeben, weil man keine Zeit hat. Mit der Geburt des Kindes könnte man liebend gerne weniger arbeiten und somit auch weniger verdienen. Dann hat man aber nicht so viel zum Ausgeben, obwohl Gründe und Zeit dafür genügend vorhanden sind.

es ist ein ...

16

Der Februar verstrich sehr angenehm und wir konnten die Zeit miteinander genießen. Nach dem stressigen Januar war ich auch total kaputt und brauchte eine gewisse Zeit nur für uns. Es war schön, die beiden in ihrem Bestreben, die Menschheit voranzubringen zu beobachten und einen kleinen Teil dazu beitragen zu können. Es war nur ein kleiner Teil. Der Vater – das passive Wesen. Verzapft den ganzen Unsinn und zieht sich dann aus der Affäre. Dass ich ihren Job gerne übernommen hätte, brachte ich nun nicht mehr an, da mich meine Frau durchschaut hatte.

Allmählich mussten wir uns mit den Dingen beschäftigen, die eine Schwangerschaft so nach sich zog. Krankenhaus suchen, Hebammen kontaktieren, Kurse buchen, sich erst einmal darüber im Klaren sein, was man überhaupt will. Als Freunde vor einiger Zeit ihr Kind bekamen, hatten sie eine Hausgeburt vorgezogen. Als Erstgebärende. Stramme Leistung. Da weiß man gar nicht, was da kommt und zwängt den Kleinen mal so zwischen Abendessen und Frühstück raus. Als ich gerade mit ihrem Mann telefonierte, sagte sie nur »Oh, Scheiße!«, was so viel hieß wie: Die Fruchtblase ist geplatzt. Björn beendete etwas ratlos unser Gespräch und sagte: »Dann bis morgen, um zehn zum Joggen« – ohne zu wissen, was »Oh Scheiße« in dem Moment bedeutete. Um halb zehn rief er an und ich ging mit den Worten: »Lass' mich raten, es fisselt dir zu doll?!«, ans Telefon, weil ich nicht glaubte, dass er noch ein Schwätzchen mit mir halten wollte und den leicht beginnenden Regen als willkommenen Grund ansah, des Sonntags einfach mal liegen zu bleiben. »Meine Ausrede heißt Leonard« »Machst du Witze?« »Nein, darüber mache ich keine Witze!«

Leonard war da, zehn Tage zu früh, putzmunter und mit dem heroischen Zusatz versehen, dass er zu Hause zur Welt gekommen war. Wer kann das von sich behaupten, wenn er nach 1900 geboren wurde? Ganz allein mit Mutter, Vater und Hebamme. Nach schönem Kampf und einwandfrei lag er, sofort nachdem er das Licht der Welt erblickt hatte, in seinen eigenen vier Wänden. Ganz schön mutig, aber bestimmt wundervoll, wenn man nicht in einem sterilen Krankenhaus liegt und einfach zu Hause ist. Aber nach neun Operationen unter Vollnarkose und unzähligen radiologischen Untersuchungen fühlte ich mich dort zwar nicht unbedingt wohl, aber fast schon heimisch. Dennoch war ich vorsichtig. Wenn alles gut geht, ist die Hausgeburt bestimmt die beste Alternative, aber was wäre, wenn das berühmte »Wenn« tatsächlich eintreten würde? Ich hätte gerne alle Eventualitäten in unsere Entscheidung mit einbezogen und mir ging es einfach besser, wenn in unmittelbarer Nähe irgendwelche Menschen anwesend waren, die mir den Eindruck vermittelten, dass sie Leben retten konnten.

Wir gingen auf die ungefähr sechzehnte bis neunzehnte Woche zu, und ich merkte, dass es meiner Frau immer besser ging. Sie war nicht mehr ganz so müde, die Übelkeit war gebannt und das Wasser entfaltete seine volle Schönheit und perlte locker über den Gaumen bis tief in den Rachen. Das war ein tolles Gefühl. So, wie es sein sollte. Nicht so, wie es nicht sein sollte, so, wie es nur in der Schwangerschaft war. Jetzt machte Wasser das, was es machen sollte. Es sollte Durst löschen und es tat es. Wunderbar. Ihr Kreislauf allerdings war jetzt nicht mehr das blühende Leben. Der Blutdruck sank teilweise auf 90 zu 50 und immer wieder musste sie sich hinsetzen, damit ihr die Beine nicht wegknickten. Aber wir hatten es unter Kontrolle. Das Baby entwickelte sich unseren Vorstellungen entsprechend und wir waren nun immer entspannter. Wir wussten nicht, ob es daran lag, dass wir nun immer die gleichen Dinge aßen, oder ob wir ein Gespür dafür bekamen, was wir essen durften. So müsste es eigentlich von Anfang an sein, aber mit der neuen Situation ist man einfach überfordert und man weiß ganz schnell, was man nicht darf und selten, was man darf, weil man nicht ausschließen kann, dass man alles weiß, was man darf. Vertrackt war das schon. Aber jetzt waren wir total relaxt. So ein bisschen zumindest.

In der Phase hörte ich die Geschichte einer Schwangeren, die ihr zweites Kind erwartete. Sie wollte einen Sekt, der ihr von Freundinnen aufgrund ihrer Schwangerschaft verweigert wurde. Sie nahm sich die Flasche, goss ihr Glas randvoll und sagte »Pah, beim Ersten macht man noch Theater!«, und leerte es. So locker wird man also beim Zweiten? Das würden wir nie tun, denn das war wirklich mehr als unvernünftig gewesen, aber wir merkten selber, dass wir immer erfahrener mit der Situation umgingen.

Ich wusste sogar, dass die Identifizierung des Geschlechts unmittelbar bevorstand. Wir hatten den Tag der potenziellen Enttarnung auf den Tag nach meinem Geburtstag gelegt, damit wir ihn zur freien Verfügung hatten. Kaum hatten wir den Termin vereinbart, ärgerten wir uns, ihn nicht auf den Geburtstag selbst gelegt zu haben.

Am Morgen des 26. Februars hatte meine schwangere Frau zu meinem Ehrentag ein reichhaltiges Frühstück aufgebaut und bestach durch ihre Contenance. Als ich immer langsamer aß, um diesen Moment möglichst lange zu genießen, wurde sie immer ungemütlicher. Dabei war sie immer diejenige, die nicht langsam genug kauen und so sehr genießen konnte, dass es beeindruckend war. Irgendwann sagte sie: »Jetzt aber los, wir müssen noch zur Frauenärztin!« Zur Frauenärztin?

Sie war so großartig! Sie hatte den Termin vorverlegt. Ich schlang den restlichen Obstsalat hinunter und zwängte mein Omelette hinterher. Frauenärztin! Wir waren in einer Zeit, die das Geschlecht sichtbar machen könnte. Wenn Klein-Busefrau richtig lag, könnte man an dem Tage sehen, was es wird. Eigentlich ging es ja auch nur noch um die Bestätigung unseres Verdachts. Anhand unseres Zeugungstimings und der Geschwindigkeit meiner Spermien lag die Wahrscheinlichkeit, dass es ein Mädchen würde, aus unserer Sicht bei 90 Prozent. Das war viel. Eine neunzigprozentige Überzeugung war so viel Wert wie eine sechzigprozentig wissenschaftlich belegte. Das war acht Prozentpunkte über der normalen Geschlechterverteilung. Das war ausgemachte Sache. Der Name war klar. Nur die Größe ließ die Ärztin immer ein wenig schmunzeln. Das Baby war groß. Für sein Alter ein wenig zu groß. Dabei hatte ich noch gar nicht mit dem Baby geredet. Es wusste von ganz allein, dass es Gas geben musste. Ich musste am 14. August nach Peking zu den Olympischen Spielen.

Bei der Geburtstagsuntersuchung fragten wir nach einem möglichen Organscreening, das man in Spezialkliniken vornehmen lassen konnte. Eine Kollegin Katrins berichtete von schönen Ergebnissen und einer weiteren Sicherheit, dass alles in Ordnung sei. Die Ärztin sagte, dass sie das alles aus einer Hand anböte und dass die Verweisung an weitere Kliniken immer mit einer Abgabe der Verantwortung verbunden sei. Das war einsichtig. Wenn sie die technischen Möglichkeiten und die entsprechenden Fähigkeiten besaß, war es doch der totale Quatsch, sich wieder einen neuen Termin zu besorgen, um sich 65 Kilometer entfernt in irgendwelche fremden Hände zu begeben und nachher auch nicht mehr Sicherheit zu haben, als wir hier haben konnten.

Die Frau übernahm Verantwortung und untersuchte die ersten Organe. Da half ich gleich mit. Mich interessierte zu der Zeit nur das Organ zwischen den Beinen. Gebannt starrte ich auf den Bildschirm und hörte weit entfernt gemurmelte Worte: »Hier haben wir die Lunge, die schon gut ausgebildet ist« (oder war es die Blase?), »das hier sind die Gehirnhälften, das Herz ist das hier und arbeitet gut.«

Ich war zu hundert Prozent davon überzeugt, dass alles in Ordnung war, deshalb waren wir hier. Und bei dem Organscreenig sah ich so was wie eine kleine Geschwulst zwischen den Beinen. Das musste der Hodensack sein, was sonst? Es wird ein Junge! Carrerabahn, Eisenbahn, Lego! Später dann aufgeschlagene Knie, Löcher im Kopf, wilde Raufereien. Noch später, in der Pubertät, das erste Bier, die Zigaretten, die seinen Vater zum Ausrasten bringen, dann Imponiergehabe nach der Führerscheinprüfung, Wettfahrten nach dem Discobesuch, Kontakt mit Drogen. Ein gefährliches Leben – das eines Jungen. Der Vater ist eigentlich immer auf 180. Erst vor Sorge, dann vor Kummer. So ein Geschöpf kann seine eigene Dynamik entwickeln. Es war nicht jeder so wie ich. Ich war der Vorzeigesohn. Keinen Scheiß machen und nett sein.

Keiner ist so wie ich. Sagt meine Frau. So wie ich muss doch normal sein. Sage ich.

Anders ist doch gefährlich. Manchmal bin ich ein bisschen zu schnell gelaufen oder zu hoch gesprungen, manchmal habe ich dabei die Matte nicht getroffen oder habe mir die Haxen anderweitig verbogen. Aber das war kalkulierter Vorsatz. Damit war ich kein Revoluzzer, nur ein extremer Grenztester. Ich war nicht normal. Sagt meine Frau. Das tat hier aber nichts zur Sache. Ich war kein Mediziner. Das wusste ich. Ich fand mich aber enorm medizinisch. Mit meinem geübten Blick erkannte ich die Indizien für auf uns zukommende Sorgen sofort. Frau Doktor konzentrierte sich nach den wirklich wichtigen Dingen nun auf das von mir schon identifizierte Genital. Ich war genial beim Genital. Ich hatte Recht: »Es wird zu 99 Prozent ein Junge.« Wusste ich doch. Ein Junge! Manchmal seien die Schamlippen der Mädchen voll mit Wasser, so dass der irrtümliche Eindruck entstünde, man sähe das männliche Glied. Aber dieses eine Prozent war so verschwindend gering, dass es zu vernachlässigen war. Als wir nach den ersten Herztönen drei Prozent für ein Scheitern der Schwangerschaft im Kalkül hatten, war das rein risikoanalysiert quasi nichts, aber ein Prozent war ein Drittel von drei Prozent, das war ein Drittel von Nichts, also gar nix. Dabei war es vollkommen egal. Die Organe waren wohl alle da, wo sie sein sollten. Das hatte ich während meiner akribischen Diagnose gar nicht richtig mitbekommen, aber weil meine Frau mit einem seligen Lächeln von der Pritsche kroch, war dem Anschein nach alles in Ordnung.

Vor kurzem las ich auch eine Studie dazu: Wenn die Ernährung stimmt, wird's ein Junge! Je besser die Nährstoffzuführung und je höher die Kalorienanzahl, desto größer die Wahrscheinlichkeit für einen männlichen Nachfolger. Der Unterschied war in einer englischen Studie signifikant belegt worden. Frauen wurden gebeten ihre Nahrungsaufnahme vor und zu Beginn der Schwangerschaft zu protokollieren und als Ergebnis kam heraus, dass Frauen mit der höchsten Energieaufnahme zu 56 Prozent einen Sohn bekamen und Frauen mit zu geringer Kalorienaufnahme nur zu 45 Prozent Wahrscheinlichkeit. Dabei dachte man immer, Männer seien der springende Punkt in diesem Geschlechterspiel und beeinflussten mit ihrem Y-Chromosom die Geschlechterausbildung.

Wofür gibt es denn das Y-Chromosom? Bestimmt nicht um Pommes und Schokolade zu ersetzen. Meine Frau war kein Model, auch wenn ich sie dafür hielt, aber eine vernünftige Ernährung war ständigen Diäten allemal vorzuziehen. Natürlich gingen wir auch Pizza und Döner essen, aber das morgendliche Müsli und eine gewisse Ausgewogenheit ließen kleine Sünden vergessen. In der jetzigen Phase waren wir allerdings auch zu Ökofreaks geworden und die Nährstoffaufnahme schien bei Bioprodukten wirklich höher zu sein als bei konventionellen Lebensmitteln. Ferner ist dieses Phänomen auch in der Natur bekannt, wo beobachtet wurde, dass manche wirbellosen Tiere mit guter Ernährung oder hohem sozialem Status öfter männliche Nachkommen zur Welt bringen. Als Antibiologe frage ich mich bei diesen Textzeilen allerdings, wie ein Regenwurm eigentlich sozial Karriere machen kann. Aber bei Pferden und Kühen ist es auch beobachtet worden. Aus der Reproduktionsmedizin ist bekannt, dass bei Eizellen, die in einer Flüssigkeit mit viel Glucose schwimmen, die Männlichkeit wahrscheinlicher wird. Da es für alles eine Erklärung gibt, haben die Evolutionsbiologen geforscht und sind zu dem Schluss gekommen, dass Männchen zwangsläufig mehr Nachkommen produzieren können, als das bei Frauchen der Fall ist.

Genau genommen kann sich der Mann etwa zweimal am Tag fortpflanzen, Männer im Training sogar öfter, wohingegen Frauen mindestens zehn Monate auf die nächste Schwangerschaft warten müssen. Bei dieser Quote ist die Spezies Mann mit mindestens 560 zu 1 im Vorteil. So viel Leben kann natürlich nur in fetten Jahren versorgt werden, wenn genug Nahrung vorhanden ist. Da hat sich die Evolution gedacht, kann sie die Welt auch bevölkern. Wenn allerdings das Leben von der Hand in den Mund bestimmt ist, dann schenkt sie uns doch lieber Frauen. Sie sollen auch zäher sein. Und leidensfähiger. Sonst würden die Männer die Kinder bekommen. Aber so bekam meine Frau unseren Sohn und wir hatten als Namen immer Maya angedacht.

Maya war weiblich, Maya stand schon fest, bevor überhaupt feststand, dass wir ein Kind bekommen sollten und Maya konnte der Junge jetzt leider nicht heißen. Einfach das A durch ein O ersetzen, war mein erster Lösungsgedanke. Aber wenn Mayo dann noch einen Bruder bekäme, dann müsste der Ketchup heißen und das ging nur, wenn Vater Busemann mit einer Pommesbude Milliardär wird. Dann darf man so Sperenzchen machen. Oder wenn man A- oder B-Promi ist, dann darf man sein Kind wie eine Stadt oder wie eine Disneyfigur nennen, aber wenn man ein alter Spießer mit 'ner Lehrerin als Frau ist, dann muss man mal ein wenig nachdenken.

Die ersten Gedanken weit vor der Schwangerschaft waren, einem männlichen Nachkommen im Hause Busemann die Namen seiner Großväter zu geben. Das war praktisch, total einfach und ließ beim Erbe nichts anbrennen. Beide Seiten wären geehrt und gebauchpinselt und wir hätten unsere Ruhe. Wir könnten uns darauf berufen, keine andere Wahl gehabt zu haben und dass Tradition ohnehin was Feines sei. Da ergäben sich allerdings mitunter so gewagte Kombinationen, die ich mir lediglich als Promi mit ausgeprägtem Kultstatus zugetraut hätte. Mein Vater heißt Franz und der meiner Frau Hans. Der schöne Name Hans-Franz Busemann war da mehr Gag als Vorhaben. Dennoch veranlassten unsere schauspielerischen Fähigkeiten den ein oder anderen, daran zu glauben und uns vorsichtig vor unserem gewagten Vergehen zu warnen.

Im Freundeskreis hatten wir es als sehr angenehm empfunden, wenn nicht von dem Baby geredet wurde, sondern von Nele, Max und Leonard. Kaum waren die neuen Erdenbürger leibhaftig unter uns, mussten wir uns nicht erst daran gewöhnen und uns mühsam mit der Vorstellung rumplagen, dass da jetzt ein paar Menschen mehr unter uns rumsprangen, sondern wussten sofort um den Status der Individuen. Wir kannten sie also schon lange bevor wir sie das erste Mal gesehen hatten. So etwas wollten wir auch. Wir wollten die Anonymität beenden und die Familie weit vor der Geburt komplettieren. Mit einem Namen. Nicht Mayo, nicht Hans-Franz, sondern – wir wussten es nicht. Unsere Freunde fragten uns immerzu, wie weit wir denn nun wären und wollten Resultate. Die konnten wir nicht liefern. Wir mussten erst einmal von dem Mayatrip runter. Letztlich waren Schalkefans froh, dass es keine Maya würde und Borussia Dortmund Fans bedauerten mitunter ein wenig, dass wir unser Kind nun nicht wie das berühmteste schwarz-gelbgeringelte Insekt der Welt nennen würden. Dabei kommt es immer darauf an, aus welcher Sichtweise man sich an das Projekt wagt. Die Biene Maja fiel uns als letztes ein. Anderen Zeitgenossen fiel sie als erstes ein. Die besten Freunde von Maya waren Willi und der Grashüpfer Flip und nicht der Ketchup. Willi oder Flip waren da aber ehrlich gesagt eher die Arbeitstitel unserer Freunde. Wir mussten uns beeilen.

Festzuhalten bleibt, dass es ein unverschämt toller Moment ist, wenn man sich seinem Kind langsam annähert. Sobald das Geschlecht bekannt ist, wird man mit der Vorstellung, bald Vater zu werden, immer vertrauter. Ob nun Männlein oder Weiblein wird vielen vollkommen egal sein, doch ist es schön, endlich Gewissheit zu haben, um sich auch auf seine Freude einstellen zu können. So befasst man sich mit dem unwirklichen Konstrukt Kind und Familie dann viel konkreter, und ob man es jetzt beim Namen nennt oder nicht, spielt im ersten Moment keine Rolle.

auch kinder haben ansprüche

17 Wir waren bei achtzehn plus zwei. Der Code einer in sich verschworenen Gemeinschaft. Beim Blick in Katrins Mutterpass war ich an meinem Geburtstag wieder für ein paar Stunden auf Augenhöhe mit all denjenigen, die die Tage und Stunden von Beginn der Befruchtung zählten und gleiches für den errechneten Tag der Entbindung taten. Ich fühlte mich wie ein Rabenvater. Aber jetzt sollte alles anders werden. Ich schrieb mir jede Woche auf meinen Jahresplaner im Büro und wusste nun immer so ungefähr, wie weit wir waren. Richtig fixieren musste man das nicht, änderte sich sowieso jeden Tag mit plus eins, aber ungefähr war ich im Bilde.

Katrin spürte ab dieser Zeit auch ein leichtes Kribbeln in der Magengegend und war sich zu Beginn nicht sicher, ob das Gedärm rumorte, oder Willi (wie gesagt, das ist nur der Arbeitstitel) die ersten spürbaren Bewegungen vollführte. Immer, wenn Letzteres der Fall zu sein schien, rief sie vollkommen entzückt, dass ich diese Bewegungen fühlen sollte. Das tat ich mit Handauflegen und gelangweiltem Warten. Das war nur ein Furz, ich spürte nichts. Aber wie sollte das auch gehen, Willi war relativ klein und ich konnte mir nicht vorstellen, dass er in seiner dunklen Brühe nichts Besseres zu tun hatte, als gegen die Gebärmutterinnenwand seiner Mutter zu treten. Dazu hatte er noch 21 plus 5 Einheiten Zeit, und wenn es nachher so richtig eng wurde und er sich eines eingeschlafenen Armes entledigen wollte, dann konnte ich mir auch vorstellen, dass er sich ein wenig Luft verschaffen musste. Aber jetzt war das nur in enger Zusammenarbeit zwischen Mutter und Sohn möglich. Also nichts für den Vater.

Voll bepackt bis unters Wagendach fuhr ich mit der ersten Fuhre an die Ostsee in meine neue Wohnung und entleerte mein Auto von Matratzen, einem Küchentisch, allerlei Küchenkram, Bettzeug und einem Bett. Teilweise war es altes Gerümpel und Polterabendgeschirr aus dem Keller, teilweise waren es neu gekaufte Dinge. Der Unterschied war nur, dass die vermeintlich neuen Dinge wie das Bett, kaputt und die heilen Dinge mindestens 15 Jahre alt waren. Von vier Brettern des Bettes waren drei zerbrochen, von vier Füßen fehlten vier, von vier Winkeln zur Zusammenfügung der Bretter fehlten drei, von den Schrauben fehlte mehr als die Hälfte und von ehemals guter Laune war nur noch eine dicke Halsschlagader übrig geblieben. Das erwartete mich also auch die nächsten Wochen und Monate, wenn ich unserem Kind sein Zimmer zusammenbaute? Also, Vater, gib fein Acht, wenn du für Söhnchen etwas mitgebracht. Freu dich erst, wenn alles steht und zudem Funktion und Farbe geht.

Dabei war das hier noch gar nicht für den Sohnemann, sondern nur Training. Aber indirekt waren wir doch schon von der Vorinvestitionsphase geprägt. Um Geld zu sparen, kaufte ich für das Bett nämlich keine Lattenroste im klassischen Sinne, sondern für fünfzehn Euro das Stück einen am Stoffband zusammengetackerten Gartenzaun. Das sparte Transportplatz, Geld und Kraft. Für eine Arbeitswohnung, die man maximal hundert Tage im Jahr bewohnt, brauchte man kein Lattenrost für 200 Euro. Dafür wollte ich eine Kaltschaummatratze. Ich wollte meinem Rücken etwas Gutes tun und musste die Holzlatten kompensieren. Als die Verkäuferin mich fragte, was ich denn für einen Lattenrost für meine zukünftige Matratze hätte, sagte ich, dass es ein ganz einfacher sei. Ich sollte ihr im Laden das Fabrikat zeigen, das meinem Kauf am nächsten kam. »Nein«, sagte ich, »es sind einfache Latten« »Dachlatten!?« schrie sie. »Dann passen Sie mal auf, (hätte nur gefehlt, dass sie »Kleiner« sagt) da verkaufe ich ihnen keine Kaltschaummatratze, die ist sofort kaputt.« Jetzt bekäme ich eine schöne Federkernmatratze. Sie musterte mich und fügte hinzu, dass das bei meinem augenscheinlich schmalen Geldbeutel auch die beste Lösung für mich sei. Ich musste mir die Schläfen mal grau färben, damit ich ein bisschen älter als ein Student aussah. Aber wer sich Dachlatten ins Bett baut, der hatte keine Kohle. Ich ließ sie in dem Glauben. »Wenn ich zwei nehme, ist doch bestimmt noch was zu machen?«, drückte ich auf die Tränendrüse. Aber ich war nicht erfolgreich.

Trotzdem hatten wir die Phase des Sparens eingeläutet. Sich selbst zurücknehmen, um dem Filius ein Leben in Saus und Braus zu gönnen, das kennen bestimmt alle Eltern. Nur für Kinder wird Öko gegessen und für sein Kind würde man auch keine Dachlatten kaufen. Das, was wir selbst zu verantworten haben und selbst ausbaden, damit kommen wir klar, aber den kaputten Rücken unseres Sohnes oder die Pusteln aufgrund pestizidbelasteter Weintrauben ertragen wir nicht.

Als sei eine neue Arbeitswohnung nicht genug, hatten wir auch ein neues Haus in Aussicht. Wir hatten recht erfolglos seit nunmehr drei Jahren gesucht und hätten es mit jedem Immobilienmakler aufnehmen können. Unser Problem waren die Ansprüche. Das Haus, das wir uns nun im Internet ansahen, hatten wir uns vor einem halben Jahr schon einmal via Bildschirm angeschaut. Dann schien es verkauft und nun stand es wieder zur Veräußerung. Als wir den Kauf vor sechs Monaten verwarfen, sagte es uns nicht zu. Dieses Haus war nichts für uns. So viele Kompromisse konnten und wollten wir nicht eingehen. Der Garten war viel zu klein, die Bebauung zu eng, die Garagenauffahrt und zugehörige Doppelgarage niemals für zwei Autos, es hatte ein Kinderzimmer zu wenig, die Einflugschneise vom Dortmunder Flughafen ging in der Nähe vorbei, wir hätten keinen Kamin, und die weißen Fliesen im Wohnbereich, die gingen gar nicht.

Als wir das Haus nun mit einem dicken Bauch betrachteten, hatte es einen tollen Garten, bei dem man sich nicht so sehr um die dusselige Gartenarbeit kümmern musste. Zudem ist eine enge Bebauung ja der vermeintlich beste Schutz gegen Einbruch und Diebstahl. In die tolle Garage passten neben dem einen Auto hervorragend die Fahrräder und der Rasenmäher. Das andere Auto passte doch auf die Straße. Wer braucht für ein Kind zwei Kinderzimmer? Niemand – über das zweite Zimmer würden wir uns Gedanken machen, wenn es so weit wäre. So ein bisschen Fluglärm ist der Preis der modernen Gesellschaft. Also, alles halb so wild. Den fehlenden Kamin könnten wir uns nachträglich einbauen und die weißen Fliesen waren super. Sah edel aus und das Geld für den Parkettboden konnten wir uns sparen. Das Haus war perfekt. Wir wollten es haben.

Ich war total euphorisch, endlich hätten wir ein Domizil und nachdem unser »Penthouse« in Damp eher bescheiden ausfiel, zudem noch studentisch eingerichtet war und noch nicht Mal für das Wesen mit dem Arbeitstitel Willi ein eigenes Zimmer hatte, war das Haus nahezu perfekt. Wir mussten es nur noch bekommen. Denn es war für die Entfaltung unseres Sohnes extrem gut gelegen. Das Objekt befand sich in einer Spielstraße (Achtung: Bobbycar-Alarm!) und war zum Leidwesen der Nachbarn gepflastert. Zum Glück war sie nicht so steil wie die Straße, in der meine Schwiegereltern wohnten. Mein Schwiegervater Hans war aufgrund der Bobbycar-Rowdies, die anscheinend weltweit ihr Unwesen trieben, leidgeprüft und stressgeplagt. Das erste, was wir zur Geburt von meinen Eltern geschenkt bekämen, würde eben genau dieses zeitlose Vehikel sein, das noch jede Schuhspitze kaputt bekommen hat. Bei kleinen Kindern macht das aber knapp die Hälfte, da sie innerhalb kürzester Zeit sowieso aus den Schuhen gewachsen sind (irgendwie müssen die 120.000 Euro ja zusammen kommen). Immer wenn Hans von der Arbeit nach Hause kam, veranstalteten die Nachbarskinder eine wilde Wettfahrt den Berg hinunter. Es ratterte wie eine Harley Davidson in klein. In ganz klein. Und wir gehörten nun bald zu der Klientel Rennstallbesitzer, die wenig Verständnis für die Mittagsruhe ihrer Nachbarn aufbrachte, wenn es um den Spaß ihrer Kinder ging. Da ich für diese Problematik geschärft und ein friedliebender Mensch war, würde ich diesem Konflikt gern aus dem Weg gehen und das freie Training zum großen Preis von Lücklemberg erst immer um 15 Uhr beginnen lassen wollen.

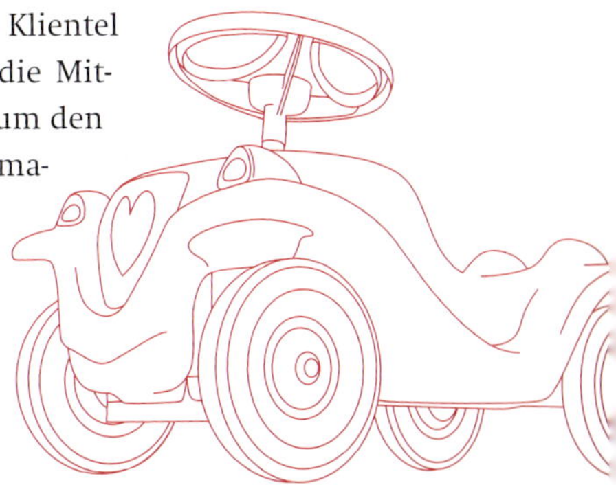

Festzuhalten bleibt, dass nicht nur das Miteinanderwohnen immer eine Mischung aus Kompromissen ist. So sehr man sich auch das perfekte Haus wünscht, es wird niemals zu finden sein. Selbst der Schauspieler Will Smith, der Jahre an seinem Traumhaus bauen ließ und bekanntlich auch über das nötige Kleingeld verfügt, stellte nach Vollendung fest, dass die ursprüngliche Planung zu Zeiten stattgefunden hatte, in denen er acht Jahre jünger gewesen sei und dass er nun ganz andere Vorstellungen habe. Wichtig ist, dass die Familie unterkommt und man sich mit der vorgefundenen oder letztendlich realisierbaren Lösung so weit dem Ideal nähert, dass man sich auf sein Zuhause freut.

schwangere sind schön, aber …

18

Im Zuge der pränatalen Informationsbeschaffung suchte meine Frau nach diversen Möglichkeiten sich fortzubilden. Dabei ging es gar nicht darum, weitergehende Auskünfte einzuholen, sondern vielmehr, Grundsätzliches abzuklären. So begaben wir uns eines Abends zu der Veranstaltung eines Krankenhauses in der Nähe, in der werdenden Eltern erklärt wurde, was, in welchem Rahmen und wie möglich sei.

Einige Wochen zuvor waren wir schon bei der Frauenärztin sozusagen im Trainingslager gewesen. In kleiner Runde trafen wir uns in der Praxis und hörten die wichtigen Dinge, die mit der Schwangerschaft verbunden waren. Neben zahlreichen Erfahrungen und Informationen räumte sie mit ebenso vielen Ammenmärchen auf und vermittelte uns ein angenehmes, freudiges Gefühl. Wichtig in der postnatalen Phase sei, dass sich junge Mütter nicht in die gesellschaftlich immer noch erwartete Form des Bemutterns begäben, sondern einzig und allein auf ihr Herz hören und so entscheiden sollten, wie sie es für nötig hielten. Dabei, und das sei ganz wichtig, sollten sie sich niemals von der Schwiegermutter leiten lassen oder Ratschläge anhören müssen. Soweit die Theorie.

Seinerzeit wurden die fünf Mütter von drei Ehemännern begleitet, eine war allein gekommen und eine werdende Leidensgenossin wurde wiederum von ihrer Mutter begleitet. Kurz nachdem der Satz fiel »Hören Sie nicht auf Ihre Schwiegermutter, sondern machen Sie das, was Sie für richtig halten«, hatte meine Frau eine Frage an die Ärztin. Es kam natürlich, wie es kommen musste. Allerdings war die Schwiegermutter gar nicht vor Ort, nichtsdestotrotz gibt es allerorten eine Schwiegermutter oder zumindest jemanden, der diesen Posten exzellent ausfüllt. Die anwesende Mutter, also zukünftige Oma, ergriff ungefragt das Wort und klärte meine Frau auf. Prima, dass sich Anwesende nie angesprochen fühlen, auch wenn sie gemeint sein könnten.

Jetzt saßen wir also in einem Krankenhaus, das einen guten Ruf genoss, jedoch weit, weit weg von zu Hause lag. Auf dem Hinweg dachte ich immer nur, jetzt muss es aber hinter der nächsten Kurven sein. Dann dachte ich im Tal nach dem vierten Wegweiser, dass es nicht mehr weit sein könne. Würden wir am Tag der undichten Fruchtblase so einen Weg zurücklegen, müsste ich entweder extrem schnell fahren oder aber das Kind käme auf dem Rücksitz unseres Autos zur Welt. Man liest ja allerhand, aber so abgebrüht wäre ich dann doch nicht. Also, wenn wir keine Krankenkasse hätten und wir die Kosten selbst tragen müssten, dann würde ich mir das überlegen. Aber in unserem Gesundheitssystem war für die Geburt junger Erdenbürger ja glücklicherweise noch ein kleines Budget vorhanden.

Als wir schließlich unsere Odyssee beendet hatten und das Krankenhausfoyer betraten, rief uns eine nette Frau zu: »Zur Schwangereninformation? Geradeaus, am Ende rechts, nächste wieder rechts. Im Speisesaal.« »Danke«, erwiderten wir und machten uns auf den Weg. Wie sah man uns nur an, dass wir schwanger waren? Vom Umfang her waren meine Frau und ich in derselben Preisklasse. Durch ihre Bluse erkannte man nur die anderen Umstände, wenn man sie vorher schon mal gesehen hatte. Aber was soll zwei junge Menschen um acht Uhr abends schon in ein Krankenhaus treiben? Wie viele Menschen dort wohl sitzen mochten, fragten wir uns. Ich konnte mir mehr als zehn werdende Mütter auf einen Haufen gar nicht vorstellen. Zu zehn Müttern gesellten sich dann erfahrungsgemäß noch acht Männer und zwei Schwiegermütter. Wie sähen all diese werdenden Eltern aus und wie waren sie stimmungsmäßig drauf? Grinsten sie alle in Eintracht blöde über das ganze Gesicht, fragten sie sich, wie wohl alles werden würde? Gab es einen Klassenclown, der jede Bemerkung kommentierte? Wie lief diese Veranstaltung ab? Wir waren gespannt.

Als wir um die Ecke kamen war der Raum prall gefüllt. Nahezu 50 Menschen saßen an vier großen Tischen und guckten Löcher in die Luft. Ich war natürlich total relaxt und ziemlich cool. Alle Augen musterten uns. Von oben bis unten. Ein Ganzkörperscan vom Körper meiner Frau und in den Augen der Scanner stand geschrieben: Die ist aber noch nicht lange im Club. Die Schwangerschaft war die Eintrittskarte in den elitären Club der Glückseligkeit. Menschen reagierten meist erfreut, wenn sie von der Schwangerschaft erfuhren. Oft wurde man beglückwünscht und auf einen Thron gehoben. Aber hier, da war man nicht besonders besonders. Hier war man total normal. Aber noch nicht einmal das waren wir. Wir waren bemitleidenswert normal. Die anderen waren gigantisch oder verdammt spät dran. Wir waren 19 plus 5 oder so. Ich konnte es mir einfach nicht merken. Das war hier auch Nebensache.

Wir setzten uns an einen Tisch und sagten nur leise »Guten Abend.« Dann starrten auch wir Löcher in die Luft und musterten Neuankömmlinge. Nach einer kleinen Weile fühlte ich mich wie im Ökomarkt. Zumindest waren wir hier nicht beim Jahrestreffen der Jungdesigner gelandet. Das konnte man sehen. Jute statt Plastik war angesagt. Es war die Klientel, die Bio kauft und Bio lebt. Das ist ja nicht weiter schlimm. Das taten wir ja auch. Aber macht Öko hässlich? So wunderschön wie meine Frau, konnte keine zweite auf dieser Welt sein, aber bei mir war eigentlich Hopfen und Malz verloren und es war mir schnurzpiepegal. Früher hatte ich mir über eine eventuell kommende Glatze Gedanken gemacht, früher hatte ich mich für meine Pickel geschämt, früher musste das Designerbranding auf meinem Pullover zu sehen sein. Seitdem ich verheiratet war, war das alles vorbei. Ich hatte eine Frau gefunden, die mich so liebte wie ich war. Jetzt waren mir meine Haare egal, die einfach nicht ausfallen wollten, jetzt waren die Pickel weg und was ich trug, das musste passen und nicht heißen. Aber hier fühlte ich mich wie der Dressman auf Erden und meine Frau war das fünfte Element. Um uns herum sah man viele selbst gestrickte Pullis in den schrillsten Farben und viel Weiblichkeit. Kurzum, es war das Walrosstreffen nach der Brunftzeit. Vollkommene Ruhe und beizeiten ein gemächliches Bewegen des Kopfes. Die Frauen hatten die Arme zwischen Brust und Bauch verschränkt und bei den anderen, bei denen das nicht mehr klappte, waren die Hände auf dem Bauch zum Gebet gefaltet. Die Männer umsorgten ihre Liebsten und hatten keine Angst, dass man ihrer Frau etwas wegguckte. Zu Recht. Es war gespenstisch. So wurde man also, wenn man hochschwanger war.

Aber das hier war der erste Infoabend für Erstgebärende. Hatten einige hier keine Zeit und kamen 15 Wochen zu spät oder hatte es die Biologie besonders gut mit ihnen gemeint? Und warum sahen die Männer so aus wie ihre Frauen? Die waren doch nicht schwanger, oder? So wie sich Herrchen ihrem Hund anglichen, musste es scheinbar auch mit den Männern sein, deren Frauchen bald warfen. Das war der Beweis. Dem wollte ich aber nicht nacheifern. Hatte ich jetzt diesen verklärten Blick, da ich mich nur noch auf meine Frau konzentrierte und fand deshalb um mich herum alles nicht ganz so ansehnlich, waren es einfach meine Tagesform und meine komische Stimmung oder aber war es nichts als die Wahrheit und keiner wagte es auszusprechen? Es wird für immer ein Rätsel bleiben, weil ich voreingenommen war und niemand dieses Treffen der walgeformten Elfen rekonstruieren kann.

Nach dieser ganzen gedanklichen Lästerei kamen wir zu dem Punkt, weswegen wir den langen Weg angetreten hatten und bekamen von einer Gynäkologin, einem Kinderarzt und einer Hebamme die wichtigsten Dinge mitgeteilt. Es war der Ablauf der Geburt in der Theorie. Mögliche Komplikationen und einen der größten und hitzigsten Punkte nahm die Spende von Nabelschnurblut ein. Dabei ging es darum, bei der Geburt mittels Nadel ein bisschen Blut zu entnehmen und diese für den Fall der Fälle einzulagern. Das Problem dabei war, dass die Einlagerung eigenen Blutes mit Kosten verbunden war und man gar nicht wusste, ob es in der Zukunft überhaupt bei genetischen Defekten helfen würde. Wenn man das Ganze aber spenden würde und für jeden zugänglich in einer Zentrale einlagerte, dann kostete es nichts und somit hätte man auch später Zugriff auf eine mögliche, passende Spende. Es war vertrackt, irgendwie einsichtig und für Interessierte stand der Weg fest. Wir hatten wieder was dazugelernt und folgten der Riesenmeute behäbig auf die Station zur praktischen Ansicht.

Die Wahl war getroffen, als die magischen Worte fielen: »Das hier ist das Doppelzimmer und da vorne ist das WC.« »Da vorne« war nicht im Zimmer, und »da vorne« war für das Nachbarzimmer auch das WC. Also benutzten das eine WC vier Personen. Das waren zwei zu viel. Wer wusste schon, wie sich meine Frau kurz nach der Geburt fühlte? Vermutlich war das eine oder andere gerissen und die Bewegungen waren nicht geschmeidig, und wenn man dann noch als Nummer vier in der Rangliste auf Entleerung der Blase warten musste, dann waren dass eigentlich drei zu viel. Waren wir verpimpelt? Ein wenig. Zudem hasste sie Krankenhäuser. In ihren Augen sah ich die Suche nach einem Fluchtweg und die Möglichkeit, die Geburt am besten im Rausgehen zwischen Fahrstuhl und Ausgang zu erledigen. Das hatte den Vorteil, dass man ruckzuck wieder im Auto saß. Wenn auch vielleicht ein wenig aufgerissen, aber weg vom Krankenhaus. Sie überlegte schon die ganze Zeit, wie sie die Verweildauer im Krankenhaus auf ein Minimum reduzieren konnte. Sie war schon zu lange mit mir zusammen. Ich flüchtete auch nach jeder Operation und packte nach dem Aufwachen aus der Narkose als erstes immer meine Tasche wieder zusammen. Aber Klein-Busemann ließ sich schwer in eine Tasche packen.

Zuletzt inspizierten wir den Kreißsaal. Der war heimelig. Gedämpftes Licht, eine Badewanne, eine schöne Pritsche, Bälle, Stühle und alles, was das Gebärendenherz begehrt. Die Veranstaltung dauerte mittlerweile knapp zwei Stunden und wir waren nach dem Aufenthalt im Speisesaal schon eine Stunde auf den Beinen, auf kleinstem Raum, mit wenig Bewegung. Es war vom Schwierigkeitsgrad in etwa so, als gehe man mit seiner Liebsten Bummeln. Gehen, stehen, gucken, anprobieren, weitergehen, kaufen, doch nicht kaufen, stehen, schlendern, gehen. Aber jetzt ging es für die weiblichen Teilnehmer der Runde nicht ums Bummeln, sondern ums Anfreunden mit einer bald sehr intimen Situation.

Einige Personen nahmen die Anstrengung zum Anlass, die erstbeste Sitzgelegenheit in Anspruch zu nehmen. Geschlaucht von der ganzen Steherei ließen sie sich mit einem lauten Seufzer auf dem Stuhl, auf dem Ball, auf der Pritsche nieder und verschränkten ihre Arme vor dem Körper. Das Problem war nur, dass alle männlichen Sitzenden angefressen dick und egomanisch faul waren. Die Herren der Schöpfung pflanzten sich gemächlich auf alle freien Flächen und die schwangeren Frauen standen mit ihren kugeligen Bäuchen und geschwollenen Füßen daneben. Das nennt man wohl »Efrauzipation«. Nach kurzer Zeit machte Katrin einen schwankenden Schritt zur Seite, murmelte irgendein wirres Zeug und wir waren draußen. Ab ins Auto und weg. Dieses Krankenhaus würde es nicht werden. Das war ja schon mal eine Entscheidung. Wir kamen vorwärts. Damit schrumpften unsere Auswahlmöglichkeiten aber enorm. Krankenhäuser generell waren Mist, Doppelzimmer waren ein bisschen Mist, Vierer-WC war noch mistiger und überhaupt war das nicht der richtige Abend.

Festzuhalten bleibt, dass es ein Problem ist, dass jeder Ratschläge parat hat. Zu jedem Kind auf dieser Welt laufen immer zwei Schwiegermütter umher, aber wenn es darum geht zu zeigen, wie viel Ahnung man wirklich hat, macht es den Anschein, als lauere hinter jeder Ecke eine solche. Den ultimativen Tipp saugt ein jeder Kindernovize dankbar ein und ist auch darauf angewiesen, dass es einen Austausch auf dieser Ebene gibt, damit man guten Gewissens die richtigen Entscheidungen treffen kann. Aber oftmals kommt es auf das wie an, das allzu gern etwas überkandidelt daherkommt, so dass gut gemeinte Tipps nervend und übertrieben erscheinen. Um im Dickicht der vielen Schwiegermütter zu überleben, bleibt einem fast nur die stupide Strategie zu lächeln und zu nicken.

Viel schwieriger ist da die Wahl des richtigen Krankenhauses. Einmal sollte es den Ansprüchen der werdenden Mutter genügen, damit sie sich wohl fühlt und dem krampffreien Entspannen nichts im Wege steht. Zum anderen sollte sie sich schon zur eigenen Sicherheit bei bereits erwähnten Veranstaltungen tummeln und sie wird feststellen, dass es noch zahlreiche andere »Leidensgenossinnen« gibt. Urplötzlich wird sie der Geistesblitz wie aus heiterem Himmel treffen, der sich mit den Worten: »Ich bin schwanger – und ich seh' guuut aus!«, in ihren Kopf bohrt.

trau deinem gefühl und entscheide dich

19

Immerzu fasste Katrin auf ihren Bauch und fühlte die Bewegungen des kleinen Willi. Zu Beginn traute sie ihrem Gefühl nicht, aber die Bewegungen nahmen scheinbar zu, und ab der 17. Woche war sie sicher, nicht irgendeinen Furz durch's Gedärm zu treiben. Mit ein bisschen Fingerspitzengefühl und wohliger Genügsamkeit lag sie auf dem Rücken und genoss das Spektakel unter ihrer Bauchdecke. Immer wenn er seine heftigen Phasen hatte, forderte sie mich auf, unseren kleinen Sohn zu fühlen. Ein ums andere Mal legte ich mit einem total verdrehten Unterarm meine Fühler auf ihren Bauch. Aber ich spürte nichts. Nebenbei sei erwähnt, dass ich auch nur die Chance hatte, etwas zu spüren, wenn Willi in der ersten Minute des Handauflegens gegen die Innenwand seiner momentanen Behausung trat. Ab der zweiten Minute schlief die Hand aufgrund der unnatürlichen Haltung ein und ich spürte nicht nur ein kleines Treten, sondern ein stromähnliches Kribbeln. Meine Frau warf mir Ungeduld vor, als ich meine Hand immer all zu schnell wegnahm, aber ich konnte mir nicht vorstellen, dass ein knapp zwanzig Zentimeter kleines Geschöpf in einer Halle, die für bis zu sechzig Zentimeter ausgelegt ist, in der Lage war, solche Kräfte zu entwickeln, dass ich Grobmotoriker das auch spürte. Außerdem spürte ich nur ein leises Kribbeln und kein Treten – alles Einbildung, wie sollte das in dieser überdimensionierten Hütte gehen?

Überdimensioniert war auch die Möchtegernhütte der Eltern. Das nahezu perfekte Haus in Lücklemberg. Wir wollten es haben und es hatte auch den Anschein, als gäbe es keine Konkurrenz. Entweder weil wir bereit waren, zu viel Geld für ein Haus zu zahlen und weit am Markt vorbei kauften oder weil wir die Schnellsten waren. Mittlerweile kannte ich mich auf dem Immobilienmarkt aus und wusste, was Domizile für junge Familien kosteten. Wir hatten jetzt keine andere Wahl, wir mussten zu Potte kommen. Willi hatte zwar schon ein halbleer geräumtes Büro als Zimmer, aber Vatta hatte somit auch nur noch ein bisschen Büro, dessen kompletter Unrat demnächst in das Büro seiner Frau wandern sollte. Das gäbe eine Ehekrise nach der nächsten. Meine Frau, die Leuchte, die kühle Strategin in einem Büro mit mir, dem gelebten Chaos und dem chaotischen Leben. Sie würde sich beim Übersteigen meines Krempels die Haxen brechen. Das konnte nicht gut gehen.

Wir brauchten ein Haus – umgehend und zwar dieses. Unsere Wohnung war für eine dreiköpfige Familie zu klein und jeder Tag, der verstrich, trieb uns mehr ins Chaos. Was sollten wir schon tun, es gab keine Alternative und wir mussten zusammenrücken. Oder umziehen. Umziehen. Das Wort war magisch. Wir suchten seit drei langen Jahren und auf einmal standen wir vor der größten Investition unseres Lebens. Es ging hier nicht um den Kauf eines DVD-Players oder eines Holzfällerhemdes. Wenn das Haus doch nicht so toll wie erhofft war, dann hatten wir erst einmal ins Klo gegriffen. Und in diesem Fall sogar in drei Toiletten gleichzeitig. Drei Toiletten – jeder von uns mit seiner eigenen Schüssel. Ich musste es haben.

Nach der ersten Innenbesichtigung des Hauses – diesmal mit einer schwangeren Kaufinteressentin – war ich noch begeisterter, als bei der Internetinspektion. Meine Frau sah unsere Träume nicht verwirklicht und war eher zögerlich. Kurz vor der zweiten Besichtigung legte ich am Nachmittag einmal mehr meine Hand auf Katrins Bauch und wahrhaftig – ich spürte Leben. Ein kleiner Tritt, genau unter meiner Hand. Wir schrieben das Zeitalter 19 plus 6. Endlich hatte ich es auch gespürt. Ganz deutlich und es war keine Einbildung. Entweder war das Timing dementsprechend oder mein Arm schlief diesmal nicht nach 60 Sekunden ein. Das war ganz punktuell ein Tritt, ein Hieb, ein Kopfstoß? Es war egal. Es lebte – und ich hatte es gespürt. Was muss das für die Frau für ein Gefühl sein, wenn in ihrem Körper etwas heranwächst, was sie bisher noch nie gespürt hat? Lebewesen in Körpern sind meist Parasiten oder irgendwelches Getier, welches beim heimlichen Pinkeln in südamerikanischen Gewässern durch die Harnröhre ins Innere kriecht. Aber unser Szenario war gewollt und schon milliardenfach bewährt. Das war keine Krankheit oder das Resultat verunreinigten Wasserkonsums – das war unser Junge und er trampelte. Meine Frau jubilierte, ich war von meinem ausgeprägten Fingerspitzengefühl begeistert, und unser Sohn kommunizierte fortan mit zwei Menschen in seinem Leben. Nach kurzer Freude kam wieder einmal die Sorge in mir hoch. Wie ist der erst drauf, wenn er ausgewachsen ist? Ist der nicht ein bisschen nervös, so jung und schon so rabiat? Oder war das etwa normal? Meine Frau trank seit Monaten keinen Kaffee mehr und selbst die Cola light riss ich ihr kurz vor dem Nippen von den Lippen. Ich wollte doch kein nervöses Kind. Es sollte total ruhig werden. Lebhaft schon, aber relaxt in der Sache und stoisch im Umgang mit seiner Umwelt. Oder war das Treten am heutigen Tag ein Zeichen? Natürlich – ein Zeichen! Willi wollte auch umziehen. Er wollte das Haus und konnte das verbal etwas schwer kundtun. Also trat er freudig zu, damit die Eltern ihn in ihrer Entscheidung mit einbezogen.

Die zweite Besichtigung trieb meiner Frau noch mehr Zweifel auf die Stirn. Ich war auch nicht mehr so begeistert, aber das Leben bestand aus Kompromissen. Andernfalls würde keine Frau ein Kind gebären. Und wir würden nie umziehen, immer am gleichen Ort wohnen, niemals den Job wechseln und die Menschheit gäbe es schon nicht mehr. Also war es doch perfekt. Nachdem wir nämlich wieder in unserer beengten Wohnung waren, versuchte ich meine Frau zu überzeugen. Sie von unserem Glück überzeugen war der richtige Ausdruck. Ich wollte und konnte sie nicht überreden. In einer flammenden Rede erklärte ich ihr die Vorzüge unserer möglichen Entscheidung. Eine viertel Stunde redete ich ohne Punkt und Komma und schloss mit den Worten: »Und, liebe Geschworene, bitte ich Sie in Ihrer Entscheidung mit einfließen zu lassen, dass das Suchen hiermit ein Ende hätte und wir endlich für uns und unseren kleinen Sohn ein Zuhause unser Eigen nennen dürften. Sie müssen Ihrem Unbehagen einen Schubs geben und neben der Vernunft Ihrem Herzen trauen. Machen Sie das und Sie entscheiden richtig. Sie werden es nicht bereuen. Ich danke für Ihre Aufmerksamkeit!« An mir war echt ein Makler verloren gegangen. Ich überzeugte meine Frau. Und das war schwierig. Denn sie war klug. Aber ich war gut. Mit diesem wortgewaltigen Inferno hätte ich selbst Mahatma Gandhi eine Atombombe angedreht. Es sprach nichts mehr gegen den Kauf des Hauses.

Nach all den Monaten vergeblichen Suchens waren wir des Kaufens überdrüssig geworden und glaubten schon nicht mehr an diese entscheidende Veränderung. Nun stimmten wir zu und signalisierten unser Einverständnis. Unsere finanzielle Schmerzgrenze war mit der Zeit stetig nach oben geschoben worden und wir mussten aufpassen, dass wir die Realität nicht aus den Augen verloren. Die kam uns schnell und oft abhanden, denn ein Kind zu bekommen, war auch unheimlich. Aber jetzt schlugen wir zu und nur die Maklergebühr verschlug uns den Atem. In Prozent ausgedrückt machte sie nur einen Bruchteil aus, aber in absoluten Zahlen trieb sie einem die Tränen in die Augen, da man immerzu dachte: »Hey, da fährt der Makler mit dem Auto, das du ihm gekauft hast.« In achtzehneinhalb Jahren würde man wieder ein Kraftfahrzeug für einen anderen Menschen kaufen, aber erstens wird das eine verbeulte alte Möhre sein und zweitens fährt damit das eigen Fleisch und Blut durch die Gegend. Das machte die Sache um einiges erträglicher.

Kurz vor dem Notartermin hatten wir noch ein ganz anderes Problem auf dem Weg zum schmucken Eigenheim. Im Hause der Verkäufer waren die Ringelröteln ausgebrochen. Wir wurden wieder einmal hellhörig. Hinter diesem Befund verbarg sich etwas, das für das ungeborene Leben gefährlich war. Das niedliche Voranstellen des Substantivs »Ringel« machte es nicht besser. Ich sagte den Termin ab. Es war eine Entscheidung, die ich nicht überdenken musste. Ich konnte meine Frau nicht der Gefahr aussetzen, sich mit Ringelröteln anzustecken. Ohne zu wissen, was es war, wie man sich ansteckte und ob es für unsere Entscheidung relevant war, cancelte ich den Notartermin. Vielleicht war ich übervorsichtig, vielleicht war ich mit Verfolgungswahn geschlagen, der mir manche Entscheidungen etwas schwer machte, aber hier kannte ich keine Kompromisse. Ich war ein tougher Analytiker, der die Gefahr blitzschnell und vollkommen souverän erkannte und rechtzeitig gegensteuerte. Kurzum: Ich war weder tough noch cool. Ich war in Panik.

Wir waren eine Woche vorher mit den Verkäufern in diesem Haus gewesen. Die Ansteckung erfolgt nur, wenn noch keine Symptome zu erkennen sind und bei direktem Kontakt. Ich hatte die Kinder berührt. Da zeigten sie noch keine Symptome, waren also eigentlich hoch infektiös. Ich küsste meine Frau immerzu. Die Viren hätten über den Weg zu ihr gelangen können. Es war so verflixt. Im Dezember hatte eine Freundin von Katrin die Windpocken gehabt. Windpocken? Das war eine Krankheit, die gab es nur in alten Schinken à la Mary Poppins. Ich hatte sie als Kind gehabt, aber schon ewig nichts mehr davon gehört. Nur jetzt, da Katrin schwanger war, da gab es Windpocken. Röteln, die gab es eigentlich auch nicht mehr. Das war eine Kinderkrankheit, mit der ich mich vor dreißig Jahren beschäftigt hatte. Und jetzt hämmerten diese Krankheiten auf uns ein. Jetzt, mitten in der Schwangerschaft. Den Dezemberschock hatte ich nur schwer verdaut und Katrin wusste auch nicht, ob eine Immunität vorhanden war. Aber es war alles gut gegangen. Gegen Röteln war sie geimpft, was der Test auch bestätigte, aber über den Ringelbruder wussten wir nichts.

Wir fuhren zur Frauenärztin und testeten unseren Status. In einem Abwasch wurde ich gleich mit untersucht. Es galt, keine Zeit zu verlieren. Das erste Mal, das ich eine Rechnung vom Gynäkologen erhielt. Egal. Wir brauchten Gewissheit. Die Medizinerin gab erst einmal Entwarnung. Keine Panik! Ringelröteln seien nicht so schlimm wie Röteln, Ansteckung erfolge nicht so leicht wie bei anderen Krankheiten und wenn was passiert sei, könne man noch gegensteuern. Das sollte beruhigen. Aber ich war ein Berufspessimist. Erst einmal das Schlimmste befürchten, dann freut man sich umso mehr des Lebens, wenn eben doch alles okay ist.

Wir unterrichteten die Verkäufer von unserer Entscheidung. Ich sah die Gefahr als zu groß an und es lief uns ja nichts weg. Wir würden einfach zwei Wochen später unterschreiben, Zahlung und Besitzübergang würden auf dem vereinbarten Tag bleiben und alle wären glücklich. Die Verkäufer nicht so wirklich. Versprechungen galten nichts. Das wussten wir auch, aber wir wollten das Haus ja haben. Wir würden unser Versprechen halten. Definitiv. Sie kannten uns aber nicht. Das konnte ja jeder erzählen. Der Kauf drohte zu scheitern. Unter diesen Umständen wollte ich das Haus, unser Traumhaus mit Kompromissen, aber nicht haben! Dann würde ich lieber noch die nächsten zwanzig Jahre in unserer Wohnung leben mit einer Frau und einem Sohn, der seinen Vater irgendwann mal überragen würde.

Dieser Sohn würde immer älter werden und wachsen. Irgendwann würde er sich fragen, warum er sich beim Aufstehen immer den Kopf an der Schräge über seinem Bett einschlüge. Irgendwann würde ein Geschwisterchen oder auch mehrere hinzukommen, denen das gleiche Schicksal widerfahren würde. Es hätte alles so schön sein können, wenn damals vor achtzehn Jahren nicht diese vermaledeiten Ringelröteln in Dortmund ihr Unwesen getrieben hätten.

Ich verzichtete auf dieses Haus, um meinen Sohn zu schützen. Was war ein Märchenschloss wert, wenn es dem Traumprinzen nicht gut ging? Was war es wert, nicht auf Signale gehört zu haben, selbst wenn man es zu der Zeit besser gewusst hätte? Was war ein Haus gegen ein schönes Leben? Nichts! Absolut nichts rechtfertigte es, diese Gefahr einzugehen. Betrüge die Wahrscheinlichkeit einer Ansteckung auch nur ein Prozent, war das genau dieser eine Prozentpunkt zu viel. Wir hatten es jetzt in der Hand und wir mussten in diesem Moment handeln. Jetzt! Absage. Ich fand mich gut. Richtig gut.

Trotzdem fanden wir eine Lösung und unterschrieben den Kaufvertrag zwei Tage später. Wir hatten keinen direkten Kontakt mit den Verkäufern und für 540 Euro, die wir uns teilten, unterschrieben wir den Kontrakt getrennt voneinander. 270 Euro für die Gesundheit unseres Kindes und ein ruhiges Gewissen, das war spottbillig.

Das Ergebnis der Blutuntersuchung am nächsten Tag sollte wieder Ruhe in unsere kleine Welt bringen. Ich war vollkommen gefeit und bei Katrin war das Ergebnis nicht eindeutig. Es war eine schwache Immunität vorhanden. Doch was sagte die aus? Hatte sie sich frisch angesteckt und die Anzeichen waren noch nicht ausgeprägt genug, um sie eindeutig zuzuordnen oder fiel ihr Ergebnis einfach nicht so deutlich aus? Ich war in – richtig – Panik.

Festzuhalten bleibt, dass es wundervoll ist, sein Kind das erste Mal strampeln zu fühlen. Vermehrtes Treten ist noch kein Zeichen für zukünftiges übernervöses Nerven, aber man wird das schlechte Gefühl manchmal nicht los, dass man mehr in Dinge hineininterpretiert, als es sein muss. In manchen Situationen ist es bestimmt nicht verkehrt, auf innere Alarmsignale zu hören und manchmal hat man auch Recht. Oft überinterpretiert man Dinge und manchmal bemerkt man sie gar nicht. Aber wenn man vor der Wahl steht, muss man sich treu bleiben. Nichtsdestotrotz ist die wichtigste Entscheidung die, die man trifft und nicht die, die man nicht trifft.

willi, hans-franz und der flip

20 Nachdem ich berufsbedingt beim nächsten Treffen der Elfen nicht zugegen sein konnte, musste meine Frau die Entscheidung über den Geburtsort unseres Sohnes alleine fällen. Da er nicht so berühmt war wie der Zeitgenosse vor 2009 Jahren, zeigte uns kein Stern den Weg und weil er keine berühmten Showbiz-Eltern hatte, konnte er das Licht der Welt auch nicht in einer Klinik erblicken, die jenseits des Atlantiks lag. Es half nichts, wir mussten uns selber entscheiden.

Natürlich hatten wir immer die Möglichkeit, es einfach drauf ankommen zu lassen. Neun Monate warten, Fruchtblase platzt, 1-1-2 wählen und schauen, welchen Ort man in den Pass eintragen lassen kann. Trotz der Einfachheit dieser Strategie, raten Experten sicherlich davon ab. Zum einen, weil wir dem Status des Neandertalers entsprungen sind und zum anderen, weil uns die Beschäftigung mit diesem freudigen Ereignis bereits Monate vorher in ihren positiven Bann zieht. Es ist ja auch was Feines, ein wenig mitbestimmen zu dürfen und sich nach seinen eigenen Vorlieben für die Wahl der Waffen zu entscheiden.

Der Abstecher zum Krankenhaus um die Ecke war anscheinend ein Glückstreffer. Katrin war begeistert. Das Haus machte einen komfortablen Eindruck, die Toiletten waren auf dem Zimmer und hier gab es sogar Familienzimmer für 45 Euro die Männernacht. Das war fast geschenkt, wenn man bedenkt, dass man in Las Vegas 50 Dollar für ein Doppelzimmer hinblättert, aber dann unten im Casino noch 200 verzockt. Hier wird im Pass dann zwar Witten und nicht Las Vegas stehen, aber vielleicht ist es auch besser, wenn die Hebamme nicht Elvis heißt. Außerdem betrug der Weg lediglich fünf Kilometer und nicht eine halbe Ewigkeit.

Einziger kleiner Wermutstropfen war die Tatsache, dass wir hier auf keine Beleghebamme zurückgreifen konnten, da alle für dieses Krankenhaus zugelassenen vergeben waren. Der Nachteil an dieser Konstellation war, dass man die Hebamme im Vorfeld noch nicht kannte und während der Geburt – je nach Länge – mit einem Schichtwechsel rechnen musste. Eine Beleghebamme bleibt bis zum bitteren Ende dabei, in unserem Fall würden eventuell mehrere Helferinnen am Filius zerren, allerdings nicht zusammen, sondern nacheinander. Erinnert an Fließbandarbeit und vermittelt der Frau das gute Gefühl nicht zu Potte zu kommen. Aber wir hatten ein Krankenhaus gefunden und erfahrene Mütter berichteten, dass es vollkommen egal sei, wer nachher an einem rumfummele. Derartige Willenlosigkeit war mir nur von Volltrunkenen und Marathonläufern bekannt. Aber nur mit dieser Scheißegal-Einstellung kann man wohl derartige Schmerzen aushalten und ist über jeden noch so peinlichen Griff ins Zentrum der Intimität einverstanden.

Jetzt hatten wir noch ein schwerwiegenderes Problem zu lösen: Wir wollten unserem Filius einen Namen geben. Der Arbeitstitel verfestigte sich nämlich zusehends und so schnell er uns auch eingefallen war, desto langsamer konnten wir ihn wieder aus den Köpfen unserer Freunde löschen. Um Ideen zu bekommen, durchforsteten wir das Internet. Das World Wide Web war ja mittlerweile in allen Belangen salonfähig. Es gibt schon die kuriosesten Entstehungsgeschichten von Namen. Immer öfter müssen Gerichte entscheiden, ob Eltern ihrem Kind diffamierende Namen geben dürfen. Die Schöpfer der Kreationen sehen das ganz entspannt und erkennen die möglichen Konflikte gar nicht. Wenn man sich auf eine Sache versteift, blendet man gewisse Dinge gerne aus. Andere wiederum erhalten Namen, deren Herkunft sie besser nie erfahren hätten.

Vor kurzem hörte ich die Geschichte einer Frau, die einen außergewöhnlichen Namen trug. Ihre Eltern hatten über zwanzig Jahre lang erzählt, dass ihnen dieser in einem Namenbuch aufgefallen sei. Als Twen befanden sie ihre Tochter für reif genug, die wahre Geschichte verkraften zu können. Sie trug den Namen einer Toten. Er stammte aus einer der Todesanzeigen kurz vor ihrer Geburt. Nicht sehr romantisch, noch nicht mal mutig, auch nicht unbedingt kreativ. Aber was soll man machen, wenn die tote Oma in der Zeitung den Namen, der einem gefällt, nun mal trägt? Da ist ja kein Copyright drauf. Das ist wohl bei jedem Namen das Problem.

Es gibt kaum einen, der nicht schon von einer Person belegt ist, die man kennt, die man hasst, die niveaulos ist, die einfach schlechte Assoziationen hervorruft oder gar schon tot ist. Wenn der Name gefällt, dann kommen eventuell noch Dopplungen in der Familie vor. Max schließt sich somit aus, da der Cousin schon diesen Namen trägt. Moritz ist demzufolge auch nicht angebracht, da die beiden auch auf einem Spielplatz zusammen aufkreuzen konnten und Katrin und ihre Schwester nicht als Witwe Bolte bezeichnet werden wollen. Arbeitet man, wie meine Frau das tut, in einer Lehranstalt, die bekanntermaßen eine Sammelstelle für unterschiedlichste Menschenmassen und Charaktere ist, gibt es ebenfalls zahlreiche Ausschlusskriterien. Ist der Name schön, aber der Schüler mit gleichem Namen blöde, haben wir ein Problem. Ist der Schüler clever, aber der Name grauenhaft, haben wir wieder ein Problem. Ist der Name schön und der Schüler toll, hat meine Frau ein Problem, da sie scheinbar Lieblingsschüler hat. Letztendlich bleibt nur der Ausweg ins Kuriose oder ins Begründete. Womit wir wieder bei Hans-Franz wären.

Heutzutage gibt es wenige Kinder, die diese Namen tragen und trotz der gewagten Kombination könnten wir uns immer dahinter verstecken, dass Beschwerden bitte bei unseres Sohnes Urgroßeltern eingereicht werden müssten. Da diese schon nicht mehr lebten, konnten sie nicht belangt werden. Ein anderer und noch gravierenderer Grund war ein Bericht über eine gewisse Heidi K. Bei der glaubt übrigens auch niemand, dass sie aus den Schweizer Bergen kommt. Das deutsche Model nannte ihre Brüste angeblich Hans und Franz. Au Backe. Mein Vater heißt wie die linke Brust von Heidi Klum! Oder andersrum? Wie die rechte? Dann wäre die andere mein Schwiegervater. Das ist ein dickes Ding. Dann wären die beiden aber millionenschwer und einen Sänger für die Einschlaflieder hätten wir auch schon. Also blieb Hans-Franz Busemann nur der gleiche Scherz wie er es bei Heidi Klum war. Flip und Willi schieden auch aus, da von unserer Seite die Gefahr bestand, irgendwann auch noch ein Mädchen zu bekommen (die dann ja Maya heißen sollte) und so durchforsteten wir die Liste der Internetnamen. Es waren knapp 5000. Fünftausend Buchstabenkombinationen, die ein Wort ergaben, das unseren Sohn die nächsten hundert Jahre begleiten sollte und ihn identifizierte. Falls er berühmt werden sollte, überstand sein Name sogar die Jahrhunderte und er ging als klügster Sportler oder als unsportlichster Gehirnakrobat in die Geschichte ein. Das bedurfte einer gewissen Anstrengung und konnte nicht leichtfertig getroffen werden.

Wir starteten das Martyrium bei A und lasen dem anderen jeden Namen laut vor. Immer wenn wir uns eine Verwendung im Entferntesten vorstellen konnten, notierten wir den Namen. So handelten wir einen Buchstaben nach dem anderen ab und ermüdeten zusehends. Nachdem wir bei E waren, unterbrachen wir das Studium der Namen und machten eine ausgedehnte Pause. Wir mussten erst einmal wieder frisch und gierig werden. Am nächsten Tag machten wir weiter und gelangten bald zum Buchstaben H.

Beim Verlesen eines Namens krachte es mit einem dumpfen Tritt in Katrins Bauch, so dass die Beule gut sichtbar war. War das das gleiche Zeichen wie beim Haus? Der Tritt kurz vor dem zweiten Besichtigungstermin im Haus war sanft und wohlig. Ich wertete es damals als Zeichen der Zustimmung. Dieser Tritt war panisch und abweisend. Kein Wunder, Helmbert wäre auch sehr gewagt und erforderte viel Selbstvertrauen der Eltern und später des Kindes. Bis zur Beendigung der Grundschule war Busemann ja auch für Kinder der Knüller in Sachen anrüchiger Namen.

Die Liste nahm kein Ende, aber Katrin trieb uns an, da wir den Bauch endlich mit Namen anreden wollten und sollten. Es gab Namen, die waren Strafe. Es gab Namen, die ich noch nie gehört hatte und es gab Namen, die immer buchstabiert werden mussten. Ich schlug vor, unserem Sohn einen selbst kreierten Namen zu geben, dessen Bedeutung vorerst unser Geheimnis blieb und am Tage der Volljährigkeit offenbart würde. Dieser Name tauchte auch nicht in der Liste auf und assoziierte rohe Gewalt und Geheimniskrämerei: Kona. Nicht Conan der Barbar, aber auch nichts Alltägliches. Einfach nur Kona. Kona Busemann. Vom Klang her gar nicht so schlecht. Buchstabierend konnte man immer sagen »So wie man es spricht.« Kurze Zeit später musste ich in einem Triathlon-Magazin lesen, dass Kona wohl einer der größten Kaffeeproduzenten der Welt ist und in Hawaii gar nicht mehr so barbarisch, sondern entkoffeiniert und aromatisch ist. Also entfiel auch diese Idee. Konnte ich als Nicht-Kaffeetrinker ja auch nicht wissen. Dass Kona »Kind ohne Namen« bedeuten sollte, hätte uns Sohn Busemann aber auch in achtzehn Jahren noch übel genommen.

Alles, was es mit Buchstaben zu bilden gab, war schon vorgekommen und existierte scheinbar. Deshalb hießen manche auch wie eine Stadt in Kalifornien oder so, wie sie gar nicht heißen sollten. Ich kenne eine Frau, die sollte einen wunderschönen Namen bekommen. Beim Babypinkeln hatte ihr Vater die Geburt allzu feucht begossen und wusste anschließend auf dem Standesamt im direkten Anschluss nichts mehr von all den Absprachen. Da ihm der Name im Moment des Eintrags entfallen war, gab er gleich fünf an, die ihm einfielen, in der Hoffnung, dass schon einer passen mochte. Doch leider war kein einziger ein Treffer. So heißt sie jetzt gar nicht so, wie sie eigentlich heißen sollte, nennt sich aber so, wie sie eigentlich auch nicht heißen sollte. Es war schon vertrackt.

Diese Fehlerquelle konnte ich definitiv ausschließen, da ich dem Alkohol so fern war wie die Busemanns in den letzten vier Jahren einem Kind und in den letzten Jahren einem Haus. Aber ich musste dennoch hellwach sein. Wir kämpften uns durch die Liste und notierten uns alle am ehesten in Frage kommenden Namen. Aufgrund des Klangs unseres Nachnamens konnten wir Zungenbrecher wie Jehoshaphat sofort zu den Akten legen. Das war einfach viel zu lang. Jeder Pass müsste für ihn verlängert werden, damit die Unterschrift noch hineinpasst. Wenn er sich später maskulin emanzipieren sollte und einen Doppelnamen annehmen würde, müsste er als Identifikationspapier eine Broschüre mit eingelegtem Beiblatt mit sich führen. Jehoshaphat war auch nicht wirklich unser Ernst. Der Vorname musste schon etwas kürzer sein.

Bob zum Beispiel. Da haben wir es wieder: Bob der Busemann, der Baumeister. Außerdem wirft die B-Kombination zwischen Vor- und Zunamen feuchten Speichel ins Gesicht des Gegenübers. Es war wirklich doof. Doof wie dick. Dick und Doof. Dick Busemann?! Kurz und knackig, leicht zu merken – aber wer will schon wie Übergewicht heißen? Zum guten Abschluss lasen wir noch einmal alle Namen mit Hausnamen vor und entschieden uns für Lucas. Mit C. Also wurde doch wieder buchstabiert. Andere Eltern sagen jetzt, dass sei ein Modename, die nächsten kritisieren, dass er einfallslos sei und die letzten rümpften aus anderen Gründen die Nase. Können sie ja ruhig, machen wir doch auch. Aber wir fanden Lucas schön. Und jetzt konnten wir den Bauch direkt ansprechen und nicht mit kleiner Mann erste Phobien auslösen.

dick jakob
bob andrea
lucas willi paul
björn
alexander
hans-franz kevi
dooflin josef
helmbert karsten
tom
jan anton
phillip laurens
sve
marvin
henning
frank daniel stefa
florian
valenti
alber mark
sebastian
arnd cedric klas
michael noah mo
leon vincent na
jörg aaron felix
mats

Festzuhalten bleibt, dass es in der Sichtweise des Betrachters liegt, aber Mädchennamen sind definitiv schöner und anmutiger als die eines Jungen. Hat das Mädchen einen klangvollen Namen, dann sieht man erst dieses niedliche kleine Ding, das mit großen, blauen Kulleraugen in die Höhe schaut. Wenn aus dem Mädchen eine Frau wird, besitzt sie Sexappeal und verkörpert mit einem zierlichen Namen und Intelligenz Macht und Anspruch. Der Name passt immer irgendwie. Gibt man dem Jungen einen niedlichen Namen, vergöttern ihn zu Beginn alle Omas und Nostalgiker. Wächst er zu einem Teenager heran, dann wirkt ein allzu drolliger Name alles andere als cool, und wenn aus dem kleinen Kind ein großer starker Mann geworden ist, der aussieht wie Conan der Barbar, aber einen Namen trägt wie Pinocchio, die Holzpuppe, dann passt das nicht zusammen.

So ein Name hält ein Leben lang. Da gilt es die richtige Mischung aus Seriosität und Einfallsreichtum zu finden. Wer will sein Kind schon Micky Maus oder Spongebob nennen? So komisch ein Name auch klingen mag, teilen 6.299.990.000 Menschen das gleiche Schicksal. Sie werden von vielleicht 200 anderen Menschen gekannt und auch die gewöhnen sich an blöde Namen. Irgendwann hört die Hänselei einfach auf. Und falls man zu den oberen Zehntausend gehört, die neue Wege kreieren, Präsident werden, Erfindungen machen und in die Geschichte eingehen, dann darf man sowieso heißen wie man möchte. Also liegt es wirklich nur am Einfallsreichtum der Eltern, wie der Nachkömmling nun heißen soll. Unter dem Strich ist es schnurzpiepegal. Hauptsache es gefällt.

der 120.000-euro-boy

21 Wir schrieben die 22. Woche und die Vorwölbungen meiner Frau formten sich zu einer ansehnlichen festen Masse im mittleren Bereich des Körpers. Das Gewicht stieg zusehends und ich feuerte sie dabei an. Es konnte bestimmt nicht gesund sein, wenn das Gewicht nur ein bisschen stieg. Deshalb fand ich es klasse, wenn wieder ein wenig Umfang hinzukam. Es heißt zwar immer, dass man nicht für zwei essen solle, aber die kleinen, Energie verschwendenden Tritte in die Magengegend meiner Liebsten erforderten Futter. Die Gewichtszunahme ist für viele Frauen bestimmt nicht angenehm, da oft schon über die Geburt hinaus gedacht wird und das wieder runterhungern angeblich nur reiche Models schaffen können, da die Personal-Trainer namens Kirsch und zudem noch Unterstützung von Hans und Franz und nicht von Dick und Doof haben. Der Körper unterliegt schon einer gewaltigen Umstellung, wenn er sich darauf vorbereitet, zu dem eigenen schon anstrengenden Leben die Voraussetzungen für ein zweites zu schaffen. Neben den körperlichen tragen auch die psychischen Belastungen dazu bei. Eine der Ausdrucksformen ist da wohl die Schwangerschaftsdemenz.

Eine schwangere Freundin hatte mal eine Bekannte zu Besuch, die fuhr nach Hause und vergaß ihr Handy. Unsere Freundin bemerkte das Mobiltelefon auf dem Küchentisch und schickte ihr zur Information eine SMS. »Du hast dein Handy hier vergessen. Lieben Gruß. V.« Das Handy der Bekannten piepte auf dem Tisch. Sie schrieb eine weitere SMS. »Du hast eine SMS bekommen, soll ich nachgucken von wem? Lieben Gruß. V.« Natürlich kam keine Antwort. Sinn und Zweck eines Mobiltelefons wurde erst bei Rückgabe deutlich.

Meine Frau sagte irgendwann zweimal kurz aufeinander folgend »Wa?«. Im Ruhrgebiet ein ganz normales Wort, welches noch gern mit »Ey« ergänzt wird. Katrin rümpfte die Nase und monierte ihre schlechten Ausdrucksformen seitdem sie schwanger war. Da sie noch nicht einmal Ey benutzt hatte, fiel mir das gar nicht weiter auf. Ihre Ansprüche waren scheinbar erheblich höher als meine. Ich war wohl etwas natürlicher und direkter veranlagt als sie.

Nach diesen zwei kleinen Beispielen konzentrieren wir uns wieder auf die wirklich messbaren Begleiterscheinungen. Eine ist zum Beispiel die Überlastung des Steißbeins. Katrin konnte nicht mehr sitzen, da entweder das Gewicht oder aber die Sitzhaltung dermaßen auf den Abschluss der Wirbelsäule drückten, dass sie zeitweise nicht wusste, wie sie aufrecht und energiesparend vor sich hinvegetieren sollte. Dieses Phänomen scheint normal zu sein und gehört wie so viele Dinge zum Preis. Irgendwann beginnen die Wassereinlagerungen in den Füßen und Fingern, und der Ehering verschwindet in der Badezimmerschublade. Schwangere Frauen ohne Ehering sind also keinesfalls Opfer eines One-Night-Stands oder von ihrem Mann aufgrund der neuen Körperfülle verlassen worden. Nein, vielmehr müssen sie aufpassen, dass der Finger nicht irgendwann abfällt, weil die Blutzufuhr unterbunden wurde.

Als Katrin von geschwollenen Fingern und Füßen berichtete, wurde die Frauenärztin erst einmal hellhörig. In Verbindung mit Bluthochdruck entsteht sehr schnell eine Gestose, die auch das Kind schädigen kann. Da meine Frau mit ihren Blutdruckwerten weit weg von hoch war und auch die Ultraschalluntersuchungen der Plazenta keine Auffälligkeiten ergaben, war auf dem Gebiet wieder Entwarnung angesagt. Wichtig sei nur auf regelmäßige Hochlagerung der Beine zu achten und genügend zu trinken.

Sich zu schonen, hatte Katrin in den letzten Wochen zwangsläufig gelernt. Jedes Mal, wenn sie wieder übertrieb bekam sie auch Ärger mit dem Vater ihres Kindes. Sie hörte immer öfter auf mich – bildete ich mir zumindest ein. Die Wahrheit war wohl eher, dass sie vor lauter Erschöpfung gar keine Faxen mehr machen konnte, da sie zu kaputt war und sich auf das Kinderkriegen konzentrieren musste.

Wenn ich zu Hause war, achtete ich manchmal darauf, dass wir auch wirklich spazieren gingen. Wir drehten bei schönem Wetter öfter eine kleine Runde und rafften uns zu dieser kontrollierten Bewegungseinheit auf. Vorteil dieser Trips war die Möglichkeit, lang und ausgiebig zu reden. Das taten wir ohnehin schon oft und viel und hatten uns auch nach beinahe zwölf Jahren eine Menge zu erzählen, aber in der freien Natur im Sonnenschein auf einer Bank bei Windstille hatte es was Besonderes. Wir saßen an der höchsten Stelle Witten-Stockums und genossen die Ruhe des Ruhrgebietes. Es gibt Zeiten, da fühlt man sich im Pott wie in einem Naturschutzgebiet in den Rocky Mountains. Nur dass in Witten zwischen den Feldern alle fünf Minuten jemand vorbeikam und in den Rockys zwischen den Mountains alle fünf Jahre. Trotzdem mochten wir kaum glauben, wie viel Ruhe man aufsaugen konnte, wenn man es nur zuließ und sich aktiv darum kümmerte. Wir hatten uns und schworen, dass wir auch in Zukunft viel miteinander unternehmen wollten und stille Momente für uns suchen, finden und genießen würden. Das war unser Plan.

Ich hatte keine Ahnung, wie es letztendlich ist, für einen Menschen zu sorgen, aber in der Theorie kann man sich der Sache erst einmal annähern. Das Leben wird komplett umgekrempelt, die Fixierung ist dann eine ganz andere, jeder wird sich total umstellen müssen, aber trotzdem sind kleine Inseln bestimmt nicht so verkehrt. Besonderheiten, auf die man sich freut und die ganz persönlich sind, die den 24-Stunden-Job auflockern und richtig schön werden lassen. Es ist ein Abwägen zwischen eigener Verwirklichung und Fortführung des Lebens mit der Bemutterung eines kleinen hilflosen Geschöpfes. Pädagogen sagen, dass Konstanz im Tagesablauf das A und O und sowohl für das Kind als auch für die Eltern von Vorteil sei. Wie streng die Erziehung vollzogen wird, liegt im Auge des Betrachters, aber wichtig ist wohl, dass konsequent an dem Fels in der Brandung gearbeitet wird. Das war natürlich alles reine Theorie und in der Theorie war ich super. Zumindest in meiner ausgedachten Kindererziehungswelt. Maximale Entfaltung der Potenziale mit größtmöglicher Freiheit beider Parteien unter Berücksichtigung der normativen Grenzen mit dem Blick für die Realität und der Einsicht, dass der Mensch nur zur Fortpflanzung existiert und somit das Kind Vorrang genießt, brachte die Sache vielleicht auf den Punkt. In der reinen Theorie wirklich einfach zu verstehen. Wäre ich ein Forscher, würde ich eine Formel mit vielen Variablen aufstellen und könnte vorhersagen, mit welchem IQ Klein-Busemann jedes seiner Lebensjahre abschließt und vor allem, wie glücklich er dabei ist.

Aus diesem Grunde nahmen wir die ersten Euro in die Hand und investierten in das Glück unseres Kindes. Natürlich ist ihm egal, ob er die ersten Jahre in einer Bananenkiste oder einem Himmelbett schläft. Brenzlig wird die Situation erst, wenn die ersten Freunde Störeinflüsse senden und Lucas auf den Trichter kommt, dass ein Bett mit Bananengeruch nur für massig beharrte Primaten normal ist. Also investierten wir zu Beginn der Episode vielmehr in das Glück der Eltern. Wir machten uns auf den Weg und wollten zwei Schlafzimmer kaufen. Eines für uns, eines für den Sohn. Zu aller erst regelten wir die Dinge der Erwachsenen. Unser Schlafzimmer war grandios. Es würde aus tollem Furnierholz bestehen, das Bett ein wunderbares Rückenteil zum Anlehnen haben und dazu noch zwei Meter breit sein, damit die Besucherritze immer für kleine Angsthasen frei wäre, die des nächtens Unterschlupf beim Erzeuger suchten. Wir setzten uns mit dem Verkäufer zusammen und berechneten das Objekt unserer Begierde in all seinen Einzelteilen. Unter dem Strich stand eine sehr große Zahl. Es war demotivierend. Nicht unser Sohn war teuer, wir waren das. Lucas war billig. Spottbillig. Wir schluckten tief und zogen trotzdem vergnügt von dannen. Wie konnten wir so viel Geld für ein Bett und einen Schrank ausgeben wollen? Unsere Schmerzgrenze hatte sich gerade auf das Doppelte nach oben geschoben. Schmerzen ertrugen wir also mit Leichtigkeit. Und wir hatten Spaß dabei! Wir mussten diesen Preis erst einmal sacken lassen und beschlossen, dass Lucas sein Zimmer auch nicht unbedingt an diesem Tag bekommen musste.

Sorry, Lucas, deine Eltern sind zu teuer. Du musst erst einmal warten. Lediglich das Modell stand nicht zur Disposition. 999 Euro für Bettchen, Wickelkommode und Schrank hatten wir jetzt als fairen Preis verdaut. Schwiegervater Hans würde zwar die Nase rümpfen, da wir nicht in Echtholz investierten, aber an ein bisschen Spanplattenleim ist noch kein Säugling zu Grunde gegangen. Zudem besaß es keine hervorstehenden Ecken, an denen er sich den Kopf einschlagen konnte. Die Wickelkommode hatte eine Anti-Runterroll-Kante und die Türen und Schublade schlossen sich mit einem angenehm ruhigen Ssss-buff.

Auf dem Rückweg machten wir an einem Babymarkt halt. Grundsätzlich tummeln sich dort, wie sollte es anders sein – fast nur Pärchen. Oder aber werdende Omas mit werdenden Müttern, also auch Pärchen. Das Beratschlagen hier von Mann und Frau ist das Natürlichste und Hilfloseste, was die Welt kennt. Es hielten sich in dem Laden zeitgleich etwa 20 Babylegastheniker auf, die an irgendwelchen Utensilien schraubten, probierten, drehten und diskutierten. Wir stürzten uns zuerst auf die Kinderwagen. Das müsste nach dem Zimmer das Wichtigste sein. Das stand auf der Liste, die uns unsere Freundin Susanne gemacht hatte, auch ganz oben. Aber Kinderwagen gab es ungefähr so viele wie PKW für Erwachsene. Wir konnten sozusagen den Tata Nano kaufen, der aber nur Inder bis 3,2 Kilogramm trug und sonst eher wie eine Seifenkiste aussah, oder wir konnten auch den Rolls Royce unter den Kindergefährten kaufen. Preise würden uns jetzt nicht mehr schocken. Wir waren alles gewohnt, von 50 bis 5.000 Euro konnten wir Ahnungslosen uns alles vorstellen. Die 120.000 Euro, die ein Kind bis zur Volljährigkeit kostet, mussten ja irgendwie verprasst werden.

Den ersten Wagen, der uns von Susi empfohlen worden war, hatte ungefähr drei Räder, das heißt, dass er auf der hinteren Achse zwei weit auseinanderstehende Räder und vorn eine bewegliche Achse mit zwei ganz dicht beieinander liegenden Rädern hatte. Er bestand aus einem robusten Aluminiumrahmen und ihm haftete ein Preisschild über 519 Euro an. In dem Alugestell befanden sich noch zwei verschiedene Transportsysteme für das Kind, welche je nach Alter und Gewicht umgebaut werden konnten. Da es sich hier um erstklassige Wertarbeit handelte, war für mich klar, dass diese beiden Sitzschalen zusätzlich kosten würden. Aber Katrin machte mich darauf aufmerksam, dass es ein Komplettangebot sei, das sie im Internet schon hundert Euro billiger gesehen habe.

Ein wichtiger Faktor vor dem Kauf eines Kinderwagens ist das Ausprobieren. Sein wahres Gesicht zeigt er nämlich erst im Dauertest. Katrins Schwester Sylvie wies darauf hin, dass bei einem zweistündigen Spaziergang schnell die Arme verdreht, der Ausflug in bloße Anstrengung kippte und die Schieberei zur Qual würde. Ferner mussten wir darauf achten, dass der Griff in der Länge verstellbar war und wir ein Modell aussuchten, welches beim Gehen nicht immerzu mit den Fußspitzen in Kontakt kam, weil man unten vor die Achse trat. Wir mussten einen finden, der sowohl mich, als auch meine dreißig Zentimeter kleinere Frau angenehm und dauerhaft gehen ließ, ohne uns an unserem natürlichen Gang zu hindern. Es war uns klar, dass mit diesen

Anforderungen kein Tata Nano in Frage käme. Es war auch die Frage, wie lang man welches Modell benötigen würde. Wie lang waren die Spaziergänge wirklich? In welcher Jahreszeit würden wir vor die Tür gehen? Im prallsten Sommer kurz nach der Geburt oder nach einem halben Jahr im tiefsten Winter? Vielleicht könnte Lucas dann schon fast sitzen und brauchte gar keinen Wagen mehr zum Liegen. Wir könnten alles kaufen, dann würde nichts fehlen, aber dann wäre das Portmonee schneller leer, als der Weihnachtsmann das erste Mal seine Geschenke bringen konnte.

Deshalb schmiedeten wir mit unseren erfahrenen Freunden einen optimalen Plan. Wir profitierten vollends von all ihren Fehlkäufen und konnten uns auf die wirklich wesentlichen Dinge konzentrieren. Wir waren zwar nun ein paar Jahre die Hinterherhinker, die von nix eine Ahnung hatten, aber jetzt waren wir die großen Profiteure und würden in Babymärkten ganz gezielt ausnahmslos vernünftige Dinge suchen und kaufen – wer's glaubt, der kennt uns nicht.

Wir durchstöberten das Geschäft weiter und probierten allerhand wirres Zeug aus und wunderten uns über Erfindungen, die die Welt nicht braucht. Zum Beispiel einen Badeeimer für 14,90 Euro, da tut's auch der Putzeimer aus dem Supermarkt für ein Zehntel. Noch besser war da die Babybadewanne. Mit Gestell und Stöpsel für den Abfluss. Sah aus wie ein Wäschekorb. Und einen Wäschekorb würden wir auch zum Baden nehmen. Wofür braucht man ein Abflussloch in einem Wäschekorb und das zum dreifachen Preis? Jetzt hatte ich noch eine große Klappe, in einem halben Jahr würde ich bestimmt eben dieses Badeset kaufen und dazu noch eine Ablagevorrichtung für den Waschlappen aus reinstem Goldfischleder, das fein geschuppt selbst hartnäckigsten Babydreck schonend entfernen würde.

Zumindest konnte niemand der Babyindustrie vorwerfen, dass sie sich keine Gedanken machen würde. Alles war bis ins kleinste Detail durchdacht, und wenn es keine Käufer dafür geben würde, wären solche Artikel auch nicht im Sortiment. Und dass ein jeder Kindernovize eine Menge Kram brauchte, merkte ich spätestens angesichts der langen, lediglich zur Hälfte fertiggestellten Liste von Susi. Der Abend war für die Fülle der Gegenstände einfach zu kurz. Da hatten werdende Mütter, die sich wiederum mit ihren Müttern in dem Laden blicken ließen, scheinbar entscheidende Vorteile. Sie bekamen den Rat direkt aus erster Hand. Ich glaube nicht, dass vor dreißig Jahren die Badewannen aufgebockt und die Kinderwagen dreirädrig waren. Also kämpften auch sie doch wieder mit den gleichen Problemen und die Ausgangslage war genauso hoffnungslos. Schwiegermütter sahen das aber meist nicht ein. Wir wussten, dass wir hoffnungslos waren. Und das hatte auch seinen Reiz: Die Welt des Kindes mit den Augen eines Kindes zu entdecken und sich dabei genauso kindlich zu fühlen wie es Kinder tun. Wirklich süß.

Über unser Schlafzimmer hatten wir uns nicht weniger Gedanken gemacht. Wir trösteten uns mit der beruhigenden Ausrede, dass unseres mindestens zwanzig Jahre halten sollte. Deshalb dürfe es auch mehr kosten als das unseres Sohnes. Das erste Mal sollten wir richtig viel Platz in einem Haus haben und schon wieder wurden uns in unserem Stapel- und Sammelwahn die Grenzen aufgezeigt. Der Schrank war einfach nicht groß genug. Oder war nur die Wand zu klein? Wir machten den Eindruck, als wohnten zwei Frauen in diesem Haus. Das war definitiv nicht der Fall. Also war der Typ an Katrins Seite ein Mann. Ich. Wir sollten einen drei Meter fünfzig breiten Schrank in unser Schlafzimmer bekommen und wussten nicht, ob der Platz ausreichen würde.

Ein weiteres Handicap war unser Fernseher. Wir genossen das Fernsehen kurz vor dem Einschlafen. Das war unsere Art, uns bedudeln zu lassen und ein wenig runterzukommen. Unser Fernseher musste in dem Schrank untergebracht werden. Deshalb fehlte uns ein halber Kubikmeter an Stauraum. Also waren wir doch nicht so schlimm. Oder waren wir naiv? Wir wollten einen Fernseher in unserem Schlafzimmerschrank einbauen lassen und erwarteten bald unseren ersten Sohn. Kinderlose Paare nicken nun bestimmt und sagen, dass wir die richtige Entscheidung träfen. Die Oberhäupter der dreiköpfigen Familie lachen bestimmt laut auf und Eheleute mit mehr als zwei Kindern fallen hinten rüber und verhöhnen uns wegen unseres falschen Einschätzungsvermögens. Aber ab acht ist der Zwerg im Bett und dann können Mama und Papa doch in die Glotze gucken? Das war unsere Strategie. Eine sehr einleuchtende, wie ich fand. Wir würden es durchziehen. Wenn wir in der Zukunft nicht guckten, würde er im Schrank wenigstens nicht so zustauben. Also, alles im grünen Bereich.

Kurze Zeit später fuhren wir mit dem Auto zum Möbelgeschäft und nahmen die erste Investition in Lucas' noch nicht begonnenem Leben vor. Wir kauften das Kinderzimmer. Es hieß zwar Rico und nicht Lucas, aber es war, wie gesagt, unsere erste Wahl in Sachen Preis-Leistungs-Verhältnis. Die Verkäuferin fragte, ob wir es sofort mitnehmen wollten. Wir nickten gelangweilt und ließen sie wissen, dass wir mit einem Kombi da seien. Dann sei alles klar, wir bekamen die Rechnung, die meine Frau sogleich zahlte, und fuhren zur Ausgabestelle.

Da mich Katrin unmittelbar zuvor nach einer Dienstreise vom Flughafen abgeholt hatte, war mein Koffer noch im Auto, was allerdings kein Hindernis darstellen sollte. Wir hatten ja einen Kombi. Der nette Herr vom Möbelgeschäft rief uns aus dem Wartebereich, führte uns um die Ecke und sagte leicht grinsend: »Bitteschön!« Dabei zeigte er mit einer lockeren Handbewegung in Richtung eines blauen Ungetüms, das aus vier kleinen Rollen und einem stabilen Boden bestand und mit drei hoch aufgeschossenen Gittern die Ware am Herunterstürzen hinderte. Auf dem Gefährt waren unzählige Kartons.

»Was ist das?« fragten wir. »Ihr Kinderzimmer.« »Au Backe. Das gibt's doch nicht.« »Wenn Sie wollen, können Sie auch öfter fahren, dann lassen Sie einfach was hier, wenn's nicht passt«, sagte der Herr. »Das passt. Zur Not auf'm Dach. So fahren andere bis nach Istanbul«, rief ich ihm zu. Ich hatte auch meinen Stolz, aber irgendwie verdrängt, dass wir nicht mit einem Ford Granada an den Bosporus, sondern mit einem Opel Signum nach Witten wollten. Das war ein himmelweiter Unterschied.

Seitdem wir ein Kind erwarteten, machte ich mir über nicht funktionierende Dinge weniger Sorgen. Es waren einfach zu viele Angelegenheiten, die man fortlaufend beachten musste. Ich konzentrierte mich auf wesentliche Dinge wie Geld, Zeit, Krankheiten und Bauch eincremen, aber nicht auf Platzprobleme in einem Auto. »Wie gesagt, wir sind bis acht Uhr hier«, sagte der Mann vom Möbelgeschäft. »Das passt schon da rein«, versicherte ich ihm und mir immer noch. Ich war ehrgeizig, erfinderisch und ich erreichte meine Ziele. Immer. Zu der Zeit hatte ich ganze zwei Kartons im Auto, acht standen noch um unseren tollen Kombi herum und es machte nicht den Anschein, als würden noch weitere drei Stück reinpassen, geschweige denn acht. »Genau, immer optimistisch bleiben! Sie wissen, wo Sie mich finden!« Das war Erfahrung, der hatte wohl schon ein paar Dramen vor der Halle erlebt.

Nebenan quetschte ein junges Paar eine etwa 1,80 Meter lange Tischplatte in eine A-Klasse. Mit Schmackes donnerten sie die Heckklappe runter. Da fehlten mehr als dreißig Zentimeter. Die waren genauso chancenlos wie wir. Ich wartete immer darauf, dass die Heckscheibe endlich rausflog, damit sie einsahen, dass es nicht ging. Aber ich war ja nicht besser. Ich überlegte. Selbst wenn ich meine Frau an der Laderampe stehen lassen würde und alleine mit den Kartons nach Hause düste, hätten wir nicht genug Platz. Es half nichts, wir mussten zweimal fahren. Mit Frau und Koffer und der ersten Hälfte des kleinen Kinderzimmers. Wir brachten die restlichen Kartons wieder zurück und holten sie mit einer weiteren Fuhre später ab. Hinter uns fuhr eine A-Klasse mit zwei jungen Insassen vom Parkplatz, die verdächtig nah an der Windschutzscheibe saßen. Verdammig, die hatten es geschafft. Wo war mein Ehrgeiz? Jetzt machten mir schon Teenager was vor.

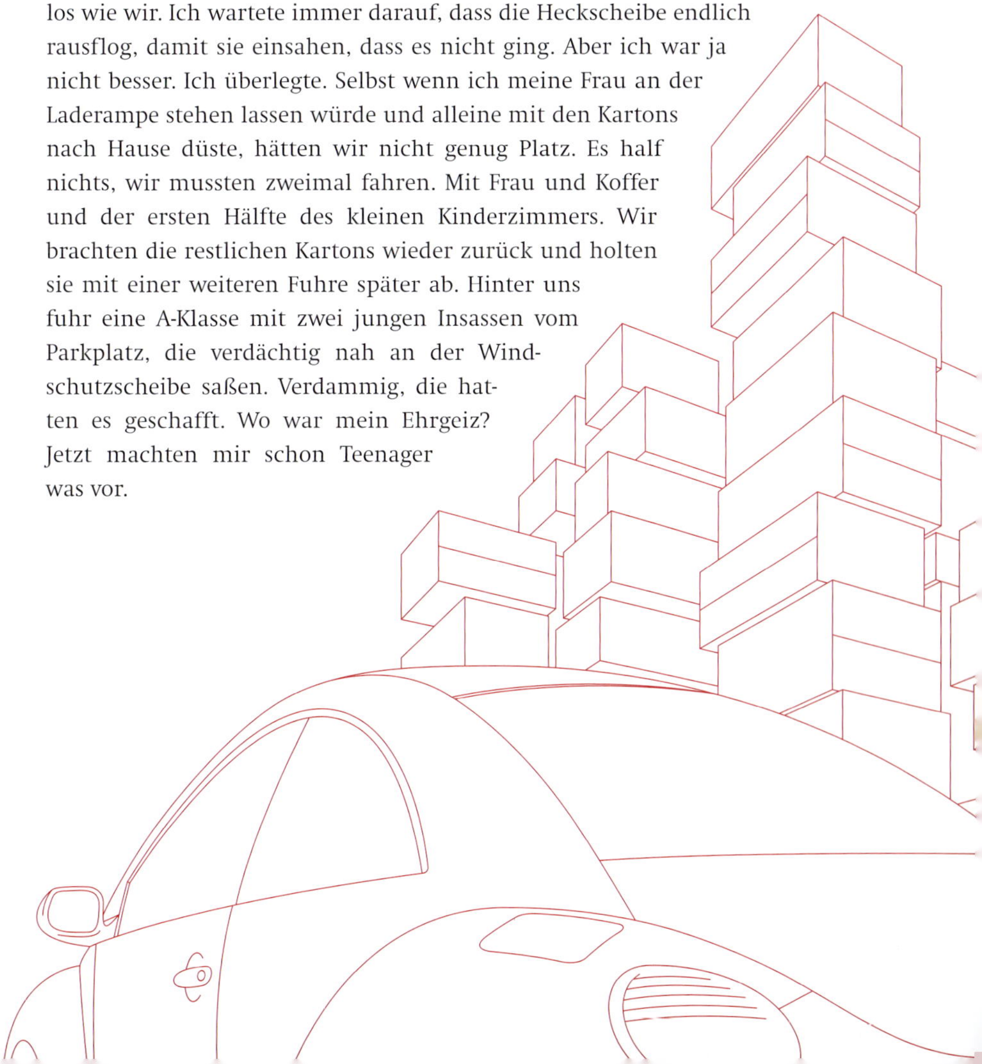

Festzuhalten bleibt, dass es wohl keinen richtigen Zeitpunkt für den Start der Kauforgie gibt. Fängt man zu früh an, schlagen alle die Hände über dem Kopf zusammen und raten, nichts zu überstürzen. Wenn man zu spät loslegt, kommt man ganz schön ins Hintertreffen. Wir haben uns gesagt, dass man in der 23. Woche langsam beginnen könnte. Alles was wir zu Beginn kaufen, können wir von der Liste streichen. Es kommen noch genug Dinge, die bewältigt werden wollen. Und mit der Erfahrung guter Freunde lassen sich weitaus cleverere Entscheidungen treffen als durch zu langes Warten. Einziges Problem ist die Frage, wo der ganze Krempel untergebracht wird. Dieser Gedanke zerschlägt sich aber relativ schnell, da zu all den Anschaffungen noch eine ganz gravierende hinzukommt. Der Hauptdarsteller. Und die Requisiten werden dann sowieso gebraucht. Also, was man hat, das hat man. Zudem kann das Geld dann nicht mehr in so unnütze Anschaffungen wie überdimensionierte Elternschlafzimmer fließen.

rede mit ihm

22 Nachdem wir die unzähligen Kartons irgendwie im Keller und in der Wohnung verteilt hatten, dachten wir über den zeitlichen Ablauf des Aufbaus nach. Aber noch wichtiger war es, sich auf den Rhythmus unseres Sohnes zu konzentrieren. Nachdem ich anfangs beim ersten Tritt beruhigt und beim zweiten Tritt schon das Gegenteil war, wurde ich nun noch entspannter. Wir ließen uns sagen, dass auch Ungeborene einen Tagesablauf mit einem Wechsel zwischen vermehrten Aktionen und ruhigeren Phasen hätten. So ist übermäßiges Treten kein Zeichen von Nervosität und stellt eigentlich nur eine gesunde Aktivität dar. Immer wenn Katrin etwas die Augen verdrehte, sich leicht krümmte, die Hände auf den Bauch legte, kurz und dumpf »Umpf« grummelte, war es ein Zeichen, dass Lucas sich wieder im Leib drehte oder er gerade den Magen, den Darm, die Blase, die Aorta oder sonst was traktierte. Woher sollte er auch wissen, was er durfte und was er besser lassen sollte?

Wie er sich in der Dunkelheit wohl fühlen mochte? Völlig finster war es ja nicht mehr und auch er sollte schon den Wechsel zwischen hell und dunkel erkennen können. Das ist einer der Gründe, weshalb Schwangere ihren Bauch nicht in die pralle Sonne legen oder unter das Solarium gehen sollten. Er schwamm in einer glibberigen Masse, atmete nicht und lebte trotzdem. Er war ein Säugetier, wurde allerdings lediglich passiv über eine dünne Schnur versorgt. Sauerstoff atmete seine Mutter für ihn, die ihm indirekt dieses Lebenselixier verabreichte. Wenn er Fruchtwasser trank, bekam er einen Schluckauf, Kiemen hatte er aber keine. Er drehte und wendete sich den lieben langen Tag und schaffte es immer wieder, sich nicht in der Nabelschnur zu verheddern. Bei den Saltos, die er vollführte, eine wahre Meisterleistung. Wenn ich genauer darüber nachdachte, bekam ich (mal wieder, wie sollte es auch anders sein) Angst und hoffte, dass er immer fünf Drehungen nach rechts, aber dann auch wieder fünf Drehungen nach links machte und den Strick nicht so verzwirbelte, dass der Nahrungssaft nicht mehr hindurchkam. Er wurde tagtäglich durchgeschüttelt und spürte jeden Schritt seiner

Mutter. Manchmal streckte er seinen Hintern heraus und ließ die Hülle seiner Behausung unförmig werden.

In der Gebärmutter müssen Lautstärken herrschen, die einem draußen unnatürlich nervend vorkommen. Wenn sich nämlich zum Beispiel ein kleines Böhnchen den langen Weg nach draußen bahnt, dann muss das Gas-Masse-Gemisch zwangsläufig an dem Kind vorbei. Das kann mitunter ganz schön knattern. Ein Krümel in der Luftröhre der Mutter oder ein Staubkorn in der Nase der gleichen kann mitunter einen wahren Orkan in der Gegend des Kindes auslösen. Äußere Geräusche scheinen da eine Wohltat zu sein. Schön abgepuffert durch eine dicke Schicht Flüssigkeit gelangen sie als dumpfes Grollen in die Tiefen des Lebens. Väter sind also nicht für das Knalltrauma verantwortlich. Das ist ja wenigstens schon mal was. Dafür haben wir ein Alibi. Trotz der ständigen Bewegungen um ihn herum, fand er Zeiten, in denen er für Stunden keinen Mucks von sich gab, um dann in Zeiten der äußeren Stille plötzlich voll aufzudrehen und einen wilden Tanz hinzulegen. Dabei besteht nur die Vermutung, dass in vollkommener Ruhe die kindlichen Bewegungen um einiges intensiver wahrgenommen werden können.

Katrin legte, wie es Schwangere anscheinend alle tun, die Hände immer wieder schützend und beruhigend auf ihren Bauch. Babys in diesem Stadium ließen sich auch ärgern. Vielleicht war wach machen oder kommunizieren der bessere Ausdruck. Wenn man mit den Fingern vorsichtig in den Bauch drückte, erwiderte Lucas das mit vermehrter Bewegung. Allerdings mochte ich das überhaupt nicht, da ich ihn keinem vermehrten Stress aussetzen wollte. Auch als die Frauenärztin zur besseren Sichtbarmachung kurz auf den Bauch drückte, dachte ich immer nur, sie solle meinen Sohn bloß nicht kaputt machen. Aus dem Grunde konnte ich es auch nicht haben, wenn Katrin sich zu schnell einer Tischplatte näherte, wenn sie mich zu hastig umarmte oder wenn sie sich in der Küche an mir vorbeischieben wollte und wieder an meinem dicken Hintern hängen blieb. Oder war es gar nicht mein Hintern? Doch, natürlich. »Katrin, das ist nur ein gaaanz kleines Bäuchlein. Das ist nicht schlimm!«

Dabei stellte sich dann auch immer die Frage, wie die psychische und physische Verteilung der elterlichen Fürsorge war. Die Frau beschäftigt sich notgedrungen und zwangsläufig den ganzen Tag mit der Materie. Spätestens wenn der Bauch nach vorne zieht, der Rücken schmerzt und der Hosenbund nicht an der Hüfte, sondern direkt unter der Brust drückt, ist es das untrügliche Zeichen, dass physisch die 100 Prozent erreicht sind. Im Kopf hat sich die Schwangerschaft dementsprechend auch schon längst verankert, kratzt doch der scheinbar fehlende Sexappeal am Ego. Den ganzen Tag wird darüber nachgedacht, was man essen darf und noch essen muss und wie man sich am besten bewegen sollte, damit Klein-Lucas nichts passiert. Der angehende Vater hingegen ist nur damit beschäftigt, seiner Frau das Leben so angenehm wie möglich zu gestalten. Er muss das Freizeitprogramm organisieren. Spaziergänge, Ausflüge und Shoppingtrips. Sie müssen den Organismus in Schwung halten, aber nicht überstrapazieren. Es ist wie beim Sport vor einem großen Wettkampf. Trainiert wird nur noch sehr wenig und die Kräfte werden für den großen Tag gespart, trotzdem muss man aufpassen, dass man nicht einrostet und die Bewegungen in der Intensität ausführen, dass sie entspannen und vitalisieren.

Dass wir bald Eltern wurden, konnte ich noch nicht richtig realisieren. Ich wusste es, aber was es wirklich bedeutete, das wusste ich nicht. Auch da war es wieder wie im Sport. »Ich kann die Goldmedaille noch gar nicht realisieren!«, hört man oft aus den Mündern allzu erstaunter Gewinner. Das mit dem Gold konnte ich sowieso nicht realisieren, da ich sportlich nur als 63-facher Kreismeister von Gelsenkirchen am Geschmack des Sieges nippen konnte. Kapieren und realisieren waren wirklich zwei verschiedene paar Schuhe. Natürlich wusste ich, dass wir im Juli einer mehr sein würden. Natürlich wusste ich, dass wir bis dahin höllisch aufpassen mussten und natürlich wusste ich auch, dass wir ab Juli noch höllischer aufpassen mussten, als wir es jetzt schon taten. Es war unvorstellbar ... – schön? Unglaublich? Angst einflößend? Nicht realisierbar? Alles ein bisschen, aber hauptsächlich schön.

Zur besseren Vorbereitung riet mir Katrin, meinem Sohn was zu erzählen. Als würde es nicht reichen, dass ich ihm, wenn ich nur konnte, eine Ganzkörpermassage zu Gute kommen ließ, indem ich Katrin den Bauch eincremte. Jetzt sollte ich dem Bauch auch noch Geschichten erzählen. »Hallo, kleiner Mann. Wie geht's dir denn heute? Gut geschlafen, schön gespielt und Mama schon geärgert?« Was erzählt man einem Bauch? Vor allem, wenn die Besitzerin dieses Bauches immer erwartungsvoll nach unten schaut und nicht so platte Floskeln, sondern liebevolle Gespräche erwartet. Ich fühlte mich wie ein Schauspielschüler in seiner ersten Sexszene. Nackig und beobachtet.

Katrin hatte Recht, wenn sie sagte, dass Lucas meine Stimme schon allmählich zuordnen könne und eigentlich müsse ich mich enorm einschleimen, damit er mich als gleichberechtigten Erzeuger kennen lerne. Ich war häufig unterwegs, ich redete zwar viel, aber meist mit Katrin und meine Riesenpranken mussten so riesig sein, dass er in Regungslosigkeit verharrte, wenn ich meine fünf Finger in seine Richtung brachte. Vielleicht war es aber auch die absolute Ruhe, die ihn durchströmte, wenn ich mich seiner annahm und ein wenig körperliche Nähe aufbaute. Vielleicht hatte ich eine so einschläfernde Wirkung auf ihn, dass er sofort einknackte, wenn ich nur in seiner Nähe war. Meine Aura war beruhigend! Das hörte sich besser an als: »Mein Sohn hat Angst vor mir.«

Es liegt in der Natur des unfertigen Babys, dass die Frau sich 24 Stunden am Tag mit seinem Wachstum und Gedeih beschäftigte und der Mann die Rolle des hilflosen Außenstehenden übernahm. Was blieb ihm auch anderes übrig? Er wird zu der Zeit nur für das Wohlbefinden seiner Frau gebraucht, die wiederum ihr gutes Gefühl auf das Kind überträgt. Wenn es der Frau schlecht geht, dann gibt sie die Stresshormone an das ungeborene Kind weiter, was wiederum zur Folge hat, dass es dem schlechter geht. Die Aufgabe des Mannes ist es, nun keine Hektik aufkommen zu lassen, seine Frau zu entlasten und den Pausenclown zu spielen. Damit es ihr gut geht und somit auch dem Kind. Eine verdammt wichtige Aufgabe. Und die fordert uns Männer auch mindestens 24 Stunden am Tag. Da wir Konzepte lieben, technisch veranlagt sind und zudem noch Verantwortung übernehmen, beschäftigen wir uns neben all unseren ganzen anderen wichtigen Aufgaben auch noch damit. Wir sind genauso stark in die Entwicklung des Kindes eingebunden wie die Mutter. Wir sind wichtig. Verdammt wichtig. Auch wenn wir nicht mit Bäuchen reden.

Das mit der Liebkosung von überproportional großen Bäuchen übernehmen auch andere. Frauen werden in der Gesellschaft nicht selten auf ein Minimum reduziert. Augen, Bauch, Beine, Po und Brüste. Das ist alles, was Mann zum Thema Kontaktanbahnung braucht. Es soll einige Männer geben, die sind anders veranlagt, aber geguckt wird immer. Und bei Schwangeren vollzieht sich der Scan des Objektes Frau viel zielgerichteter. Kopf (ah, die kenne ich!), Augen (sie sieht nicht, dass ich glotze, also weiter unten gucken), Brüste (hat die sich Implantate einbauen lassen? Noch weiter unten gucken), Bauch (Boah, was 'ne Plauze! Die hat aber zugelegt. Letztes Mal sah sie irgendwie schnittiger aus!).

Die Schwangerschaft fällt dem Mann erst ab dem siebten Monat auf. Manchen Frauen wird sogar das Schicksal zuteil, dass Männer vier Wochen nach der Entbindung fragen, wann es denn nun endlich so weit sei. Das ist dann der Punkt, an dem man schnell gehen sollte und die Telefonnummer im Handy für immer löschen kann.

Wenn der Mann die Schwangerschaft realisiert, weckt das in ihm Vaterinstinkte und 90 Prozent der zukünftigen Väter strecken ihre Hände nach dem Bauch der Frau aus. Freunde dürfen das ebenfalls. Da wird kein Unterschied gemacht ob Mann oder Frau, aber es gibt auch unzählige Fremde, die einfach mal fühlen wollen. Was gibt es da zu fühlen? Hey, selbst ich fühl da nix. Und durch das Unterhemd, das T-Shirt, den riesengroßen Schwangerschaftshosenbund, den Pullover und am besten noch die Jacke, da fühlt man wirklich nichts! Und an Handauflegen glauben wir auch nicht. Manche Männer sagen bei Frauen: Nur gucken, nicht anfassen! Warum ändert sich das bei Schwangeren in: Sofort anfassen und gar nicht mehr die Frau beachten. Ohne Bauch wäre das sexuelle Belästigung am Arbeitsplatz. Mit Bauch denkt wohl ein jeder, der Sexappeal sei vollkommen weg, diese Attacke könne niemals falsch gedeutet werden und die Frau fände es außerdem ganz toll, wenn körperliche Nähe aufgebaut würde. Niemand würde auf die Idee kommen, einfach mal seiner Kollegin an die Wäsche zu gehen. Aber in dem Fall fühlt sich jeder eingeladen. Dabei sollte der Bauch ein Heiligtum sein.

Es gibt auch noch Unterschiede in der Art des Zupackens. Die einen sind freudig erregt und greifen gleich zu. Die nächsten grinsen zufrieden und greifen einen Augenblick später zu. Wieder andere gratulieren und sehen das als Eintrittskarte zum Zugriff und die letzten sind fast teilnahmslos, aber wollen trotzdem fühlen. Die Allerletzten, die machen es richtig. Sie grinsen, gratulieren, freuen sich und fühlen fragend vor, wann es denn so weit sei. Verbal. Ohne Hände. Geht auch. Ich habe noch niemanden gesehen, der nachher geweint hat, weil er vergessen hatte zu fühlen.

An Katrins Schule gab es im Hause eines Kollegen einen weiteren Fall von Ringelröteln. Gerade hatten wir den ersten Schreck verdaut und waren fast glücklich, dass alles gut gegangen war, da ereilte uns die neue Hiobsbotschaft. Fast glücklich waren wir auch nur gewesen, weil sich Katrins Befund nicht geändert hatte. Das Blutbild zeigte immer noch keine eindeutige Immunität an. Es war das gleiche Bild wie vier Wochen zuvor. Auf der einen Seite war das gut, weil es ein Zeichen sein sollte und musste, dass keine Ansteckung vorgelegen hatte, auf der anderen Seite war es nicht so gut, weil das nichts Halbes und nichts Ganzes war, wobei wir natürlich nur nichts von etwas Halbem haben wollten.

Und nun mussten wir uns schon wieder damit auseinandersetzen, das Weite zu suchen und den Kontakt zu unterbinden. Wir hofften, die Signale schnell genug erhalten zu haben und achteten darauf, dass sich Katrin nicht ansteckte. Unsere letzte Vorsichtsmaßnahme war goldrichtig, da sich die Mutter der Kinder auch angesteckt hatte und wir darauf bestanden hatten, ihr aus dem Weg zu gehen. Es war zwischenmenschlich zwar ein harter Schritt, aber bei solchen Geschichten durfte man keine Rücksicht auf die Gefühle von Freund und Feind nehmen. Das Problem der Ringelröteln ist – wie bereits erwähnt – dass sie nur dann ansteckend sind, wenn der Krankheitsbefall noch nicht bekannt ist. Aber Katrins Blutbild war zufriedenstellend gewesen – nach der ersten Attacke. Jetzt zogen wir uns raus.

Eines Abends erschrak meine Frau trotzdem zutiefst. Ihr Bauch war urplötzlich voller Pocken und wildem Ausschlag. Es passte genau zur Inkubationszeit und wir waren aufgelöst. Mir verschlug es die Sprache und Katrin war am Ende. Es passte alles, zeitlich, gefahrentechnisch und auch das Krankheitsbild sprach laienhafte Bände. Ich konnte sie kaum beruhigen und musste jetzt den starken Mann spielen. Pocken am Bauch?! Ich suchte im Internet nach Bildern. Ringelröteln, Mumps, Allergie. Irgendwelche Bilder musste ich googlen, die belegten, dass es sich hier nur um eine Reibung der Kleidung auf einem zarten Bauch handelte. Wir fotografierten den Bauch, um am nächsten Tag eine Verbesserung oder Verschlechterung des Ausschlages analysieren zu können, aber unsere Kamera schaffte nur einen überbelichteten beigen Brei. Nichts für eine Dokumentation. Jetzt mussten wir uns das Bild merken. Und mit dem Merken hatten wir es zur Zeit beide nicht so. Aufgrund meiner stümperhaften Internetrecherche wollte ich erst einmal Entwarnung geben. Kein Anzeichen deutete auf eine Infektion hin. Der Befall des Ausschlages am Bauch wurde als allerletztes genannt. Vorher wurde alles andere befallen, aber nicht der Bauch. Ruhe bewahren. Optimismus vorheucheln. Gefahr herunterspielen. Das waren alles meine Stärken. Aber nur, wenn ich mit meiner Frau auf der Couch saß und mit ihr einen Heulfilm guckte. Das war Ernst, bildeten wir uns zumindest ein.

Der Anruf am nächsten Morgen um sieben bei der Gynäkologin beruhigte uns einmal mehr. Wir waren dann ein bisschen zuversichtlicher und wollten ihr glauben. Unsere Befürchtungen waren so abwegig, dass sie per Ferndiagnose Entwarnung geben konnte. Aber so ganz konnte ich ihr noch nicht glauben. Als Katrin tags darauf vor mir stand und der Bereich um den Mund ein wenig gerötet war, schaute ich heimlich genauer hin. Ich konnte nicht an mich halten und fragte beiläufig, ob sie sich am Mund gekratzt habe. Sie sah um die Lippen aus, als hätte eine Zweijährige das erste Mal Himbeereis mit Farbstoff gegessen. Aber sie hatte sich nur allzu heftig den Mund abgewischt, dadurch war es zu einer so soliden Durchblutung gekommen. Der Körper einer Schwangeren wird ohnehin besser versorgt. Also bestätigte sich die Diagnose der Frauenärztin indirekt. Trotzdem behielt ich Katrin im Blick. Man konnte nie wissen, wofür das gut war.

Festzuhalten bleibt, dass nicht nur die persönliche Anteilnahme an dem bevorstehenden Ereignis groß ist. Die Frau wird auf einmal zum Lebensstifter und auch als solcher angesehen. Fremde Inspektionen scheinen da die Regel zu sein, und man darf sich nicht wundern, wenn auf einmal Leute ein Gespräch anfangen, die sonst nicht so redselig sind. Leben bringt Leben ins Leben.

elterns erste turnstunde

23 Wir entschieden uns dafür, die Geburt mit einer uns nicht bekannten Hebamme zu wagen, die zum Zeitpunkt der Wehen Dienst haben würde. Musste auch irgendwie funktionieren und die waren ja nicht schlechter. Lediglich der persönliche Kontakt und das vorherige Kennenlernen, das vielleicht ein paar Hemmnisse abbaut, waren dadurch nicht gegeben. Aber nach fünf Stunden sollte es einer Gebärenden egal sein, wer an ihr rumzerrt. Sagt der Mann. Hoffentlich auch die Frau. Wir mussten uns jetzt noch eine Hebamme suchen, die die Nachsorge für Mutter und Kind zu Hause übernahm. Das war echt eine Wissenschaft für sich, die ich komplett falsch eingeschätzt hatte.

Früher war das doch auch nicht so schwierig gewesen. Da wartete die Frau neun Monate, bekam – wie der ahnungslose Mann gerne glaubt – erst den Blasenplatzer, ging in die Wehen über, drückte, presste, schnaufte und irgendwann flutschte der Nachkomme heraus. Bei Komplikationen kam der Medizinmann und half nach. Dann waren alle glücklich, das kleine Ding bekam einen Namen, säugte viel oder wenig, machte überall hin, aber nie in die Windeln und wuchs und gedieh.

In der heutigen Zeit brauchte man selbst für nachher eine Hebamme. Sie begleitete die jungen Eltern in ihrem neuen Leben zu dritt und stand mit Rat und Tat zur Seite. Oder auch nicht. Es war das gleiche Spiel, wie wir es bei der Hebammensuche für die vorgeburtliche Phase erlebt hatten. Ausgebucht, Urlaub, belegt, nicht da, selber schwanger. Wir konnten keine Helferin auftreiben, die uns die Wochen nach der Geburt begleiten konnte. Aber wir wollten nicht aufgeben. Vielleicht müssten wir uns zuerst mit der Geburt an sich beschäftigen.

Wir nahmen die neue Aufgabe als werdende Eltern sehr ernst und überlegten, wie wir einen Kurs finden könnten, der uns auf das Kinderkriegen vorbereitete, aber nicht zu viel Zeit in Anspruch nahm. Die hatten wir nämlich nicht. Neuer Job, Hauskauf, Babybesorgungen, weitergehende Selbstständigkeit, Verliebtsein. Das nahm Zeit in Anspruch.

Wir hatten die Wahl zwischen einem Crashkurs am Wochenende und einem Kurs in zehn Etappen mit freier Zeiteinteilung. Die Wahl zwischen acht Stunden Stakkatostöhnen und zehnmal einer Stunde, wenn wir Lust und Zeit hatten. Ich hatte aber eigentlich gar keine Lust darauf und auch nur selten Zeit. Ich wollte mich in meiner Unsicherheit nicht in irgendeine Gruppe begeben, mit Leuten, die mir fremd waren und mit ihnen um die Wette hecheln. Mein Freund Björn war entsetzt, als ich ihm erzählte, dass wir den Kurs vielleicht gar nicht belegen wollten. Fast außer sich vor Fassungslosigkeit wies er mich auf die Vorteile und die unbedingte Notwenigkeit solcher vorgeburtlichen Maßnahmen hin. Ich konterte, ich hätte gehört, dass diese Kurse von den zukünftigen Eltern eigentlich nur dazu genutzt werden sollten, sich mit sich und ihrem Kind zu beschäftigen und sich so wenigstens eine kurze Zeit auf das freudige Ereignis in dieser hektischen Zeit konzentrieren zu können. Das konnten wir uns nicht vorwerfen.

Wir beschäftigten uns so sehr mit Katrins Schwangerschaft, dass wir sogar Flöhe husten hörten – durch die Bauchdecke. Reden taten wir auch, lang und ausgiebig. Und außerdem war ich ein Erfahrener in Sachen Leiden und Grenzbelastungen. Ich wusste, was es heißt am Ende eines langen 1500-Meter-Laufes die letzten Kräfte zu mobilisieren, sich auf die Sache zu konzentrieren und mit einem fulminanten Endspurt auch die letzte Wehe zu überstehen. Am Ende eines langen Tages lag man erschöpft auf der Tartanbahn, war glücklich und zufrieden und genoss den Moment des Triumphes. Es war dieser Moment des Glückes, nach getaner Arbeit nichts mehr machen zu müssen, schwer zu atmen in der Gewissheit, dass der hohe Pulsschlag sich von allein reguliert und darauf zu warten, dass man in die heiße Wanne kann, um danach Unmengen von kalten Erfrischungsgetränken zu genießen und mit einem breiten Grinsen das Geschehene Revue passieren zu lassen.

Ich war zwar keine Frau, aber es gab eine Analogie zwischen Wettkampfsport und Geburt. Beides hatte ein klar definiertes Ziel, aber auch beides einen ungewissen Verlauf. Am Start ging man immer vom bestmöglichen Ergebnis aus, unterwegs verfluchte man sich und glaubte, so etwas nie wieder tun zu können. Und am Ende, da war man stolz und zufrieden und vergaß alle Anstrengungen. Wenn man sich an den Schmerz der Belastung erinnern könnte, würde man nie einen zweiten Wettkampf bestreiten, würde man nie einen zweiten Marathon laufen und würde eine Frau nie ein zweites Kind bekommen. Und es gab Frauen, die hatten fünf Kinder.

So weit die Theorie eines Mannes. Der kommt aber auch niemals in die Gefahr, ein Kind austragen zu müssen. Meine Frau sagte mir schon vor fünf Jahren, wenn ich während der Geburt auch nur ansatzweise erwähnen sollte, dass es nicht mehr lange dauere, die ersten 1000 Meter ein Kinderspiel seien, dann die letzte Runde angebrochen sei und sie die letzten 400 Meter mit einem Endspurt meistern solle, weil danach alles vorbei sei, dann – ja dann, würde ich hochkant aus dem Kreißsaal fliegen. Dabei wollte ich ihr doch nur helfen. So stellte ich mir das vor mit der Geburt. Konnte doch nicht so schwierig sein.

Aus dem Grund suchten wir also doch einen Kurs, der uns beide auf die Geburt vorbereitete. Björn war zufrieden und erwähnte noch mal die Wichtigkeit, weil wir während dieser Veranstaltung auch erfahren würden, zu was für Geräuschen meine Frau fähig wäre, die aber alle vollkommen normal sein sollten. »Was für Geräusche? Wird das geübt?«, wollte ich wissen. Natürlich, in ihrem Kurs hatte man geschrien, gestöhnt, gehechelt und sich beinahe beschimpft. Das sei die Generalprobe für die Geburt gewesen und sie hätten das volle Programm durchexerziert. Da hatte ich keine Lust mehr. Ich wollte keine Schauspielausbildung machen. Das konnte ich schon bei den Englischabenden in der Schule nicht und wenn es eine Statistenrolle gab, habe ich sie genommen. Und jetzt wollte ich bestimmt nicht mit wildfremden Leidensgenossen um die Wette hecheln. Aber wir hatten doch keine Ahnung.

Katrin fand einen Kurs, der in zehn Einzelstunden stattfand, in loser Reihenfolge, Teilnahme nach Belieben und mit oder ohne Partner. Das war doch optimal. Ich konnte sie aufgrund meines Jobs sowieso nicht immer begleiten und wenn uns der ganze Sermon zu blöde wurde, würden wir einfach nicht mehr kommen und keiner würde es merken. Optimal! So fingen wir dann auch an. Vor unserer ersten geplanten Stunde mussten wir noch so viele andere Dinge erledigen, dass wir uns abends nicht mehr in der Lage fühlten, auch nur einen Schritt vor die Türe zu setzen. Also blieben wir zu Hause und redeten miteinander. Das war ein Superkurs. Wir hatten jetzt zwar keine Anleitung, aber unsere laienhafte Konversation zu Schwangerschaft, Planung und Selbstbemitleidung wegen unseres desolaten Fitnesszustandes ersetzte jede Einheit Gruppenhecheln.

Da der Kurs flexibel gestaltet war, gingen uns beim nächsten Mal die Ausreden aus. Also zogen wir uns frische Socken an, warfen bequeme Kleidung über und zogen los – zu unserer ersten gemeinsamen Turnstunde. Nervös saßen wir eine halbe Stunde vor Beginn der Einheit vor dem Gymnastikraum. Ganz sicher waren wir nicht, aber wir hofften, hier richtig zu sein. Wir warteten. Fünfzehn Minuten später waren wir immer noch allein. Das war gut. Personaltraining. Da konnte keiner der erfahrenen Kursteilnehmer schief gucken, wenn wir ungelenk und ahnungslos irgendwelche Fehler machten. Noch zehn Minuten, wir waren immer noch allein. Aus der danebenliegenden Kapelle kamen die Gottesdienstbesucher. Allesamt Herrschaften älteren Semesters. Wir hörten, wie sie darüber redeten, dass immer weniger Teilnehmer der Messe beiwohnten. Das musste an der Etage liegen. Wir waren auch allein. Und das war gut so. Und die mussten noch nicht mal hecheln. Nur singen, beten, zuhören. Allerdings würde ich bei so wenig Menschen auch nicht singen wollen.

Der Fahrstuhl ging auf und eine Oma blieb vor der Tür stehen. Nein, mit dem fahre sie nicht. Mit den beiden anderen schon, aber mit dem nicht. So wird es vielleicht auch in zwei Jahren sein. Lucas will nicht allein Fahrstuhl fahren oder Rutsche rutschen. Da muss man ihn an die Hand nehmen und das gemeinsam machen. Das wollte ich jetzt nicht, da ich die Hand meiner Frau halten wollte und nicht die einer mir fremden alten Dame. Der Fahrstuhl brachte ein junges Pärchen mit. Das war Generationenwechsel. Das Pärchen stieg aus, die Oma stieg ein. Nun waren wir schon zu viert. Die Teilnehmerzahl hatte sich soeben verdoppelt. Sofort danach kamen noch vier Menschen, die Hälfte davon sah schwanger aus. Es war Punkt 19 Uhr, die Tür ging auf und heraus kam der vorherige Kurs. Wir guckten zur Seite und erwarteten dicke Ungetüme, die in Wollpullover eingepackt waren und in Birkenstocks daherwankten. Heraus kam eine ganz leicht füllige Frau, modisch gekleidet und gut frisiert. Nach ihr eine Frau mit Bauchwölbung, die ähnlich beschrieben werden konnte. Wir waren falsch. Das konnten doch keine Schwangeren sein. Das musste die Gruppe mit den fußballgroßen, aber gutartigen Lebertumoren sein. Die sahen für Schwangere zu gut aus. Eine Frau nach der nächsten verließ den Raum. Katrin und ich guckten uns an. Ohne Worte. Wir dachten beide das gleiche. Das hier ist normal. Das letzte Mal war nicht normal. Es gibt auch in dieser Phase Stolz und Selbstachtung. Man muss sich nicht gehen lassen. Aber wir wussten auch nicht, wie die ohne dicken Bauch aussahen. Vielleicht war das ihre Art von Lebensgefühl. Das musste man akzeptieren, aber im Gegensatz zu unserer letzten Erfahrung kamen hier gerade die Fotomodels für das Shooting des neuen Neckermannkatalogs heraus. Hier fühlten wir uns wohler.

Wir gingen in den Raum und standen recht unbeholfen in einer knapp 30 Quadratmeter großen Gymnastikhalle. Es lag der feine Geruch frisch geriebenen Sockenparmesans in der Luft und im Raum befanden sich zahlreiche Matten, große Bälle und andere Geräte. Die restlichen Teilnehmer gingen über den Flur in den Nachbarraum. Waren wir doch die einzigen? Etwas unbeholfen reservierten wir uns die Matte an der Heizung. Ganz in der Ecke. Unsere Mitturner kamen nun doch herein und waren schuhlos. Erster Fehler, wir marschierten mit Straßenschuhen in den Raum, der Sockenträgern vorbehalten war. Egal, wir waren neu.

Unsere Hebamme stellte sich kurz vor und begann mit uns die ersten Übungen. Ich drehte Katrin vorsichtig in die eine Richtung, dann in die andere. Wir balancierten auf einem großen Ball und zogen jeder am Ende eines langen Stockes. Es war eine unglaubliche Stille in dem Raum. Niemand sagte ein Wort. Nach etwa zwanzig Minuten sollten wir uns hinter die Partnerin setzen und uns bequem an die Wand lehnen. Die Hebamme erzählte etwas über die Atemtechniken. Oh, oh, jetzt wird gestöhnt, dachte ich nur.

Aber die Hebamme erklärte uns nur die verschiedenen Techniken und die Atmung in den Bauch wollten wir nun gemeinsam üben. Dazu legte sich die Frau rücklings zwischen die Beine des Mannes, der umfasste ihren Bauch von hinten und mit gemeinsamer Konzentration wurde jetzt geatmet. Tief in den Bauch hinein und langsam heraus. Tief rein und langsam wieder raus. Das machten wir einige Male und das sei die häufigste Atemtechnik während der Geburt, da das Kind hierbei bestmöglich mit Sauerstoff versorgt würde. Es gäbe noch ein paar anderer Atemtechniken, die seien aber nicht so wichtig und würden von allein kommen. So zum Beispiel die Schnappatmung, die ich nur von Horst Schlämmer kannte und nicht mit Geburt in Verbindung brachte. Mit Abschluss der Atemübung war noch nichts Peinliches passiert und die Hebamme erzählte von der Geburt an sich.

Es war interessant und spannend zugleich, ihr zu lauschen und für meine Frau nicht unwichtig, da ihr so die Angst genommen wurde. Unter anderem sagte sie auch, dass die einzige, die während der Geburt was zu melden hätte, die Frau sei. Nicht der Mann, nicht die Hebamme, nicht der Arzt. Die Frau. Wenn sie schnippt, dann springen wir. Die anwesenden Fachleute gäben nur Ratschläge und setzten sich allein bei Lebensgefahr für einen der beiden Beteiligten über Wünsche der Gebärenden hinweg. Die Frau habe die Macht. Also musste ich meine 1500-Meter-Geschichte streichen. Keine blöden Sprüche. Dabei wollte ich sie doch ablenken, ihr die Zeit so angenehm wie möglich machen und mit den Sportanalogien die akzeptable Verhältnismäßigkeit von Schmerz und Resultat herausstellen. Das klappte bei Vorträgen in Unternehmen doch auch. Aber da waren die Anwesenden auch nicht schwanger.

So langsam schlief mir die linke Pobacke ein. Erst war es ein Kribbeln, dann ein taubes Gefühl. Meine Frau lag bequem zwischen meinen Beinen und hörte angeregt zu. Nach zwanzig Minuten verschwammen die Geräusche im Raum zu einem undefinierbaren Klangteppich. Zu dem eingeschlafenen Hintern gesellte sich ein stechender Schmerz im Rücken. Die Heizung drückte all meine Kapillaren dumpf ab. Meine Frau lag gut. Ich verfluchte meine Sparsamkeit an Polsterung und beneidete meine Geschlechtsgenossen, die sich allesamt auf dicken Schaumgummimatten bestens positioniert hatten. Ich hörte nur: Die Schwangere ist der Boss. Der Mann hat nichts mehr zu melden. Das war korrekt. Aber mittlerweile fragte ich mich, für wen die Schwangerschaft anstrengender war. Meine Frau lag total entspannt zwischen meinen Beinen und stellte sich das Leben zu dritt vor. Ich sollte noch nicht mal dummes Zeug erzählen dürfen und müsste stundenlang hinter Katrin ausharren. Jetzt bekam ich Angst vor der Geburt. Das war Arbeit pur. Und dauerte verflixt lang. Die halbe Stunde war vom Inhalt interessant und aufschlussreich, aber in dieser unbequemen Haltung war das Folter. Die

Erkenntnis für das nächste Mal war: Such dir sofort das dickste Polster, das du auftreiben kannst, setz dich nicht vor die Heizung und positionier' dich immer so, dass du einen Tag in der Stellung verharren könntest.

Festzuhalten bleibt, dass je nach Kurs für jeden was dabei sein sollte und der Einblick in den Facettenreichtum des Geburtsvorganges mitunter interessant sein kann, da man unmittelbar davon betroffen ist. Es gibt Wochenendcrashkurse, die zum Teil recht anstrengend sein können, aber wie wir herausgefunden haben, gibt es auch Kurse, die dankenswerterweise die berufliche Situation der Eltern berücksichtigen und weitestgehende Flexibilität gewährleisten. Und die von uns mitgebrachte Angst ist eigentlich unbegründet, da alle in der gleichen Situation sind. Und ein Tipp an alle Männer: Egal, wo (und vor allem wie) du dich mit deiner Frau hinsetzt, sitze bequem – du wirst bis zur Geburt niemals wissen, wie lang du in dieser Stellung verharren musst.

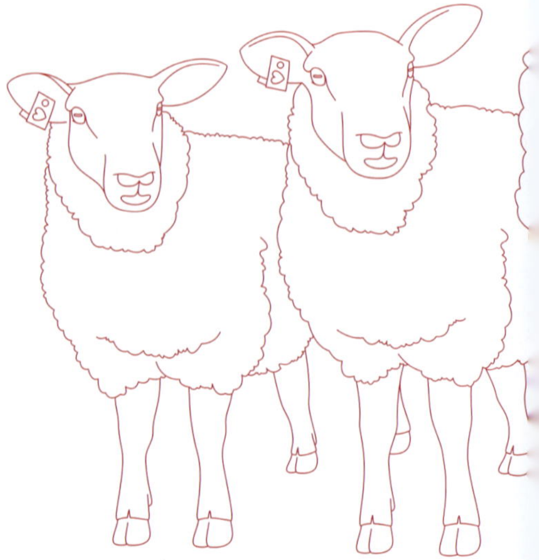

vatta, gib gas

24 Mit all diesen Erfahrungen und dem untrüglichen Zeichen der Baucherweiterung erinnerte ich mich an einen Tag in der Vergangenheit, der einfach an mir vorbeigegangen war, ohne dass ich ihn entsprechend gewürdigt hatte. Obwohl er schön und beeindruckend zugleich gewesen war, hatte ich ihn verdrängt und erinnerte mich nur noch schemenhaft an die Erlebnisse.

Als ich besagten Tages – es war ein Feiertag – so daherjoggte, sah ich am Straßenrand auf einem Feld eine Schafherde, und freudig erregt sprangen kleine Lämmer über die grüne Wiese und ergötzten sich voller Lebensfreude an ihrer Bewegung. Sie tollten galoppierend und unbeholfen hinter ihren Eltern her und man sah ihnen die Begeisterung an, als sie wieder vereint waren und gemeinsam über die Weide trotteten. Dabei neckten sie ihre Geschwister und genossen bei den Großen absolute Narrenfreiheit. Sie würden sich prächtig entwickeln und eines Tages genauso groß und erfahren sein wie ihre Eltern. Es war der Lauf der Evolution, dass man Erfahrungen weitergab und seinen Nachkommen zur Seite stand, bis sie auf eigenen Beinen stehen konnten. Dann hatten sie all die Lebensweisheit mit auf den Weg bekommen, die ein Schaf aufgreifen kann und würden bis an ihr Lebensende glücklich und zufrieden umherspringen. Mir rannen die Tränen über die Wangen und ich dachte, bald bin ich auch so einer: Vater – nicht Schaf.

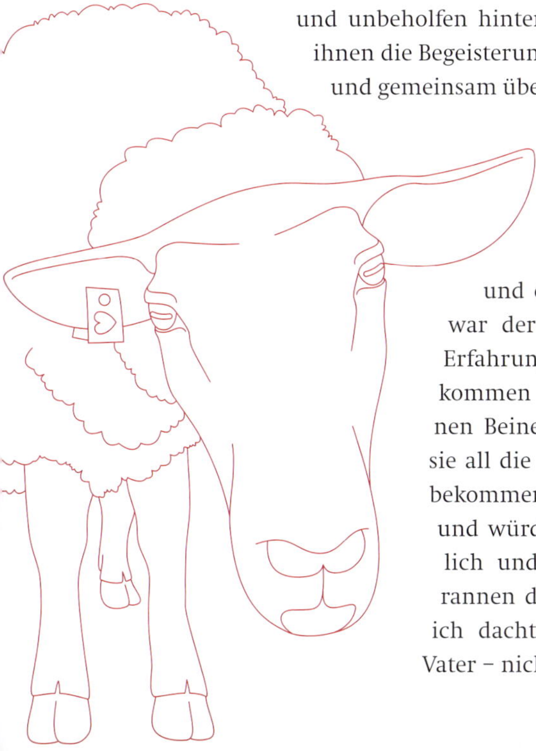

Ich lief weiter, ließ meinen Blick wieder schweifen und erspähte in der Ferne zwei erwachsene Menschen, die einen Kinderwagen vor sich her schoben. Mit verliebten Blicken starrten sie immer wieder in das Gefährt vor ihnen und streichelten dem Partner zärtlich über Arm und Rücken. Ruhigen Blickes schlenderten sie scheinbar planlos umher und gingen nur um des Gehens Willen. Es war einer dieser Tage, der zum Marschieren und Flanieren einlud, die Sonne schien, der Wind drückte der Landschaft einen seichten Hauch auf und das Familienglück war perfekt. Wieder rannen mir die Tränen über die Wangen und wieder dachte ich, dass auch ich bald zu diesen glücklichen Menschen gehören würde.

Noch etwas weiter erspähte ich in der Ferne eine kleine Gruppe Menschen, die einen Bollerwagen hinter sich herzogen. Sie hatten sich eingehakt und ersparten somit den nicht so ausdauernden Kleinkindern frühzeitige Übermüdung, indem sie den Familienausflug mit Verteilung der Kräfte auf verschiedenste Fortbewegungsarten optimierten. Eng umschlungen gingen sie auf dem Weg von links nach rechts und von rechts nach links. Es war eine dieser naturverbundenen Exkursionen, die nur an einem solchen Feiertag stattfinden, da ansonsten einfach nicht die Muße für derlei Ausflüge existiert. Beim Näherkommen vermutete ich, dass sie auf der Karre ein Radio mitführen müssten, da aus ihrer Richtung ein wenig Musik schallte. Als ich mich der Gruppe weiter näherte, sah ich eine Ansammlung gleichgeschlechtlicher Weggefährten, die die Sonne genossen und ihre schwächeren Kompagnons stützten. Als ich noch näher kam, sah ich, dass sich im Bollerwagen keine Kinder befanden, das Frachtgut glasähnlichen Materials war und die Blicke der Ziehenden abwesend und leer waren.

Solche Tage gab es öfter im Jahrzehnt. Um genau zu sein zehn Mal. Da fiel es mir wieder ein. Dieser Tag huldigt dem Manne und bestärkt ihn in seinem Dasein als Ernährer und Oberhaupt der Familie. An diesem Tag darf er sich benehmen wie er will und darf Männermilch trinken, bis sie ihm wieder zu den Ohren herauskommt. Er muss an diesem Tage nicht mehr gerade gehen und seine modische Erscheinung darf extravagant spartanisch sein. Die Gruppe hatte sich stark aufgesplittet, da plötzlich am Wegesrand Mitglieder saßen, deren Blicke weder glasig noch leer, sondern vielmehr nicht vorhanden und leidend waren. Als ich die Gruppe schließlich erreicht hatte, suchte ich einen günstigen Moment, um sie zu passieren, und mir wurde ein warmes, kräftiges »Moooin!« entgegengeworfen. Mir rannen die Tränen diesmal nicht über die Wangen und ich dachte: »So einer werde ich nie.«

Es war Vatertag. Die vermeintlich genialste Erfindung der Brauereiwirtschaft. Diese Gruppe von Bollerwagenziehern war im Schnitt zwanzig Jahre alt. Entweder vereinte sie der verfrühte und überstürzte Fehler einer Nacht und sie ertränkten ihren Alimentekummer in Männerbrause oder sie feierten ihre exzellente Familienplanung, da sie bei dem Tempo mit dreißig Kindergeldmillionär sein würden. Offensichtlich nutzten sie diesen Tag aber nur, um ihrem Exzess eine Legalisierung zu verpassen. So einer würde ich wirklich nie. Den Muttertag verstand man ja noch. Waschen, Bügeln, Saubermachen. Das war aller Ehren wert. Mit der Emanzipation des Mannes war der Vatertag aber nicht zu erklären. Machte nun der moderne Mann gleiche Arbeit und wollte gleiches mit einem besonderen Tag gewürdigt wissen? Oder suchte er nur einen Grund, seinem proletenhaften Getölpel einen Namen geben zu können? Vielleicht war es auch ein sonst geächtetes Verhalten, dem er sich auch gerne an den 364 anderen Tagen des Jahres hingegeben hätte, ihm aber der Anlass fehlte? So war der Mann also wirklich. Deshalb musste er den Vatertag für sich selbst erfinden. Auffallend war aber, dass vermutlich nur Objekte maskulinen Geschlechts, die den Stand des Vaterseins noch gar nicht erreicht hatten, torkelten. Männer mit Verantwortung taten so was doch nicht! Oder? So richtig sicher war ich mir nicht.

Vielleicht traf mich das gleiche Schicksal in zwölf Monaten? Dann würde ich doch einer von denen sein, den Bollerwagen mit einem Haufen Leergut im Zickzackkurs durch die Wildnis schieben und einen Tag später meinem Sohn wieder Anstand und Moral predigen. Oh, oh, das wurde spannend. Die Tränen rannen mir auch deshalb nicht mehr über die Wangen, da sie wegen irgendwelcher Schafe und kleiner Kinderwagen schon verbraucht waren. Da gab es nix mehr zu heulen. Also benötigte man am Vatertag doch ein Bier? Ich trank gar kein Bier. So was gab's doch gar nicht. Die Mütter aßen ja auch nicht die ganze Packung Mon Cherie auf einmal. Die hatten sich auch im Griff. Nein, ich blieb dabei, dieser Tag war eine Erfindung pfiffiger Marketingleute, die sich damit ein Denkmal gesetzt hatten und alle Männer fielen drauf rein. Was sollte aus unseren Kindern werden, wenn man den Vätern sagte: »Heute ist dein Tag, jetzt kannst du Gas geben«, und Vatta gibt Gas. Sehr bedenklich. Vater springt doch auch nicht von der Klippe, wenn einer sagt: »Vatta, mach et.« Das Phänomen kennen wir noch nicht mal von Frauen, wenn man denen sagt: »Fahr links.« Machen sie auch nicht. Gut, sie machen das Gegenteil, aber das zeugt doch von Intellekt. Manchmal zumindest. Manchmal ist es auch Blödheit.

Aber Frauen würden niemals einen Tag zum kollektiven Massenbesäufnis nutzen. Dafür sind sie viel zu clever und von der Evolution mit einem gesunden Selbsterhaltungstrieb ausgestattet. Wenn es nämlich so wäre, dann würde neun Monate danach nur ein Geschlecht das Licht der Welt erblicken. Gemäß der Studie über Kalorienzufuhr müssten vermehrt Mädchen geboren werden, da wegen der mangelhaften Qualität der Speisen die Evolution auf den Überlebensmodus umstellen würde. Und der ist nur mit Frauen zu schaffen. Also werden die geboren, wenn die männlichen Spermien betrunken sind. Das wäre ein Zeichen, dass Frauen viel cleverer sind. Die alkoholisierten Chromosomen werden aussortiert. Fertig. Zum Glück war nur jeder Zweite in der Familie beeinflussbar. Wir. Die Männer. Mir kamen doch wieder die Tränen.

Festzuhalten bleibt: Wenn Männer den Fortbestand unserer Spezies sicherstellen müssten, wären Brauereien in Rekordzeit die reichsten Unternehmen der Welt und wir nach zwei Generationen ausgestorben. Dann gäbe es auch keine Brauer mehr und Adam hätte die freie Auswahl. Das gäbe aber Inzucht, was auch nicht gut wäre. Deshalb haben wir unsere Frauen, die nicht nur auf unsere Kinder aufpassen, sondern auch auf uns. Danke, Frau.

jetzt ist schluss

25

»Positiv!« Katrin schaute in die Leere und hielt teilnahmslos den Telefonhörer an den Kopf. Sie schwieg. Nach einer Weile sagte sie, dass sie noch dran sei. Mir gefror das Blut in den Adern. Ich hasste dieses Wort. Positiv war eigentlich ein schönes Wort voller Optimismus und Zukunft. Es schilderte in sieben Buchstaben einen Zustand der Bejahung. Der Schwangerschaftstest war positiv. Das war vor sieben Monaten nicht nur Freude gewesen, das war Euphorie. Mein Blick auf die Zeit nach der Geburt war positiv. Ich konnte das Gefühl der Verantwortung kaum abwarten. Der Verlauf unserer Ehe war positiv, weil wir miteinander erlebten und uns stetig zum Besseren entwickelten.

Aber in Zeiten einer Schwangerschaft war positiv immer mit Krankheit verbunden. Jetzt ging es nicht mehr um zwei Striche. Jetzt ging es um Gesundheit. Ein HIV-Test konnte positiv sein. Der Nachweis von Bakterien konnte ein positives Ergebnis zu Tage fördern und der Ringelrötelntest konnte positiv sein. Ich war fassungslos. Positiv?! Katrin fing an zu lachen. Allerdings lachte sie nicht vor Belustigung. Sie lachte gequält und ratlos. Mir war gar nicht zum Lachen zumute. Ich sackte in mich zusammen und sah mich von außen. Dabei war nichts passiert. Noch nichts. Solche Situationen hasste ich. Man war so macht- und hilflos. Und wusste nicht, was zu tun war. Wie konnten uns die Ringelröteln das dritte Mal akut gefährden?

Katrin war einige Zeit zu Hause geblieben, weil in der Schule die Ringelröteln kursierten und jetzt gab es den nächsten Fall, der sich bestätigt hatte. Zwischendrin war sie aber wieder kurze Zeit in der Schule. Ich wollte jedes Unheil von unserem Sohn abwenden und wieder wurden wir unsicher. Wie schon geschildert, eine Übertragung von Kindern auf den immunisierten Erwachsenen, der die Bakterien auf einen anderen Erwachsenen überträgt, der wiederum meine Frau ansteckt, ging gegen Null. Eigentlich nichts. Aber nicht ganz Null. Die drei Prozent am Anfang der Schwangerschaft habe ich als viel sicherer empfunden, als diese beinahe Null. Ich wollte es komplett ausschließen. Also musste sich Katrin von dem Hort der Bakterienzucht fernhalten. Und sie wurde krankgeschrieben. Selbst die Schulbehörde erkennt die Gefahr und ordnet eine Krankschreibung an. Sonst fehlte man mal wegen Durchfall und Erbrechen, Zahnschmerzen, Genitalherpes oder Riesenhämorrhoiden, aber in der Schwangerschaft hatte man andere Krankheiten – oder solche, die es nicht werden sollten und durften. Wieder war sie nicht da. In der Schule wussten alle, dass meine Frau eine begeisterte Lehrerin war und niemals fehlen würde, wenn es ihr nur ein bisschen schlecht ging. Die Ungewissheit über ihr Fehlen veranlasste besorgte Schüler, sich nach ihr zu erkundigen. Sie spielte die Situation herunter und erwähnte die Ringelröteln nicht. Kaum war sie wieder da, hatte sie vermeintlichen Kontakt mit allen potenziellen Bazillenträgern. Und wir glaubten die Gefahr sei überstanden gewesen. Bis zu dem Anruf an dem Abend.

Ihre Stimme war flach und flackerte. Meine Anwesenheit beschränkte sich auf das Vorhandensein einer fleischlichen Hülle. Die Kollegin hatte den Befund ihres Arztes erhalten. Ringelröteln, positiv. Dieser Arzt lachte die Kollegin aus, als sie den Test machen wollte, weil an der Schule eine Schwangere sei. Dieser Arzt sah keine Eile in seinem Handeln und brauchte fast eine Woche bis er die Ergebnisse hatte. Wie sollte sich eine Frau bei einem immunisierten Erwachsenen anstecken, der Kontakt mit infizierten Kindern gehabt habe? Und dann müsste noch die Schwangere, meine Frau, infiziert werden. Es war unmöglich und er schimpfte auf die Angsthasen, die eine solche Panik verbreiteten. Das konnte nicht gehen. Und es ging doch! Mir schnürte es für einen Moment die Kehle zu. Das offizielle Vorhandensein der Krankheit schickte meine Frau wieder drei Wochen auf das Abstellgleis. 21 Tage nach Ausbruch des letzten Falles durfte sie erst wieder in die Schule. Aber wann war der? Kein betroffener Schüler würde das bekannt geben. Der Krankheitsverlauf wurde manchmal noch nicht mal bemerkt.

So konnte es nicht weitergehen mit mir und meiner Angst. Ich musste lockerer werden und mich erst sorgen, wenn wirklich was passiert war und nicht schon immer drei Monate vorher. Ich wollte nicht so sein, aber es saß tief in mir drin. Vielleicht hatte ich es zu oft erlebt, dass gesundheitliche Probleme monatelange Planungen in ein paar Sekunden über den Haufen werfen. Ich war ein Schwarzseher und Berufspessimist. Erst, wenn alles verloren schien, wuchs ich über mich hinaus. War das Polster komfortabel, hatte ich

Angst vor dem Verlust. Ich musste was ändern. Auf der einen Seite war ich aber stolz, dass ich in meinem Handeln bestärkt wurde und nun schon den fünften Gefahrenfall abgewendet hatte: Dreimal die Ringelröteln, einmal die Windpocken und eine Magendarm-Grippe. Immer bestand ich darauf, dass Katrin bei unklarer Lage die Distanz wahrte und Termine absagte. Und immer hatte ich Recht behalten. Fünf Mal. Ich war ein Gigant der Medizin. Hast du eine Frage – frag' mich. Dr. Busemann. In Biologie eine Niete und als medizinischer Kostenverursacher ein Topmann, aber als Spürnase für unmögliche Krankheitsübertragungswahrscheinlichkeitsrelationen ein Fachmann.

Vergessen wir mal die 4.958 Fehlalarme, die zu nichts anderem als unberechtigter Sorge führten. Jetzt musste es anders werden. Die Quote 5 zu 4.958 sprach eine eindeutige Sprache. Sie war gering und die fünf waren schon Glückstreffer. Katrin musste sich überhaupt erst mal mit Ringelröteln anstecken, und dann, erst dann müsste auch Lucas noch davon betroffen sein. Das passierte auch nur in etwa 20 Prozent der Fälle. Das waren Quoten, die der Wahrscheinlichkeit des Komplettverstauens eines ganzen Kinderzimmers in ein einziges Auto gleichkamen. Das war marginal. Jetzt war Schluss. Keine Panik mehr. Sonst dürfte Katrin auch nicht mehr mit dem Zug fahren, nicht mehr arbeiten gehen und keine Geldstücke mehr anfassen. Die Welt war ein einziges Bazillentreibhaus. An jeder Ecke, überall und immerzu lauerten diese kleinen unsichtbaren Dinger und verbreiteten Angst und Schrecken – bei denen, die sich in Angst und Schrecken versetzen ließen. Ich nicht. Ich würde mich nicht mehr aufregen, nicht mehr sorgen, nicht mehr verrückt machen lassen. Versprochen. Nur wenn es nötig war, würde ich aufpassen. Also eigentlich immer.

Den Ringelröteln-Test bei der Frauenärztin konnten wir dann zwei Wochen später wiederholen, da die Inkubationszeit eingerechnet werden musste. Aber der aktuelle Test hatte – wie sollte es anders sein – kein Ergebnis. Als sie den Schallkopf auf den Bauch setzte, kam es wieder zu diesem spannenden und unwirklichen Moment. Meine Frau lag entspannt und neugierig auf der Pritsche und guckte voller Genuss auf den Monitor vor ihr. Ich stand sprachlos daneben und schaute auf die Bilder. Die Ärztin war mit dem Verlauf zufrieden. Er wuchs wie es sein sollte und alles war in Ordnung. Ich fühlte mich wie der Eierimporteur aus dem Ruhrgebiet. Es durfte nichts kaputtgehen. Meine Frau sollte sich immer schützen und dem Inhalt ihres Bauches sollte nichts mehr zustoßen.

Am Ende dieser Untersuchung wurden noch die Herztöne gemessen. Das sollte nun immer im Zweiwochenrhythmus passieren und dauerte eine halbe Stunde. Das Gerät zeigte einen Puls von 120 bis 140 Schlägen in der Minute an. Die Ärztin hatte schon vorgewarnt, dass es sich immer anhöre wie der Ritt nach Laramie. Ich genoss diesen Beat. Tschuck-Tschuck-Tschuck-Tschuck-Tschuck. Es war ein gutes Geräusch. Käme dieses Klopfen aus der Heizung oder vom Nachbarn, würde es mich wahnsinnig machen, aber gibt es was Schöneres als den Lärm eigener Kinder? Während der Untersuchung erzählte die Arzthelferin, dass es normal sei, wenn das Kind erst heftig trete und sobald der Vater in Reichweite käme, mucksmäuschenstill sei. Selbst bei einem Trampelinferno und dem Hinweis der Mutter, dass Vatta nur gucken wolle und nicht anfassen, weil man alles mit bloßem Auge erkenne, verharren die Kleinen nicht allzu selten in totaler Bewegungslosigkeit. Also war ich doch nicht so ein Rabenvater wie ich immer dachte. Die Werte meiner Frau stabilisierten sich, der Blutdruck stieg ein wenig und das Gewicht erhöhte sich ganz normal. Lediglich ein starkes Kribbeln in den Beinen vermochte ihr zeitweise den Schlaf zu rauben. Dagegen verschrieb die Ärztin ein Kombipräparat aus Calcium und Magnesium, da das Kribbeln Vorbote von Krämpfen sein konnte. So fuhren wir um ein Ultraschallbild reicher wieder nach Hause und würden als Belohnung für den Schreck der letzten Stunden am nächsten Tag einen Kinderwagen kaufen.

Wir kannten uns mittlerweile aus in der Welt der kleinen Kinder und großen Träume. Trotz der Diskussion mit unseren Freunden über die Vor- und Nachteile der verschiedenen Utensilien benötigten wir zusätzlich noch eine ausführliche Beratung. Wir sprachen eine Verkäuferin an und baten um Unterstützung. Da sie gerade selber Kundschaft in der anderen Ecke des Ladens hatte, gab sie einer Kollegin Bescheid. Die sah aus wie eine Praktikantin und hatte definitiv noch keine eigenen Kinder. Vielleicht hatte sie schon mal als Babysitter gearbeitet. Die sah nicht aus wie eine Gebärmaschine, die aus eigener Erfahrung optimale Empfehlungen geben kann. Knappe zwanzig, klein und süß. Wir brauchten kein Babydouble zum Probesitzen, wir brauchten eine Fachfrau zwecks Beratung!

Ohne Umschweife begann sie das Gespräch. »Was soll's denn werden? Ein Stadtwagen?« Natürlich ein Stadtwagen. Was denn sonst? Ein Autobahnwagen vielleicht? Das hatte ich erst einmal gehört, im Verkehrsfunk. Und zwar nicht, weil der einen Maserati überholen wollte, sondern weil er verbogen auf dem Mittelstreifen lag. Trotzdem gab es auch Sportwagen in der Babyabteilung? Mir schwante Böses. Sie klärte uns auf. Es gäbe auch noch Kinderwagen, mit denen man im Gelände fahren könne, die seien besser gefedert. Also ein Geländewagen sozusagen? Ob wir denn oft im Wald spazieren gehen wollten oder nur kurze Wege gehen würden? Wir brauchten eigentlich nur einen Wäschekorb mit Griff und vier Rädern drunter. Oder drei Rädern. Ach ja, und für mich und meine Frau höhenmäßig gleichermaßen passend. Dann sollte er noch ein schönes Muster haben, nicht dieses blöde Babyblau, das jeder hat. Unter dem Wagen müsste noch viel Platz zum Verstauen sein und außerdem sollte man ihn leicht zusammenklappen können. Es war also doch schwieriger als angenommen. Mit ihrer beraterischen Sicherheit zog sie uns in ihren Bann und wir lauschten aufmerksam ihren Statements. Würden wir also öfter in der Stadt, in der Fußgängerzone der Innenstadt fahren, wäre genau dieses Modell das Beste.

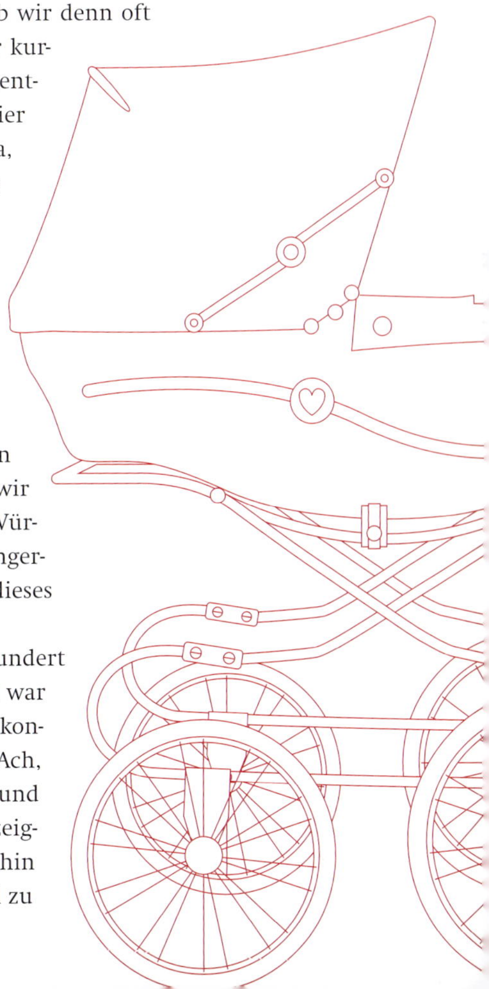

Wie konnte das nur sein? Der kostete hundert Euro weniger als unser Lieblingswagen und war zudem noch viel länger zu gebrauchen. Wir konfrontierten sie mit unserem Luxusmodell. »Ach, der«, wiegelte sie ab, »der ist schweineteuer und klappert nur!« »Und was ist mit dem?«, wir zeigten auf den nächst teureren, der immerhin noch fünfzig Euro mehr kostete. Der sei viel zu groß und die Räder ließen sich bei dem auch nicht richtig fixieren. Sie nahm die Karre und schob sie mit Schmackes vor eine Holzlatte. »Wenn sie mit dem über eine Bordsteinkante wollen, da werden sie wahnsinnig.« Sie blieb mit den Vorderrädern hängen und ruckelte unbeholfen hin und her. Das war einleuchtend. Ihr Favorit war unser Wagen. Klein, kompakt, stabil und billiger. Alles was das Herz begehrte. Das mussten wir erst einmal sacken lassen. Bei den Kindersitzen machten wir ein weiteres Mal halt. Das erste Modell war von 154 auf 135 Euro reduziert. Wieder standen wir planlos davor. Die einzige Erfahrung, die ich mit Hilfsmitteln für kleine Kinder hatte, resultierte aus meiner Vergangenheit als Puppenbesitzer vor dreißig Jahren. Susi hatte aber keinen Kindersitz gehabt und ich hatte im Nachgang betrachtet auch glücklicherweise keinen Kinderwagen für meine Puppe besessen. Susi hatte krauses Haar und nur ein Kleid und konnte herrlich pinkeln, wenn man ihr oben die Flasche in den Mund stopfte und kräftig drückte. Die Zeiten waren aber schon lange vorbei.

Den Vortrag von gerade noch im Ohr, suchten wir wiederum unsere junge Verkäuferin. Sie ging um den Verkaufstisch herum und präsentierte uns ein Exemplar, das dreißig Euro billiger war. Stufenlos verstellbare Kopfstütze mit seitlichem Schutz und optimalem Sitzkomfort. Auch das war einleuchtend. Die hatte was drauf. Nachdem meine Frau die Ergebnisse in Stiftung Warentest gelesen hatte, ließ sie sich noch einmal von einer anderen Verkäuferin beraten. Um einiges älter und scheinbar erfahrener, wälzte sie die Verantwortung auf die Kunden ab. Wir müssten schon wissen, was wir wollten. Ja, den könnten wir nehmen, den aber auch. Der kann das und der kann jenes. Das war so wie in der Multimediaabteilung mancher Discounter: Der hat viele Knöpfe und sieht gut aus. Der ist schwarz und der ist silbern. Wo war unsere kleine Verkäuferin, die wusste wenigstens was gut war.

Glücklicherweise hatten wir uns immer noch nicht entschieden. Meine Mutter rief an und druckste herum. Das konnte nichts Gutes bedeuten, jetzt kam was Unangenehmes, dachte ich. »Wir wollten doch euch, doch den, ähm, also wir möchten euch den, ähm, Kinderwagen schenken. Und dann müsstet ihr uns sagen, welchen ihr, mmh, haben wollt!« Da war ich aber erleichtert. Das war eher sehr angenehm. Kinderwagen aussuchen und die angehenden Großeltern bezahlen ihn. Wir wussten ja nun, was die Geschosse kosteten. War das deren Ernst? Das freute uns. In ihrem Bekanntenkreis arbeitete jemand in einem Babygeschäft und bot sich an, uns behilflich zu sein. Aber meine Mutter machte klar, dass wir den Wagen dort kaufen sollten, wo wir es wollten. Und wir würden den kaufen, den wir wollten. Und wir würden dann kaufen, wann wir wollten. Sie würden nur bezahlen. Dafür seien Großeltern schließlich da. Fertig.

Ich musste wieder für ein paar Tage zur Arbeit und es fiel mir zusehends schwerer, meine kleine Familie zurückzulassen. Wir mussten den Kinderwagenkauf, das Aussuchen der Bodenbeläge für das neue Haus und unsere körperlichen Berührungen auf die darauf folgende Woche verschieben und blieben lediglich telefonisch in Kontakt. Wie es nur sein würde, wenn Lucas erst einmal da wäre? Dass Männer arbeiten gehen, ist normal. Aber welcher Mann fährt 490 Kilometer zur Arbeit? Wir hatten noch nicht einmal eine richtige Wochenendbeziehung, aber schon diese wenigen Tage waren schwer und die Sehnsucht wurde immer größer. Früher war ich auch zeitweise viel unterwegs, aber es gab auch Phasen, da war ich drei Wochen am Stück zu Hause. Und wenn ich Termine hatte, achtete ich darauf, zwischendurch regelmäßig zurückzukommen. Wenigstens die Nächte und Abende verbrachten wir zusammen. Aber jetzt war ich zu weit weg. Zumal ich den darauf folgenden Tag wieder an den gleichen Ort musste.

Mit Beginn des Mutterschutzes könnte Katrin mitkommen. Wenn die Elternzeit laufen würde, könnten beide bei mir sein. Aber war das richtig? Lange Autofahrten, unterschiedliche Schlafplätze und ein provisorisches Bett? Lucas hätte keine Regelmäßigkeit. Komplett wegzuziehen, würde auch nicht gehen. Meine Frau war Lehrerin, also unsere Altersvorsorge. Für den Moment verdiente ich gut. Ich machte mir keine Gedanken mehr über das kommende Jahr. Ich stolperte von einer Chance in die nächste und verbesserte mich zusehends. Und ich konnte mich noch nicht mal dagegen wehren. Es lief einfach. Ich war selbstständig, das nächste und übernächste Jahr konnte ich nicht abschätzen. Ich war selbst immer überrascht von den Wendungen. Aber jetzt mit Kind? Da musste man doch sesshafter werden. Das Haus hatten wir gekauft, weil wir wussten, dass Katrin die nächsten dreißig Jahre in der Gegend arbeiten kann. Den Job hatte ich angenommen, da war das »Lu« noch bei mir und das »cas« bei meiner Frau gewesen.

Mit einem Arbeitskollegen unterhielt ich mich über das Kinderkriegen. Vollkommen wertneutral. »Kinder?«, sagte er: »Ich will keine Kinder, ich will mal Porsche fahren!« Ich erklärte ihm, dass ein Kind bis zur Volljährigkeit 120.000 Euro kosten würde. »Siehst du, ein 911er in Bestausstattung. Das ist keine Abwägung, das ist mein Lebensmotto!« Ich musste da auch nicht abwägen. Einen Porsche oder ein Kind? Beide sind laut, wenn sie aufdrehen. Beide bringen ein gutes Gefühl in die Magengegend und zaubern Glanz in die Augen. Beide sollten auf keinen Fall unbeaufsichtigt sein, da sie ansonsten schnell abhanden kommen können. Ich entschied mich für den milchbetriebenen Eurofresser. Selbst ein Porsche verliert an Wert, ein Kind behält ihn und ist und bleibt unbezahlbar.

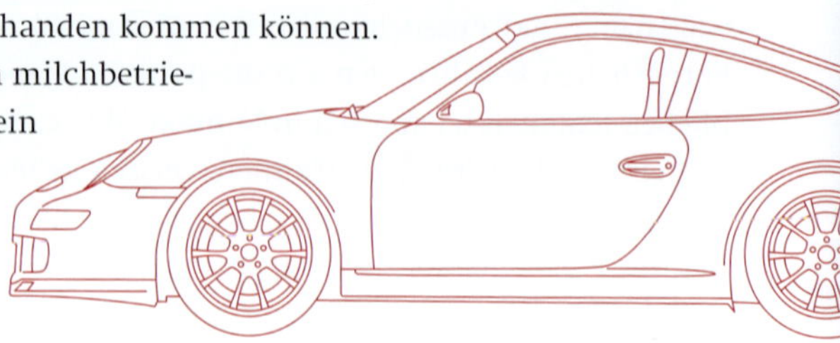

Festzuhalten bleibt, dass kein Sprössling es verdient, mit einem hypochondrischen Vater aufzuwachsen. Ein wenig Vorsicht ist gut und angebracht, aber man muss aufpassen, dass einen die Sorge nicht auffrisst. Wenn man überlegt, wie oft die Fortpflanzung in der Geschichte der Menschheit schon gut gegangen ist, dann ist es Frevel, seine Kräfte mit Lamentieren und Grübeln zu vergeuden. Deshalb sollte man sich erst sorgen, wenn Probleme aufgetaucht sind. Erst dann sollte man abwägen, was zu tun ist, und dann hat man immer noch genügend Zeit zu entscheiden, wie man sich fühlen will. Zudem ist zu hinterfragen, wie viel man von der Entwicklung seines Kindes erleben will. Es ist unbestritten, dass Arbeit zu unserem Leben gehört, aber ein jeder muss die Prioritäten für sich selber setzen. Ich habe mich für meinen Sohn entschieden. Deswegen ist jeder Euro Investition eine wahre Freude und gut angelegtes Geld. Vielleicht ist es nur eine Phase der Sehnsucht, vielleicht ist es tiefste Überzeugung im Inneren des väterlichen Herzens, aber ein Porsche kann ein Kind niemals ersetzen – denke ich mir so als Nicht-Porsche-Fahrer und Noch-Nicht-Kinder-Haber.

das kann die doch nicht machen

26 Nachdem ich endlich wieder zu Hause war und meine Frau mit ihrer neuen Bauchform bestaunte, schmiedeten wir Pläne für die nächsten Tage. Die Liste unserer Freundin Susanne war bis zum ersten Punkt abgearbeitet, und so langsam mussten wir mit den Taten beginnen. In der Theorie waren wir (wie immer) ganz gut, und wir wussten aus zahlreichen Internetrecherchen, welche Dinge schlecht und welche noch viel schlechter waren.

Die Nützlichkeit solcher Threads relativiert sich ungemein, da eigentlich nur solche Nutzer etwas schreiben, die emotional aufgewühlt sind. Über einen Fehlkauf regt man sich zehnmal mehr auf als über eine gelungene Aktion. Aber wenn wir in unserer Haltung enttäuscht werden – dann geht es rund. Scheißkinderwagen, dusselige Räder, schlechte Handhabung, miese Verarbeitung, dumme Blick- und Sitzrichtung. Ein Potpourri von Enttäuschungen. Ab und zu finden sich löbliche Worte bei den Verschmähungen der Ingenieurskunst. Entweder scheinen das gelangweilte Weltverbesserer zu sein oder einfach nur Menschen, die andere vor den eigenen Fehlern bewahren wollen. Die soll's wirklich geben.

Ein weiteres Mal begaben wir uns in die Zentrale der Kinderutensilienbeschaffung und setzten uns ein weiteres Mal mit allen Pros und Contras auseinander. Ich war nach den Erfahrungen der Vergangenheit total gelangweilt. Wir würden ihn nie finden, den Porsche unter den Kinderwagen. Es war, wie so oft, ein Abwägen. Will man einen besseren Straßenlauf, muss er schwerer sein, das ist für den Transport aber nicht gut. Will man nicht an jeder Kante hängen bleiben, müssen die Räder groß sein, dann muss man noch auf die Federung achten, die den Wagen nicht so gut lenkbar macht. Dann gibt es noch viele Taschen und Reißverschlüsse, die wiederum manchmal nicht schön aussehen und wieder Gewicht verursachen. Man entscheide sich nach

Einkreisen des Modells noch für die Variante: Softtasche, harte Tasche oder System. Ich schob die Wagen der Reihe nach durch den Laden. Wir würden sowieso erst nach den ersten 60 Minuten merken, ob der Wagen der richtige war. Wir könnten nehmen, was wir wollten. Schnurzpiepegal. Es gäbe immer einen Besseren. Um die Sache abzukürzen, hätte ich mittlerweile einfach den Erstbesten mitgenommen. Aber erstens wollten meine Eltern den Wagen bezahlen und zweitens bekam die Verkäuferin eine leichte Schnappatmung als sie hörte, wann wir die Geburt erwarteten. »Zehen Woochen!«, brachte sie heraus. »Vielleicht zwölf. Mit Glück acht, aber das klappt nie. Und eine Geburt ist nie pünktlich!« So ein Stadtwagen hatte doch was von einem Automobil. Erst guckte man sich eine Marke aus, dann kreiste man das Modell ein, dann vollzog man die Konfiguration, irgendwann wurde bestellt und dann wartete man so lange darauf wie früher auf einen Trabi. Also drängen lassen wollten wir uns dann doch nicht. Die Schnappatmung der Verkäuferin normalisierte sich auch wieder als wir erwähnten, dass meine Eltern die Finanziers dieser Anschaffung seien. Dann war heute kein Geschäft mehr mit uns zu machen.

Allerdings kauften wir im Vorübergehen die erste Schale. Bis wir der Kollegin der Verkäuferin klarmachen konnten, dass wir eine Babyschale wollten, vergingen einige Sätze und viel wilde Fingerfuchtelei mit Anzeigen der Richtung, die es einzuschlagen galt. Als wir dann vor dem Regal standen, wussten wir, dass ein Kindersitz alles ist, aber eben keine Kinderschale, und die Verkäuferin wusste, dass für Laien alles, worin Kinder sitzen können, ein Kindersitz ist. Wir wählten die gesellschaftlich akzeptierte Farbe für maskuline Nutzer und pressten unseren Sohn mit der ersten großen Anschaffung eines beweglichen Wirtschaftsgutes in das Klischee, das Männer aushalten müssen: Mädchen tragen Rosa, Jungs tragen Blau. Basta.

Auf den Straßen der Republik änderte sich unser Blick. Nicht dass wir uns nur noch blaue Dinge ansahen, aber wenn ich mir jetzt Autos anschaute, dann achtete ich immer darauf, wie viel Platz im Kofferraum für den Kinderwagen war. Wenn mich der Porsche auf der Autobahn überholte, fragte ich mich, wo man da den Kindersitz unterbrachte und wunderte mich zudem über die Umständlichkeit der Befestigung des Sprösslings im Fond. Ein Dreitürer verlangte der Elternschaft generell einiges an turnerischem Potenzial ab und helle Sitze zogen weiches Schokoladeneis geradezu magisch an.

Der Blick eines automobilinteressierten Mannes änderte sich nach dem ersten Babymarktbesuch grundlegend. Egal, wo ich war, inspizierte ich aus der Ferne vorbeifahrende Kinderwagen. Wie machen sich die Eltern, wer schiebt, wie sitzt das Kind, wie laufen die Rollen und welches Modell fährt da gerade vorbei? Überaus wichtige Fragen. Ich wollte mein theoretisches Wissen mit der zuvor besichtigten Praxis in Einklang bringen, um so Prioritäten setzen zu können.

Manche Kinderwagen sahen so spartanisch aus wie der Einkaufswagen von Aldi, wiesen allerdings eine enorme Qualität auf, manche sahen aus wie Mary Poppins' 30er-Jahre-Gefährt und wiederum die nächsten wie von Tchibo. Waren sie dann auch. Das Mädchen in ihm gluckste genauso wie der Junge in dem 600 Euro Buggy. Ihnen war es total egal wie Form und Anmutung waren. Aber den Eltern nicht. Darum ging es also wieder. Wie immer. Aber ist ja auch verständlich. Hat der Vater beim Schieben einen krummen Rücken, bekommt er Schmerzen. Weil Männer sehr wehleidig sind, bekommen sie dann ganz schnell, ganz schlechte Laune. Das überträgt sich auf die Psyche der Mutter. Die den auf sie angepassten Wagen bequem schieben könnte, allerdings mit dem hässlichen Design ein so massives Problem hat, dass sie nicht mit einem solch usseligen Wagen gesehen werden will. Der Vater wird sauer, weil die Mutter sich um so belangloses Zeug wie Design schert, und die Mutter wird ungemütlich, weil der Mann nicht in der Lage ist, ein fünfzehn Kilogramm leichtes Gefährt mit Rollen eine Stunde durch die Stadt zu schieben. Es kriselt beim Bäcker, es brodelt bei Karstadt und irgendwann sind alle sauer. Und das ist für Muttermilch gar nicht gut. Der Kleine trinkt, es schmeckt ihm nicht und schon ist das Gezeter groß. Und alles nur, weil der hässliche Wagen nicht gut fährt. Also muss der Wagen doch wie eine Eins fahren.

So weit waren wir zum Glück noch nicht. Wir wollten bestimmte Verhaltensmuster beobachten und nutzten unsere Pause zur Studie unserer Mitmenschen. Dazu setzten wir uns in ein traditionelles Ruhrgebietsrestaurant. Direkt an der Scheibe aßen wir unseren Snack und analysierten erst alle vorbeifahrenden Kinderwagen. Geschoben wurden sie meist von Müttern. Manche stolzierten auf hochhackigen Schuhen umher und nutzten den Wagen scheinbar als Rollator. Sie versuchten mit aller Macht, ihre Würde zurückzuerlangen. Andere hatten den Kinderwagen so hoch mit Konsumgütern bepackt, dass das Kind kaum noch zu sehen war. Dafür brauchte man also das Netz unter dem Wagen und das Kind auf dem Wagen. Je nach Größe konnte der Nachwuchsshopper eine Tüte halten, einen Karton oder sogar als Polsterung für die überdimensionierte Blumenvase dienen. Doch die Handhabung der Gefährte ließ sich in den Bruchteilen des Vorbeischiebens nur sehr schwer abschätzen. Wären wir etwas länger im Geschäft, könnten wir Laufleistung, Komfort und Qualität des Wagens mit einem Blick einordnen. Wir waren aber Novizen und suchten die Nadel im Heuhaufen.

So richtig schwierig war aber die richtige Konzentration auf die vorbeifahrenden Ungetüme. Kamen sie vorbei, waren sie schon wieder weg. Sssst, so richtig flanieren tat keines der Mutter-Kind-Teams. Manchmal war noch der Mechaniker in Form eines Vaters dabei. Der testete scheinbar die Gängigkeit des Modells, durfte bei viel Ballast Tüten tragen und bei wenig Ballast den Nachwuchs schieben. Aufgabenverteilung wie im Lehrbuch. Dafür waren wir Männer schließlich da. Als Packesel die Gelüste unserer Frauen zu befriedigen. Das war die späte Rache für neun Monate Qual und Unwohlsein. Wie konnte man nur so hektisch und lieblos diese Wagen durch die Stadt befördern? Kein Mann ging mit seinem Auto so um. Und hier wurden lebendige Bentleys präsentiert.

Einen gewissen Stolz konnte man ihnen ansehen, ich jedoch würde die ganze Zeit schreien: »Das ist meiner. Habe ich richtig gut hinbekommen.« Aber vielleicht hatten die das schon alle hinter sich, scheuten jetzt die irritierten Blicke der Zuhörer und zogen die zügige Verflüchtigung der allgemeinen Aufmerksamkeit vor. Die Wagen schienen dennoch alle auf die Belange der Besitzer abgestimmt zu sein. Damit kamen wir nicht weiter. Alle fuhren, alle Kinder konnten sitzen und die meisten blickten aufgeweckt in der Weltgeschichte umher. Schlechtes Testareal.

Viel besser ging es mit der Analyse der Erziehungstechniken und der elterlichen Fürsorge am lebenden Objekt. Direkt vor uns bereitete eine Mutter die Milchflasche für ihr Kind vor, das wir auf etwa 6 Monate schätzten. Früher hätten wir auf 3 bis 15 Monate getippt. Mit unserer Erfahrung konnten wir nun schon deutlich präzisere Angaben machen. Vielleicht war die Kleine auch schon 9 Monate, vielleicht aber auch erst 5 Monate. Aber vielleicht war die Kleine auch ein Junge. Das konnten wir nicht ausschließen. So lang waren wir auch noch nicht in dem Verein.

Die Mutter packte Unmengen von Dingen auf den Tisch. Eine leere Flasche, eine Thermoskanne, eine Dose mit Pulver, einen Löffel, eine Butterbrotdose, einen Latz, eine Rolle Küchenpapier und zu guter Letzt noch einen Trichter. Wo hatte die das ganze Zeug her? Ich hatte keinen LKW gesehen, der eine Palette Babynahrung vorbeibrachte. Eine große Tasche war also wichtig, eine Tasche, deren Volumen doppelt so groß war, wie es optisch schien. Ein Raumwunder, was aber so leicht sein musste, das sich Frau Mama keinen Bruch hob. Die Kleine – wir gehen jetzt einfach mal von der Weiblichkeit unseres Beobachtungsobjektes aus, da sie rosa Klamotten trug – wurde immer quengeliger. Die Mutter rührte die ganzen Zutaten zusammen und schüttelte und klopfte und rührte erneut. Die Kleine schrie immer lauter und der alte Mann am Nachbartisch guckte immer ungenierter herüber. Bisher war die junge Mutter bemerkenswert. Sie fütterte nicht aus Langeweile, sondern nach Erfordernis. Das Baby trat mit ihr in Kontakt, sie analysierte die Lage, identifizierte das Gebrüll als Hunger, später als Ungeduld. Trotzdem ließ sie sich nicht aus der Ruhe bringen und konzentrierte sich auf die Erledigung der Anforderung. Sie drapierte die Objekte optimal für den chronologischen Gebrauch und benutzte alle Gegenstände sinnvoll. Hätte sie kein Kleinkind bei sich gehabt, stünde nun eine lange Schlange Erwachsener an ihrem Tisch, die sie mit dem Barkeeper für Milchshakes verwechselt hätten. Sie war perfekt. Ruhig und abgeklärt, in sich ruhend und mit der Umwelt in Einklang. Sie war aufmerksam und erfahren.

Aber dann – dann beging sie den entscheidenden Fehler: Sie testete die Temperatur der zusammengerührten Milch, indem sie selber aus der Flasche des Babys trank! Das gibt doch Karies! Mensch Mutti, das hätte echt eine beeindruckende Performance von Contenance und Zielstrebigkeit sein können, aber mit diesem Fauxpas hast du alles zunichte gemacht. Hätte sie uns mal gefragt. Wir wussten das. Wir waren schier perfekt bei dem, was wir taten. Wir würden niemals den Nuckel unseres Sohnes in den Mund nehmen. Wir ernährten uns auch perfekt, ließen Lucas nur die besten Nährstoffe angedeihen und würden uns bestimmt den richtigen Kinderwagen aussuchen. Sie war gut, aber wir waren besser. Auf diese Erkenntnis kratzten wir zur

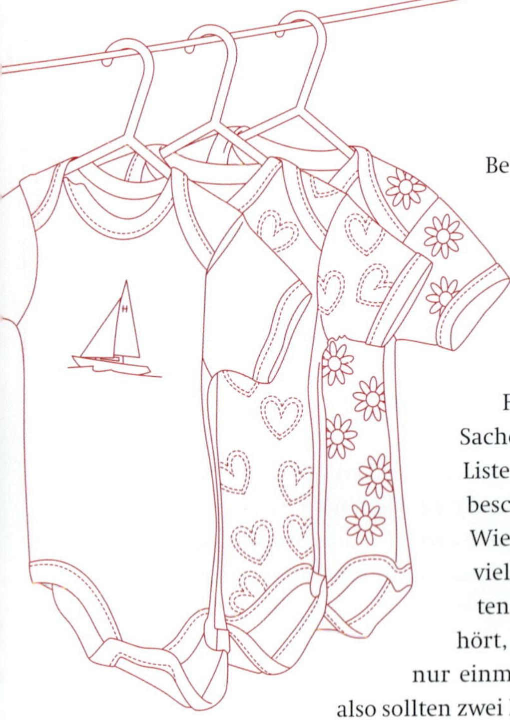

Belohnung noch die Majonäse vom Teller, tranken den letzten Schluck Limo, damit der Mantateller nicht so schwer im Magen lag, und verließen die Pommesbude vollkommen entlästert.

Kurz darauf trafen wir uns mit unserer Freundin Susanne, die uns ihre Hilfe in Sachen Kindershopping angeboten hatte. Die Liste ihrer Empfehlungen hatten wir wie beschrieben nur sehr zaghaft umgesetzt. Wie groß ist ein Kind bei der Geburt, wie viele und vor allen Dingen, welche Klamotten benötigt es am Anfang? Ich hatte gehört, dass Kinder nicht schwitzten und auch nur einmal die Woche gebadet werden mussten, also sollten zwei Bodys reichen. In der Woche ließ sich der andere Body waschen. Das konnte nicht schwer sein. Zu den beiden Bodys kamen ein Strampler, zwei Paar Socken, eine Mütze und – wenn es mal kalt würde – eine Jacke. Fertig war der kleine Busemann verpackt. Schnell fiel mir auf, dass ich wohl einen nicht unerheblich wichtigen Aspekt vergessen hatte: Ein Baby kackt sich von morgens bis abends in die Windeln. Manchmal auch mit Schmackes daneben. Das heißt, dass die beiden Bodys unter Umständen in den ersten 120 Minuten der Woche dreckig werden.

Und was war eigentlich der Unterschied zwischen Body, Strampler, Langarm oder Kurzarm? Mützchen und Socken konnte ich auseinander halten, obwohl man auch dafür sehr gute Augen benötigte. Die waren beide so klein, dass man sich nicht vorstellen konnte, dass ein leibhaftiger Mensch in diese Klamotten passen sollte. Aber bestimmt nicht lang. Deshalb drängte ich Katrin und Susanne auch immer dazu, ein bisschen großzügiger einzukaufen. Textilien in Größe 50 waren was für Frühchen, aber nix für einen Busemann. Ich kam einen Monat zu früh auf die Welt und brachte 4750 Gramm auf die Waage. Hätte meine Mutter ein bisschen länger zusammengekniffen, wäre ich ins Guiness-Buch der Rekorde gekommen. Und so ein Vater kriegt doch keinen Sohn, der in 50 passt. Der kriegt einen Wonneproppen mit Größe 62. Basta. Irgendwie konnte ich mich nicht durchsetzen. Die beiden Mädels packten von ganz klein bis ein bisschen größer alles ein. Und aus den zwei Bodys wurde auch nichts.

Die Kleiderbügel flogen durch den Raum wie bei der Fashionweek in New York. Nur, dass dies keine Prototypen der Mode waren und sie so viel kosteten wie der halbe Knopf eines Versaceshirts. Sieben Euro für zwei Bodys (oder waren es Strampler?) fand ich sehr aufmerksam von den Herren Hennes und Mauritz. Bei den beiden Nachwuchsdesignerinnen Cisca & Anna gab es in gleicher Preiskategorie ebenfalls modisch elegante Lösungen zum vollkacken.

Zu Beginn unserer Exkursion fand ich das ganze extrem spannend. So kleine Größen waren drollig und nicht vorstellbar. Die Einführung in die Geheimnisse der Babyverkleidung war eine andere Welt. Als ich aber nach zehn Minuten die ganze Palette vorgestellt bekommen hatte und die zwölf Kleiderbügel an meinem linken Zeigefinger schmerzten, sah ich keinen Unterschied mehr zu den Shoppingtorturen mit meiner Frau. Es gab gute Gründe dafür, dass sie das seit geraumer Zeit allein machte. Katrin und Susanne nahmen jedes Teil von der Stange, hielten es in Augenhöhe und sagten: »Mann, ist das süß!« »Fertig werden, Mädels, Vatta bricht der Finger ab – und ich kann nicht mehr stehen!« Zudem gab es in diesen Läden keinen Stuhl für Männer. Es gab eine Ruhezone, aber die Stühle gingen mir bis zum Schienbein, auf dem Monitor wurde ein sprechender Elefant gezeigt, der immerzu »Tör-Rö!« rief und meine Sitznachbarn waren kleine, abgestellte Wadenbeißer, die mit Legosteinen warfen und in der Nase bohrten.

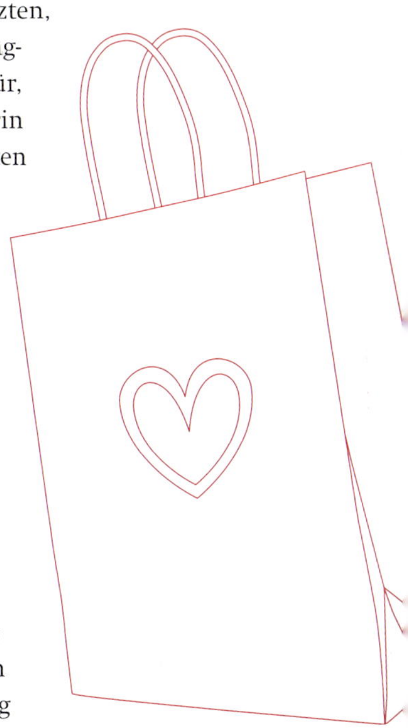

Wir kauften gefühlsmäßig alles, was nicht zu teuer war. Bei drei Euro fünfzig für einen Frotteeanzug sprechen nur Säuglinge von viel Geld, aber die bekommen auch kein Taschengeld. So ein bisschen erinnerte mich diese allgemeine Wirtschaftsbelebung an einen Urlauber, dessen Koffer auf dem Flug verloren gegangen ist und der sich nun komplett neu einkleiden muss. Billig und viel muss es sein. Ritsch-Ratsch, Karte glüht und die Party am Abend kann kommen. Wir kauften etwa dreißig verschiedene Kleidungsstücke und waren zweihundert Euro ärmer, aber an Erfahrung unbezahlbar reicher. Und unser Sohn konnte jetzt kommen.

Festzuhalten bleibt, dass jeder eine andere Vorstellung von Liebe, Erziehung und Einkleidung hat. Sich von Freunden Rat zu holen, ist wichtig und macht die Sache einfacher, aber auch mit den besten Tipps und Ratschlägen von lieben Menschen wird ein jeder im Alltag Fehler in irgendeiner Form begehen. Fatal ist, vor lauter Angst zu erstarren und tatenlos zu bleiben, weil irgendwelche Dummschwätzer in Pommesbuden lästern könnten. Als Eltern hat man die Pflicht, die einzig gültige Instanz zu repräsentieren und seinem Kind auch mit den hässlichsten Klamotten ein gutes Gefühl zu vermitteln. Ich hoffe nur, dass der Strampler nicht kratzt. Ich hab gut reden ...

wehe, wenn ...

27 Wir komplettierten unsere Bevorratung für den neuen Erdenbürger zusehends und kamen in großen Schritten vorwärts. Obwohl wir den ganzen Tag nichts anderes mehr taten, als daran zu denken, wie es bald sein würde, war der Gedanke an unsere Zukunft immer noch nicht richtig greifbar. Was es wirklich heißen sollte, bald zu dritt zu sein, können nur die größten Phantasten wirklich abschätzen. Die Vernunft erklärte uns die Situation und wir freuten uns darauf, aber die Wirklichkeit sah ganz anders aus. Dann gäbe es keine amerikanischen Shoppingtouren bis zum Dollarglühen mehr. Aber Disneyland und Seaworld waren ja auch klasse. Dann gäbe es kein ... mir fiel schon nichts mehr ein. Ein Kind war ja keine Krankheit, man musste seine Freizeit nur ein wenig kreativer gestalten und die einzige Ausnahme, die man machen musste, war auf Faulenzertage zu verzichten. Und das Rumgammeln im Bett würde eingestellt werden müssen. Pizza essen bei »Fluch der Karibik« und im Bett frühstücken. Danach noch mal in einem Meer von Krümeln umdrehen und gegen eins ins Mittagessen übergehen, das sollte und konnte nicht mehr sein. Aber wie lange war das her. Etwa zehn Jahre. Mit Anfang zwanzig konnte ich bis High Noon im Bett bleiben. Die Zeiten änderten sich.

Als Baby schlief man unregelmäßig. Als Kleinkind sprang man um sechs aus dem Bett, weil man den Tag erleben wollte. Als Teenager entdeckte man das lange Schlafen für sich und als angehender Twen hatte man es perfektioniert. Man war jung genug, um sich auf seine volle körperliche Leistungsfähigkeit verlassen zu können und schlau genug, um zu erkennen, wann die Batterien wieder aufgeladen werden mussten. Für den Berufstätigen führte dann eine gewisse Regelmäßigkeit zu einem echten Rhythmus, und als dann die 30 vorne stand, funktionierte man wie eine Maschine. Vernunft und Training war die Maxime. Abends um zehn ins Bett gehen, damit man morgens pünktlich die Augen aufmachen konnte, um festzustellen, wie entspannt das Leben früher gewesen war. Mit dieser Erkenntnis ließ es sich auch nicht mehr weiterschlafen, aber es war Sonntag und die Schlaf- und Dösphase war bis halb neun verlängert worden. Mit der Schwangerschaft signalisierte der Körper bevorstehende Veränderungen und der Schlaf wurde kürzer, unregelmäßiger und ernüchternder.

Den Höhepunkt des Wirrwarrs erreichte man als junge Eltern wohl kurz nach der Geburt, wo von Schlaf und REM-Phase nicht mehr geredet werden konnte, sondern nur noch der Verfall der eigenen Anstrengung kontrolliert werden musste. Wenn man seinem Kind den Schlafrhythmus ein bisschen eingetrichtert hatte, wurde die Nachtruhe ein wenig verlängert, und wenn man es als Neu-Eltern wirklich drauf hatte, knackte der Filius bald durch und krähte erst gegen sechs. Auch sonntags. Für den ist es nämlich egal, ob Mutti zur Arbeit muss oder die Windel vollgeschissen ist, und außerdem ist es draußen spannender, als in einem Zimmer mit 999-Euro-Einrichtung zu liegen.

Wenn der Nachwuchs in die Phase kommt, die jeder von uns drei Dekaden vorher durchgemacht hat, dann ist die Matratze sein bester Freund und er poft wenn's sein muss den ganzen Tag, aber er hat es geschafft, dass die Eltern es verlernt haben. Die springen dann um sieben Uhr aus dem Bett und beginnen den Tag. Auch sonntags. Man ist es ja so gewohnt. Irgendwann bekommt der Nachwuchs Bartwuchs und verlässt das häusliche Nest. Der Schlafrhythmus ist kurz, aber konzentriert geworden, und so weint man den Zeiten nach, in denen man jung, wild und pizzahungrig war und schlafen konnte wie ein Stein. Wenn der Nachwuchs Nachwuchs bekommt, dann sind wir so alt, dass langsam ein weit verbreitetes Phänomen einsetzt: Die senile Bettflucht. Abends geht man erst gegen Mitternacht ins Bett, steht zigmal auf und beendet die Nacht mit den Worten: Gott sei Dank kann ich jetzt aus den warmen Federn aufstehen. In dem Stadium wären wir wieder in den Schlafrhythmussphären eines Babys. Unregelmäßig und inkontinent. Tolle Aussichten.

Wir versuchten erst einmal, die Nächte bis zur Geburt zu genießen, was nicht wirklich einfach war, weil man Schlafstörungen nicht genießen kann. Zudem träumten wir immer öfter wirres Zeug.

Ich ging eines Nachts in einer REM-Phase mit einem riesigen Koffer in eine große leere Halle. Ich setzte mich auf einen Stuhl inmitten dieses monumentalen Bauwerks, das grob geschätzt 100.000 Sitzplätze hatte. Ich öffnete den Koffer und erblickte ein Musikinstrument. Daneben lag ein dünnes Heftchen.

Wie von Geisterhand öffneten sich um mich herum alle Eingangstüren und es strömten Massen von Menschen hinein. Es war ein unglaublicher Tumult, alles grummelte und murmelte, aber niemand beachtete mich. Mir schnürte es die Kehle zu. Ich fing an zu schwitzen. Warum saß ich in der Mitte und alle anderen saßen in der Anonymität der Masse um mich herum? Warum hatte ich einen Koffer dabei, der eine Geige und ein Notenheft enthielt? Ich konnte in der Schule schon nicht singen, geschweige denn ein Instrument in Fahrt bringen. Was machte ich hier?

Es wurde dreimal geklopft und die Menschen wurden ruhiger. Ich suchte nach einem Ausweg. Ich war umzingelt. Fluchtwege gab es nicht. Ich blickte in den Koffer mit der Geige. »Original Stradivari. Made in Witten, Germany«, stand da ganz klein auf einem Schild. Jetzt guckten alle auf mich. Im Kollektiv der Schulklasse bewegte ich beim Singen früher nur den Mund, aber auch das fiel dem Lehrer auf. Wenn ich bei einem anderen Musikstück als Taktunterstützung drei Tasten auf dem Keyboard drücken sollte, wurde mir warm und schwindelig. Ich kam immer durcheinander. Und das waren nur drei Tasten, meine Geige hatte acht Saiten und einen langen Steg. Ich hörte ein weiteres Mal drei Klopfer. Die Leute verstummten ganz. Alle starrten mich an. Den Solisten Busemann mit seiner Geige, die er noch niemals zuvor gesehen hatte. Aber eine so edle Geige würde doch von allein spielen, warum war sie sonst so teuer? Es gab noch ein weiteres Problem: Ich konnte keine Noten lesen. Was nützten mir aber die Noten, wenn ich nicht wusste, wie ich auch nur einen Ton aus dem braunen Kasten herausbekam? Die Leute sagten nichts, es wurde nicht getuschelt, keiner räusperte sich. Sie waren nur da. Und ich ganz allein und von nix ’ne Ahnung.

Was wollte mir dieser Traum sagen? Lucas war die Stradivari, die bedient und vorgeführt werden sollte und alle guckten zu. Ich, vollkommen ahnungslos, saß auf dem Präsentierteller und wurde angestarrt wie ein Meistergeiger, der die Halle rockte. Das passte alles nicht zusammen. Jeder Musikschüler probte seinen Auftritt, jeder Musiker übte stundenlang, aber junge Eltern werden irgendwann mit einer neuen Aufgabe betraut und haben davon genau so viel Ahnung wie von einer Geige, die sie noch nie gesehen haben. Da lobte ich mir doch die immer wiederkehrenden Träume meiner Frau, in denen Lucas sich so stark von innen an die Bauchwand drückte, dass sie die

Konturen seines Abbildes sehen konnte. Aber das war irgendwie gruseliger. Der Sohn versuchte mit aufgerissenem Mund und mit aller Macht durch die stramme Bauchdecke in die Freiheit zu fliehen. Dann doch lieber ein bisschen Geige spielen.

Das beherrschte Katrin beinahe perfekt. Sie gab Geräusche von sich, die an Busemann'sches Geigenspiel erinnerten. Sie lag neben mir in unserem Bett und zersägte die Stradivari. Ihre Nase verstopfte immer mehr und mittlerweile hörte sie sich wie der dunkle Lord Darth Vader in Krieg der Sterne an. Sie schnarchte so laut, dass sie selber davon aufwachte. Das Schönste daran war, dass es mich nur peripher tangierte. Das hätte ich nicht gedacht, dass es mir so leicht fiel, die körperlichen Beeinträchtigungen meiner Frau zu ertragen. Es war ihr immer dermaßen unangenehm, wenn sie mich aus dem Schlaf riss, dass sie vor lauter Scham selbst nicht schlafen konnte oder wollte. Aber es war kein Problem, wenn es zu laut wurde, schützte ich Hammer und Steigbügel einfach mit Gehörschutzstopfen. Das war ich von meinen zahllosen Übernachtungen mit anderen Männern gewohnt. Auf Sportwettkämpfen, Trainingslagern und bei der Bundeswehr habe ich Schnarcher gehört, mit denen ich nicht verheiratet war. Die hätte ich manchmal fast gelyncht. Wo sollte dabei also das Problem sein? Ohrenproppen rein, Schlaf an, fertig. Alles eine Sache des Trainings. Mit Ohrenstopfen kann man sich auch viel besser auf seinen persönlichen Atemrhythmus konzentrieren und in seine eigene kleine Welt flüchten.

Ihre Schlaflosigkeit hatte aber noch andere Ursachen. Abends vor dem Zubettgehen kribbelten ihre Beine seit geraumer Zeit und trieben sie fast in den Wahnsinn. An anderer Stelle wird dieses Gefühl auch mit RLS beschrieben, wobei das Kürzel für Restless Legs Syndrom steht. In der Bevölkerung leiden etwa 1,2 Prozent aller Deutschen daran. Die Quote ist nicht schlecht. Wenn man die Geburtenrate in Deutschland zu Hilfe nimmt und für 2006 mickerige 673.000 Neugeborene auf 82 Millionen Einwohner zählt, heißt das in der Verteilung, dass es auch noch 311.000 Nichtschwangere betrifft. Mehrlingsgeburten und Elterngeld jetzt mal außen vorgelassen.

Es kam ganz tief aus ihrem Körper. Man konnte nicht kratzen und man konnte nicht schubbern. Sie lag im Bett und es kam schubweise über sie. Manchmal zappelte sie mit den Beinen, manchmal spannte sie die Muskeln an, aber immer konnte sie sich nicht wehren und musste es einfach ertragen. Morgens benötigte sie drei Minuten, bis sie ihre Hände wieder gängig bekam. Anzeichen des Karpaltunnelsyndroms waren in der Schwangerschaft nicht selten und hatten auch, wie sollte es anders sein, meine Frau heimgesucht. Bei diesem Phänomen werden die Durchblutung der Peripherie der oberen Extremitäten oder die Nerven abgedrückt und es kommt auch dabei zu Kribbeln, erschwerter Beweglichkeit und dem Gefühl des Einschlafens der Hände. Nach der Schwangerschaft soll auch das wieder verschwinden. Was da alles wieder weggehen soll. Von wegen, Schwangerschaft ist keine Krankheit.

Eine weitere Malaise war das unangenehme Anschwellen der Beine und Hände. Sobald es draußen ein bisschen wärmer wurde, schwollen ihre Knöchel und Unterschenkel sichtbar an, und Katrin passte in keinen ihrer Schuhe mehr. Sie war 32 Jahre alt und ihre Füße wuchsen! Ich dachte, so was passiere nur bei Dopern, die Wachstumshormone schluckten? Entweder dopte meine Frau also oder alle Doper waren schwanger?! Wir mussten neue, bequeme Treter finden, die passten und in den Augen meiner Frau zudem noch schick aussahen.

Mit ihrer verstopften Nase hörte sich selbst das »Tör-Rö« täuschend echt an. In blauer Hose und rotem Hemdchen hätte sie zu der Zeit als Double für einen überaus erfolgreichen Schauspieler agieren können, der sich nach vierzig Jahren im Geschäft sicher mal eine Pause verdient hatte. Ganz so schlimm war es dann aber wohl doch nicht, da uns die Kinder bei H & M nicht für Benjamin B. und Karla K. hielten. Katrin fühlte sich zwar elefantös, hatte aber nicht so große Ohren. Vielleicht probieren wir es das nächste Mal.

Abhilfe im Anschwellen der Extremitäten schaffte erst die klimatische Abkühlung, was dann wiederum zu Folge hatte, dass die Gelenke wehtaten. Meine Frau fühlte sich immer mehr wie eine übergewichtige Großmutter. Gliederschmerzen, Schlafstörungen, andauernde Toilettenbesuche, zunehmende Einschränkung der Agilität und zu allem Überfluss schicke weiße Punkte auf den Beinen. Das war das untrügliche Zeichen, dass diese Frau durch schwangerschaftsbedingte Wassereinlagerungen so gepeinigt war und nicht durch zu viel Pommes mit doppelt Mayo.

Der nächste Besuch bei der Frauenärztin brachte wiederum Ernüchterung in unser vorelterliches Dasein. Nachdem bei der Ultraschalluntersuchung scheinbar alles in Ordnung war und wir als neues Bild einen Fuß bekamen, der aussah wie die Komponentenverklebung nach der Zellteilung, ging es zum CTG. Die Herztöne und Wehentätigkeit wurden nun auf diesem Wege alle vierzehn Tage untersucht und die Entwicklung kontrolliert. Wieder saß ich dabei und wieder blätterte ich ahnungslos in der bereitgelegten Literatur. Ich las Katrin die Werte der Anzeige vor und wir kontrollierten ihr Gefühl mit dem Auswurf der gemessenen Parameter. Der Pulsschlag bewegte sich zwischen 100 und 130 Schlägen. Er war etwas ruhiger als das letzte Mal. Die Wehentätigkeit hingegen war schön regelmäßig. Die Zahlen pendelten drei Minuten bei 8-10-9-10-8-10-9-10, um dann zu steigen. Katrin merkte das in Form einer Verhärtung in ihrem Bauch. 12-15-17-19-20-22, sie fühlte, dass der Höhepunkt erreicht war. 19-17-16-14-12-10. Die Wehe war überstanden. Einige Minuten später ging es wieder los. Sie verharrte, schloss die Augen und machte ihre altbekannten Geräusche. »Upps« zeigte einen vereinzelten Tritt unseres Sohnes an. »Umph – Mann, Lucas« war die nächste Stufe. Augen zu und »Grrmugrmh« zeigte ein Stakkatotreten an. »Grrmmhh« war die Reaktion auf eine unangenehme Darmtätigkeit und Augen zu, Kopf vorn übergebeugt und »Chrrmghhchmrh« war das verbale Zeichen einer Wehentätigkeit. Wenn wir gingen, hielt sie dabei meist inne und verharrte wortlos auf der Stelle. Wenn sie lag, reagierte sie kurze Zeit nicht mehr auf meine Erzählungen. Aber es sollte so etwas wie Übungswehen geben. Alles normal. Sorgen machte ich mir nicht mehr. In regelmäßigen Abständen zeigte die Anzeige einen gleichmäßigen Ausschlag von Werten. Um die Zeit des Wartens zu überbrücken, erledigte ich vor der Praxis noch ein Telefonat. Dieses andauernde Gepocher des kleinen Herzens war doch ziemlich einschläfernd.

Als ich zurückkam, hörte ich nur die Worte: »Ich hole mal eben Frau Doktor!« Auch meine Frau schien besorgt. Die Regelmäßigkeit und die Ausprägung der Wehen waren nicht ganz normal und der Pulsschlag des Kindes war nicht schnell genug. Die Ärztin betrat umgehend den Raum, schaute auf den Ausdruck und meinte nur: »Der schläft! Nicht erschrecken, ich mache ihn mal wach.« Dazu fasste sie meiner Frau an die Hüfte und wirbelte ihr Becken hin und her. »Hey«, rief ich, »machen Sie meinen Sohn nicht kaputt!« Bei so einem Gerüttel wird der ja seekrank. Der Pulsschlag stieg an und schließlich erwachte er aus seinem Schlaf. Da hört man überall von Rhythmus und

Ritualen und lässt den kleinen Wurm schon vor seiner Geburt nicht vernünftig schlafen. Nach einigen Minuten kam sie wieder herein und stellte fest, dass die Herzfrequenz okay sei, die Wehentätigkeit aber zu früh, zu gleichmäßig und zu ausgeprägt sei. Sie verschrieb Magnesium zur Lockerung der Muskulatur und schrieb Katrin bis zur nächsten Untersuchung in einer Woche krank. Katrin war zum Heulen zumute. Schon wieder wurde sie krankgeschrieben und schon wieder wussten wir nicht, ob alles in Ordnung war. Nach Ablauf der dreiwöchigen Sperrfrist aufgrund der Ringelröteln kam nun eine weitere Arbeitsunfähigkeit hinzu, die sie wieder eine Woche von der Arbeit fernhielt. Bis sich das mit den Wehen nicht geklärt hatte, wäre Schulunterricht kontraproduktiv. Eine Öffnung des Muttermundes habe sie zu Beginn der Untersuchung nicht ertasten können, aber in einer Woche würde ein weiteres CTG gemacht, per Ultraschall würden Muttermund und Gebärmutterhals kontrolliert und die Reaktion auf das Magnesium würde einzuordnen sein, sagte uns die Ärztin.

Ich musste Katrin beruhigen. Ich, der Paniker. Aber ich hatte mir vorgenommen, ruhiger zu bleiben und es gelang mir sogar. Es war noch nichts passiert. Das Kind war noch im Mutterleib, ein Absinken des Kindes war nicht festgestellt worden und wir brauchten uns nicht zu sorgen. Ich redete auf meine Frau ein. Im Nachhinein war ich mir nicht mehr ganz so sicher. Warum gab sie uns ein Ultraschallbild, auf dem ein Fuß abgebildet war? Ein Fuß, der aussah wie eine undefinierbare Masse? Dieses Bild hätte man einem Laien als erstes Bild der Schwangerschaft präsentieren können. Mit guter Sichtbarkeit des Dottersackes und der Einnistung in der Gebärmutter. Das war aber ein ganzer Fuß. Sonst bekam man einen Kopf, einen Rumpf, eine Hand mit fünf Fingern. Von vorne, von der Seite, im Ganzen. Jetzt also ein Fuß. War etwa doch nicht alles in Ordnung und noch nicht genau bestimmbar?

Papperlapapp, keine Sorgen, das Kind war noch drin, vor zwei Wochen war auch noch alles dran und die vorzeitigen Wehen waren erkannt. Also, alles okay. Ich musste nur meine Frau davon überzeugen. Sie sollte Stress vermeiden, die Füße hochlegen und sich schonen. Sie hatte die letzten drei Wochen kaum was anderes gemacht. Wir waren kurz weitere Klamotten für das Baby kaufen gewesen, wir hatten uns ein Bad und Fliesen für das Haus ausgesucht. Wir hatten die letzten drei Wochen nur schöne Dinge gemacht. Stress sah anders aus. Jetzt ruhte sie sich eben noch mehr aus. Sie sollte Dinge machen, die sie ausfüllten, aber nicht überanstrengten, sie sollte sich bewegen, damit sie nicht einrostete, aber sich schonen. Sie sollte auf ihren Körper hören und alles Unwichtige sein lassen. Sie war total verunsichert. Katrin wusste nicht mehr, was sie durfte und was nicht. Ich beruhigte sie. Das kriegten wir hin. Ich war total relaxt. Das Kind war noch nicht mal abgesackt. Und selbst wenn es so wäre, könnte man erstens noch dagegen steuern und zweitens war sie in der dreißigsten Woche. Die Überlebenschancen solcher Frühchen waren sehr gut. Alles im grünen Bereich. Ich war echt ruhig. Das war begeisternd.

Festzuhalten bleibt, dass der Körper der Schwangeren sich und das Baby mit Übungswehen auf das bevorstehende Ereignis vorbereiten will und muss. In der Kontinuität sind sie kein Spaß, aber sie haben ihren Sinn. Die eine Frau trifft's halt härter als die andere. Das ist für die Damenwelt natürlich unangenehm, stellt aber keinen Anlass zur Sorge dar. Ungewohnt ist es allemal und die Frage, wie man das alles schafft, wird sich immer wieder stellen. Träume werden immer mehr zur Realität und wenn man von teuren Geigen träumt ist das doch eigentlich ein Zeichen, dass man etwas Wertvolles erwartet, was man sich nicht kaufen kann (und was man auch noch nicht richtig bedienen kann).

lass es alle wissen

28

Mit Riesenschritten wuchs unser Sohn heran und näherte sich der Ziellinie. Wir waren gefühlt in der 112. Schwangerschaftswoche und waren doch noch so weit weg. Ich hatte langsam keine Lust mehr, aber die Realisierung der neuen Situation hatte sich noch nicht im Synapsengewirr meines Gehirns verankert. Alles normal also. Die Lage war wie immer. Meine Frau konnte ihren Bauch auch nicht mehr verstecken, trotzdem guckten alle Eingeweihten erstaunt, wenn sie von der 30., 31. oder 32. Woche hörten. »Mann, da sieht man aber echt noch nicht viel!«, hörten wir allzu oft. Meiner Frau trieb das immer ein peinlich berührtes und verlegenes Lächeln ins Gesicht. Sie liebte diese Bauchpinseleien, da wir den ganzen Tag ans Gegenteil dachten, uns mit der Anatomie einer Schwangeren auseinander setzten und uns immerzu fragten: Ab wann platzt ein Mensch? Auf wie viel Quadratmeter kann man Haut dehnen? Auf wie viel Kubikzentimeter können Eingeweide zusammengedrückt werden? Das war Biologie zum Anfassen.

Man sah, dass sie ihren Bauch nicht mehr verstecken konnte und so langsam sollte es die ganze Welt wissen. Es wussten bisher nur unsere Familie, die engsten Freunde, die nicht ganz so engen Freunde und die Leute, mit denen wir nicht richtig befreundet waren, 3.000 Schüler meiner Frau, der ein oder andere Nachbar und noch ungefähr 10.000 Menschen, die meine Frau aber nicht kannten und sie nur in der Stadt und im Supermarkt gesehen hatten. Unter dem Strich also eine Hand voll und ein paar mehr.

Ich hatte die Verkündung der frohen Botschaft irgendwann auf ein Minimum zurückgefahren, da es Unbeteiligte nicht die Bohne interessierte, dass wir ein Kind erwarteten. Allzu oft hatte ich es enthusiastisch erzählt und von meinem Gegenüber große Augen und einen offen stehenden Mund erwartet, aber nein, sie sagten: »Glückwunsch, das ist aber schön.« Das war's. So wenig Freude war demotivierend. Aber was erwartete ich? Wenn die mir erzählten, dass ihr Goldfisch krank sei, brach ich auch nicht in Tränen aus. Es war alles relativ und eine Sache der Sichtweise. Was für uns eine große Nummer ist, kann für andere unbedeutend sein. War es auch. Nur Rentenempfänger sind bei Geburten wohl aus dem Häuschen, werden sie doch durch den neuen zukünftigen Arbeitnehmer noch drei Minuten länger sozial versorgt.

Trotz alledem waren da wirklich noch Menschen übrig geblieben, zu denen wir ein besonderes Verhältnis pflegten und die es noch nicht wussten. Manchmal war es komisch, wie man es so lange »geheim« halten konnte, wobei geheim wirklich relativ war. Marcel und seine Frau Heike wohnten einen Teil des Jahres in Noosa, Australien, aber obwohl sie in der restlichen Zeit in Frechen wohnten, das noch nicht mal die halbe Strecke von Noosa entfernt lag, bekamen wir unsere Treffen nur vier Mal im Jahr hin. Als Marcel mich im Februar am Telefon fragte: »Du weißt ja, ich muss dir die Frage stellen. Wie sieht's denn jetzt aus mit dem Nachwuchs? Ist endlich mal was eingetütet?« »Du weißt ja, wie das ist ...«, antwortete ich. Marcel lachte und sagte: »Ja, ja, ich weiß, wie das ist. War ja auch nur eine Frage!« »Mmh, genau!«, stimmte ich ihm zu. Eigentlich wollte ich sagen: »Du weißt ja, wie das ist. Wenn man dreiunddreißig wird, dann wird's höchste Zeit und deshalb haben wir auch endlich Nägel mit Köpfen gemacht.« Habe ich aber nicht gesagt. Er lachte. Ich lachte. Wir hatten Spaß. Ich ein bisschen mehr. Es war ohnehin besser, nichts zu sagen und eines Tages angerollt zu kommen. Die Augen wollte ich sehen.

Vor unserem jetzigen, endlich vereinbarten Treffen schilderte ich ihm unseren Zeitplan. Marcel schlug vor, dass wir uns in Köln zu einem kleinen Bummel treffen könnten und Heike mit meiner Frau durch die Stadt gehen könnte. »Das geht nicht!«, eierte ich rum. »Warum?«, fragte er. »Meine Frau ist nicht so gut zu Fuß.«, blieb ich bei der Wahrheit. Anstatt eine total unverfängliche Story von einem geschwollenen Fuß, einem Wespenstich am dicken Zeh oder einer Blase von den neuen Pumps zu erzählen, sagte ich, die ist nicht gut zu Fuß. Das war die verfänglichste aller Ausreden, reichte ihm aber. Sehr diskret.

Katrin und ich wollten vorher noch einen netten Kollegen besuchen, der eigentlich mein Chef ist. Aber bei meiner Stellung als freier Mitarbeiter und aufgrund der guten Stimmung im Team war von klassischer Hierarchie nichts zu spüren. Wir mussten uns vor unserer nächsten gemeinsamen beruflichen Reise ohnehin noch zusammensetzen und Inhalte und Vorgehensweisen absprechen, da bot es sich an, dass ich meine Frau zu Anschauungs-

und Präsentationszwecken mitnahm. Jeder sollte es wissen. Wir betraten das Gebäude und fuhren mit dem Fahrstuhl in die sechste Etage. Uwe wurde unsere Ankunft mitgeteilt und er wollte oben auf uns warten.

Ich grinste über beide Ohren und meiner Frau schlotterten die Knie. Es war ein bisschen verwerflich: Wie ein hässlicher Millionär seine Barbie präsentiert, kam ich mir jetzt beim Vorzeigen meiner Frau vor. Aber das fühlte sich so gut an. Für mich. Meiner Frau war ein wenig mulmig zumute. Alle würden starren. Sie kannte die Leute dort nicht so gut, als dass sie hätte entspannt sein können. Jetzt würden die uns mal richtig kennen lernen. Schön dick und kugelig.

Dann ging die Tür auf. Ich voran, meine Frau hinter mir. Uwe sah uns und kam auf uns zu. Keine Reaktion. Ich stand wohl ein bisschen zu dicht vor Katrin. Uwe schüttelte uns die Hand und führte uns in sein Büro. Ich dackelte mit Uwe vorneweg, meine Frau hinter uns. Wir unterhielten uns und Uwe drehte sich kurz für eine Frage zu ihr um. Keine Reaktion. Er hatte sich wohl nicht weit genug gedreht. Wir betraten sein Büro und er holte seine Jacke aus dem Schrank. Aber jetzt. Katrin stand direkt neben mir und vor Uwe. Er guckte meiner Frau in die Augen, er guckte mir in die Augen. Er zog sich die Jacke an, erzählte immer weiter und schob sich am Bauch meiner Frau vorbei. Keine Reaktion. Wir gingen zum Fahrstuhl und fuhren ins Erdgeschoss. Es war eng. Hätte auf dem Schild Maximales Gewicht 250 Kilogramm bzw. 2 Personen und eine Schwangere gestanden, hätte er es gemerkt. Sie standen sich gegenüber und ihre Bäuche berührten sich fast. War es die angeregte Unterhaltung, weil wir uns so lang nicht gesehen hatten, oder hatte er den Bauch noch nicht gesehen? Den konnte man nicht mehr übersehen! Der war so voluminös, dass keine Buxe mehr passte! Keine Reaktion bei Uwe. Der Mann hatte Nerven.

Wir gingen in die Kantine und Uwe brummelte irgendwas von »Und jetzt, Wein oder Kaffee?«. Katrin lächelte, streichelte wie immer ihren Bauch und sagte »Geht nicht.« »Boah«, entfuhr es Uwe, »habe ich es mir doch gedacht! Schwanger?« »Ja, natürlich!« Dann klärte uns Uwe wegen seiner Zurückhaltung auf. Er hatte sich mal derbe in die Nesseln gesetzt, weil er bei einer Frau, die nur reichlich zugenommen hatte, auf eine Schwangerschaft getippt hatte. Diese Scham wollte er kein zweites Mal erleben. Seit dem Erlebnis eierte er sich immer an das Thema heran und suchte nach Wegen, seine Vermutung bestätigt zu bekommen, ohne die Schwangerschaft direkt ansprechen zu müssen. Ein Gentleman, wie er im Buche steht. Und ich dachte, der hätte Tomaten auf den Augen.

Im Nachhinein wurde uns einiges klar. Egal wo wir waren: Sahen uns diese Menschen nicht regelmäßig, vermieden sie es, die Schwangerschaft direkt zum Thema zu machen. Wir hingegen waren so mittendrin, dass wir vollkommen ausgeblendet hatten, es könne Menschen mit so viel Feingefühl geben, dass die auch eine klinische Fettleibigkeit in Betracht zogen. Niemand, der uns nicht genauestens kannte, fragte nach der Woche. Das Thema wurde einfach vermieden. Das fiel uns erst jetzt auf. Öfter hört man von scheinbar netten Fragen wie: »Wann ist es denn so weit?« Wenn die Antwort »Vor drei Wochen!« lautet, hat man verloren. Deshalb hält man sich besser bedeckt. Ah ja, ich verstand.

Wir aßen unseren Salat auf und verabschiedeten uns von Uwe in Richtung Frechen. Mal gucken, wie die Reaktion mit dieser neuen Erkenntnis bei Marcel und Heike war.

Pünktlich bogen wir in die Straße ein und parkten unseren Wagen vor ihrem Haus. Denen würde gleich der Unterkiefer runterfallen. Wir waren noch nicht ganz ausgestiegen, da flog die Haustür auf und zwei Kinder und Heike guckten heraus: »Im wievielten Monat bist du denn?«, rief Heike. Katrin hatte ihren Bauch noch gar nicht richtig in Sichtweite gebracht. »Von wegen, ‚schlecht zu Fuß', da habe ich Marcel sofort gesagt, die ist schwanger.« Die Frau kam vom Fach, vormachen konnte man ihr nichts. Immer diese Extreme. Uwe traute sich nicht, etwas zu sagen, da er Fettsucht nicht ganz ausschließen mochte und Marcel und Heike wissen es, bevor wir ganz da sind. Eigentlich hatte ich mir den Tag anders vorgestellt. Aber so ist es halt, wenn man mit bestimmten Erwartungen an eine Sache herangeht. Man ist so in seiner eigenen Denkweise verhaftet, dass man sich gar nicht überlegt, was andere denken könnten. Künstlerpech.

Mit dem falsche Fährten legen war ich bei Björn und Philipp ein Stückchen besser gewesen. Aber da hatten wir Weihnachten und meine väterlichen Geschichtenkonstruktionen und Erwartungen waren einfacher und weniger kompliziert. Entweder hatte ich jetzt an Übung verloren oder die Realität machte mich zu einem schlechten Lügner. Egal. Sie freuten sich trotzdem. Ich mich aufgrund meiner falschen Finte nicht so dolle wie erhofft.

Katrins Wehentätigkeit wurde nicht weniger, und wenn wir eine Eieruhr für Vierminüter hätten eichen müssen, hätten wir es mit ihrem Bauch tun können. Nach vier Minuten wurde er aber steinhart und nicht mittelweich. Es kam das normale »Chrrmghhchmrh« und das berühmte in-sich-gekehrt-sein. Frau Doktor kontrollierte noch einmal Muttermund und Gebärmutterhals, entschied, dass Katrin den Schulunterricht beenden sollte und schrieb sie bis zum Beginn der Schutzfrist krank. Das Risiko einer Frühgeburt sei zu groß. Katrin wollte es nicht wahrhaben. Eine Schwangerschaft war wohl doch eine Krankheit. Schon wieder wurde sie vom Dienst freigestellt und ich hatte auch nichts dagegen. Raus aus diesem Bazillenhort, weg von der Ansammlung gefährlicher Viren und Bakterien. Bei dreitausend Menschen an einem Fleck gab es immer Schüler, die einer Grippe keine Wichtigkeit beimaßen und den Juckreiz zu viel Farbstoffbrause zuschrieben. Man konnte keine Sicherheit gewährleisten und ich war froh, dass Katrin nun nicht mehr arbeiten gehen durfte. Hauptgrund war natürlich die bevorstehende Schonung und die Vermeidung von Stress, was ich auch für gut und richtig befand, aber diesem Bazillenstall namens Schule konnten wir so auch gleichzeitig aus dem Weg gehen. Da hatten die Vorwehen doch was Gutes. Aus meiner Sicht. Diese Beruhigung musste ich dann aber wieder dafür einsetzen, meine Frau bei Laune zu halten und sie wirklich davon zu überzeugen, dass genau wie in der Vergangenheit auch jetzt noch nichts passiert war. Die Ärztin hatte das Problem erkannt und es handelte sich nach wie vor um eine Sicherheitsmaßnahme.

Bei meinem alljährlichen Marathon rannte ich wieder mit Björn durchs Ruhrgebiet und lernte praktischerweise den zweiten Wind kennen. In schlechter Form trotteten wir über die Straßen und Björn wurde nach dem ersten Viertel der Strecke ganz kribbelig. Bei Kilometer zehn würde sein Sohn Leonard auf ihn warten. Dieses Lächeln sei herzerwärmend und das Schönste auf der Welt, schwärmte er mir vor. Bis wir da waren unterhielten wir uns noch über die Schwangerschaft und allerlei andere Themen rund ums Kind. Er wollte wissen, ob ich Lucas Köpfchen denn schon gestreichelt hätte. Das sei recht schwierig, klärte ich ihn auf, da er sicherlich schon mitbekommen habe, dass Lucas noch nicht geboren sei. Das wäre aber problemlos möglich, erwiderte er, ich sollte mich nur trauen. Bei dem Thema war ich nicht der große Meister. Ich wollte nicht an der Fruchtblase rumfummeln und eine Geburt auslösen, die erst sehr viel später angedacht war. Björn hatte echt schräge Tricks auf Lager und hätte fast als Geburtshelfer arbeiten können. Aber mit der Erfahrung einer Hausgeburt war er mir ja auch meilenweit voraus.

Je näher wir dem Halbmarathon kamen, desto schneller wurde er. Wir zwängten uns durch vor uns laufende Gruppen und ließen sie einfach hinter uns. Die warnten uns vor unserem Tempo und appellierten an unsere Vernunft, die zweite Hälfte nicht zu unterschätzen. »Was soll ich machen?«, rief ich den rufenden Überholten zu, »der sieht gleich seinen Sohn, ich kann ihn nicht mehr halten!« Und irgendwann standen sie am Rand. Drei Erwachsene mit dem neun Monate alten Leonard und der drei Jahre alten Nele. Leonard wankte an der Hand seiner Mutter über die Straße und hatte nur Augen für den spannenden Belag unter seinen Füßen. Björn rannte auf ihn zu, nahm ihn auf den Arm und sprach mit ihm. Als Leonard ihn als seinen Vater identifiziert hatte, grinste dieser kleine Junge wie ein Honigkuchenpferd und ich bekam seinen Vater kaum wieder auf die Straße. Vollgepumpt mit Babylachen galoppierte Björn über den Asphalt und wir überholten wieder die selbe Gruppe, die uns bei unserem Stopp passiert hatte. Wieder gaben sie uns den Ratschlag, nicht zu übertreiben und diesmal rief Björn: »Was soll ich machen? Der sieht gleich seine schwangere Frau, ich kann ihn nicht mehr halten!« Recht hatte er. Katrin war in ihrem Zustand nicht gerade belastbar. Mein Bruder Lars hatte sie an den Streckenrand gefahren und jetzt wollte ich schnell zu ihr. Erstens, damit sie sah, dass es mir gut ging und zweitens, damit ich sah, dass es ihr auch gut ging. Ich hoffte in einer Phase ohne »Chrrmghhchmrh« bei ihr zu sein. Mit ihren geschlossenen Augen hätte sie mich gar nicht gesehen, aber Lars passte ja auf. Es war schon beeindruckend wie sehr eine kleine Familie beflügeln kann.

Björn hatte sich so verausgabt, dass er bei Kilometer 28 abreißen lassen musste. Es war das erste Mal, dass ich vor ihm lief. Es war das erste Mal, dass ich ihn schlug. Es war das erste Mal, dass er als Vater einen Wettkampf bestritt. Was sagte das jetzt aus? Sind werdende Väter belastbarer als seiende

Väter? Sind söhnliche Sprints kontraproduktiv und hält die Ablenkung nur kurze Zeit? Wären wir nicht auf dem 731. Platz gelandet, wenn wir uns nicht mit Familiengedöns aufgehalten hätten? Eigentlich war es vollkommen egal, dass wir nicht weiter vorn im Feld eingelaufen waren. Wir hatten auf eine ganz andere Art gewonnen. Wir bekamen das Lächeln ein Babys und den Kuss einer Schwangeren. Mehr kann man nicht erreichen.

Einen Tag nach dem Marathon traf ich eine Nachbarin. »Herzlichen Glückwunsch!«, rief sie mir zu. »Oh ja, danke!«, erwiderte ich und stolzierte die Treppen herauf. Die Frau hatte Ahnung. An meinem Gang erkannte sie, dass ich den Marathon ins Ziel gebracht hatte. »Ist ja lange unentdeckt geblieben.« Ich überlegte. Warum lange? Der Marathon war gestern und heute gratulierte sie mir. Das war nicht lang. Vielleicht meinte sie meine grandiose Zeit von unter vier Stunden, was nicht wirklich grandios war. Unentdeckt ist aber die Renneinteilung geblieben. Ich wollte die zweite Hälfte schneller laufen als die erste und es war mir gelungen. Das konnte man nur im Internet unter Eingabe meines Namens in Erfahrung bringen. Kurz nach dem Marathon war die Seite hoffnungslos überlastet, so dass sie die Ergebnisse wohl erst am heutigen Tag abgerufen hatte. »Ja, das stimmt«, pflichtete ich ihr bei, »jetzt läuft ja alles!« »Und wie geht's deiner Frau?« Meiner Frau? »Die ist natürlich auch ganz froh.« Aber nur weil ich heile im Ziel war. »Wie weit seid ihr denn jetzt?«

Wie weit? Au Backe, sie bezog sich auf die Schwangerschaft! Zum Glück war ihr nicht aufgefallen, dass ich die ganze Zeit vom Marathon gesprochen hatte.

Beim Marathon selber habe ich noch mit einem Sportkollegen geredet, dem ich natürlich auch erzählte, dass es bald einen Busemann mehr auf dem Planeten geben würde. Er freute sich wirklich. Das war eher ungewöhnlich, da wir uns nur beiläufig kannten, aber er hatte eine tolle aufgeschlossene Art. Wir unterhielten uns über Kinder, Nachwuchs und vollgeschissene Windeln und dann wollte er plötzlich das Sternzeichen wissen. Sternzeichen? Kleiner Wagen? Großer Bär? Woher sollte ich das Sternzeichen wissen? Ich kannte selbst das Sternzeichen meiner Frau nicht. Ich war Fisch, schwamm aber wie ein Stein. Also sagte das nichts aus. Dann sollte es bei diesem Hokuspokus noch Aszendenten geben. Das waren wohl die, mit denen man sich vertrug. Im Sommer würde er geboren und er war unser kleiner Thronfolger. Sonnenkönig, aber das ist kein Sternzeichen, oder? Für manche war das Firlefanz, für andere interessant, für die nächsten lebensbestimmend. Ich hoffte nur, dass Venus und Mars in direkter Wehenlinie der Kraftachse zur Flut stehen würden, wenn die Fruchtblase platzte. Oder sollte man lieber auf Aszendent Hebamme achten?

Festzuhalten bleibt, dass man nicht mit zu hoch gesteckten Erwartungen an die Bekanntmachung der Schwangerschaft herangehen sollte. Meistens kommt es nämlich anders als man denkt. Man steckt einfach nicht im Kopf eines Gesprächpartners, für den die Schwangerschaft einer Frau, die er nur mäßig kennt, ebenso wenig etwas Besonderes ist wie umgekehrt. Schön, aber nicht weltbewegend. Je näher man sich steht, desto intensiver ist die Freude. Eine weitere Erkenntnis aus den gemachten Erfahrungen ist auch, dass viele nicht sofort in Enthusiasmus ausbrechen, weil sie sich erstmal an die Situation herantasten müssen.

hey, sexy lady

29 Damit Katrin nicht so lange alleine bleiben musste, begleitete sie mich nun an die Ostsee zu meiner Arbeit. Wir hatten mittlerweile unsere Einstellung komplett geändert. Ich war der Ruhige und sie war die Nervöse. Ich dachte immerzu daran, dass auch eine Geburt zu diesem Zeitpunkt kein Problem darstellen würde und wir auch das schaffen würden. Bei ihr gesellte sich zur allgemeinen Verunsicherung nun so langsam die konkrete Angst vor der Geburt. Vor dem »Danach« hatte sie auch ein wenig mehr Angst als ich. Wir waren in der 31. Woche und ich konnte das »Danach« noch nicht abschätzen. Es war immer noch surreal. Durch und durch. Ich sah meine Frau mit anderen Augen. Uns verband eine wortlose Intimität. Eine Schwangerschaft verbindet. Zusammen hat man eine Aufgabe, deren Lösung man sich eigentlich nicht zutraut.

Wenn man eine Reise in ein unbekanntes Land plant und durchführt, informiert man sich vorher. Wenn man sich ein Auto kaufen will, macht man vorher eine Probefahrt und holt sich nur das, was auch finanzierbar ist. Aber jetzt schafft man sich etwas an, was zunächst einmal völlig umsonst war, dann aber die volle Konzentration in Anspruch nimmt und irgendwann – bevor man sich des neuen Zustandes überhaupt bewusst ist – gibt es kein Zurück mehr. Zur Schule geht jeder, einen Job hat auch fast jeder. Interessen werden umgesetzt und bei Missfallen geändert, gleiches gilt für Urlaubsreisen und ihre Routen. Frühere Beziehungen sind wie Schall und Rauch, wenn man sie mit der jetzigen Situation vergleicht. Das waren Spielereien. Alles ist widerruflich, veränderbar und umkehrbar. Mit Aufwand meist, aber es geht. Nun ging es weder um Job, Auto und Reisen, es ging um ein Abenteuer. All inclusive. Wir waren mittendrin und ich hatte es noch nicht verstanden. Meine Frau veränderte sich, und meine Vernunft versuchte mir einzutrichtern, was wir hier veranstalteten, aber ich verstand es immer noch nicht. Wir hatten noch zwei Monate. Dann waren wir zu dritt.

Als meine Frau in mein Leben kam, war sie so wie sie war, und ich stand völlig neben mir. Na gut, meinem wahnsinnigen Charme, meinem guten

Aussehen und meiner aufreißenden Art hatten wir es zu verdanken, dass wir zusammen gekommen waren. Ich war ein Womanizer, der nur auf die Richtige gewartet hatte. So weit meine Sicht der Dinge. Sie würde die Sache mit ihren Worten etwas anders beschreiben: Was willst du mit so einem langweiligen Bubi, der den Anschein erweckt, als wärst du seine erste? Der ist ja ganz nett. Aber nett? Will das eine Frau? Meine Frau schon, und dann hat sie den Tiger in mir kennen gelernt.

Und jetzt hatten wir einen kleinen Kater gezüchtet. Ich freute mich drauf und sorgte mich drum, aber die Tragweite kannte ich nicht. Was bedeutete es wirklich? War es normal? Wann kapierte ich, dass dies alles real war? Katrin war viel näher dran. Alle Schwangeren sahen aus wie große, bronzene Skulpturen, die mit vorgestrecktem Bauch im Schneidersitz saßen, lieb und zufrieden grinsten, ihre Hände schützend auf ihren Bauch legten und mit sich und der Welt im Reinen waren. Vorbeikommende Fremde tätschelten den Bauch, grinsten genauso, wünschten sich mit diesem Ritual Glück und die bronzene Farbe glänzte an der berührten Stelle fast golden.

Dabei ist diese Situation bestimmt wahnsinnig schwierig für Frauen. Sie verändern sich nicht nur körperlich, auch die Hormone spielen verrückt. Sportive junge Frauen werden vorübergehend zu schwerfälligen, trägen Bald-Müttern, kämpfen gegen Kilos und Wassereinlagerungen an und müssen ihren Männern glauben, dass sie immer noch die heißeste Stute im Stall sind. Manche Männer sehen das anders und gucken sich anderweitig um, was zum einen verwerflich und zum anderen nicht nett ist. Gerade in dieser Phase benötigt die Frau die volle Unterstützung in Wort und Tat.

Um die extremen Wassereinlagerungen in den Beinen ein wenig zu unterbinden, hatte Katrin aus dem Sanitätshaus Kompressionsstrümpfe bekommen. Fleischfarben. Bis oben. Aber mit Spitze. In die Dinger kam sie nur, wenn sie morgens aus der Waagerechten direkt in ihr neues Modeaccessoire sprang. Dabei war männliche Anwesenheit nie erwünscht. Sie warf mich dazu für fünf Minuten hinaus und dann kam sie immer schweißgebadet und gut komprimiert aus dem Raum, um zu fluchen, wie Scheiße sie mit den Dingern aussähe und wie sie kniffen, wenn sie nicht glatt am Bein anlägen. In der Zeit hielt auch ich inne und verschonte sie mit meinem wirren Geplapper über ihre modische Erscheinung und dass es nur vorübergehend sei.

Wichtig in der Phase der Schwangerschaft ist, dass der Mann immer folgendes beachtet: a) Kritisiert sich eine Frau bezüglich Stimmung und Aussehen selber, hat sie niemals Recht und ihr muss immer widersprochen werden. b) Ansonsten hat die Frau immer Recht. Sie ist Legislative und Judikative zugleich. Die Exekutive bleibt beim Mann. Er ist in der Zeit der Knecht und Besorger. Er hat keine Fragen zu stellen und hat zu machen. Und c) Wenn Frau nicht weiter weiß, muss der Mann für sie entscheiden, aber immer zu ihren Gunsten. Indirekt ist es nämlich auch zu seinen Gunsten. Denn wenn die Frau glücklich ist, dann ist der Mann auch glücklich. Und das Kind erstmal.

Wir waren ein eingespieltes Team und trotz Hausbaustresses und hormoneller Umstellung waren wir vollkommen streitunlustig und harmonierten perfekt miteinander.

Ich hatte allerdings auch schon Gegenteiliges gehört: Mir erzählte jemand, dass er vollkommen überraschend mit Blumenvasen beworfen wurde, nur weil er gerade da war. Eine andere Frau fing unter der Dusche urplötzlich an zu weinen und vergoss mehr Tränen als Wasser aus der Brause kam. Im nächsten Moment brach sie in lautes Gelächter aus, weil sie wusste, dass sie nur wegen dieser dusseligen Hormone heulte, das eigentlich gar nicht wollte, aber nicht anders konnte, was sie wieder zum Anlass nahm, erneut loszuheulen. Aber an solche Schikanen dachte ich zum jetzigen Zeitpunkt noch nicht. Meine Frau war auch immer noch meine Frau. So toll und umwerfend wie eh und je. Hormonell hatte sie eine leichte Schwangerschaftsdemenz, aber die hatte ich auch. Ich hatte sogar eine schwere. Dabei war ich nur indirekt schwanger. Ich vergaß alles und musste mir alles aufschreiben. Ob das nun an der Tatsache lag, dass ich über dreißig war, ich zu viel arbeitete oder ob es eine grobe Verlagerung von Prioritäten war, das wusste ich nicht. War aber auch egal, weil die Erkenntnis nichts daran geändert hätte, dass ich so vergesslich war.

Aber meine Frau hielt sich gut. Wir stritten nicht, wir waren meist derselben Meinung und bei triefenden Kinofilmen bekamen wir beide unsere Heulattacken. Diese ganzen Geschichten über fliegende Blumenvasen, Stutenbissigkeit und Geißelung des Mannes hörten sich für mich wie die Märchen der Gebrüder Grimm an. Ein bisschen komisch waren wir alle, doch dabei

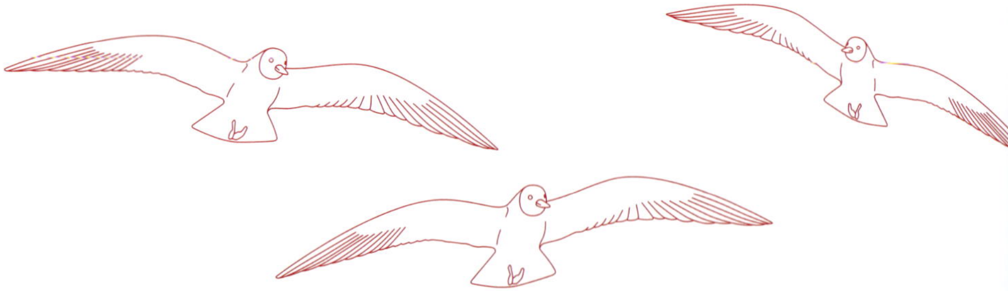

ergänzten wir uns perfekt. Aber vielleicht würde meine Katrin noch die große Hormonkeule auspacken. Ich hielt es wie mit der Sorge um die noch nicht vorhandenen Krankheiten und Probleme unseres Sohnes. Erst mal warten bis sie da waren, dann konnte ich immer noch darauf reagieren und schon mal das Abtauchen vor Wurfgeschossen trainieren. Ich war echt cool.

Aber jetzt waren wir erst einmal an der Küste. Ich arbeitete und sie ließ sich die Sonne auf den Bauch scheinen. Soweit ich das zuließ. Ich war der Wächter des Lichts und der Schützer ungeborenen Lebens. Deshalb musste Katrin ihren Bauch immer gut schützen, sich regelmäßig, aber in Maßen bewegen und auf mich hören. Irgendwie war ich doch Legislative, Exekutive und Judikative zusammen. Sie hörte sogar auf mich. Ein tolles Gefühl. Die eine Hälfte in ihrem Bauch gehörte schließlich auch mir. Aber eigentlich war ich nur ein übervorsichtiger Ratgeber.

Nach meinen Arbeitstagen saß sie vor meinem Büro und wartete auf mich. Sie hörte den neuesten Harry Potter auf ihrem iPod, sie las irgendwelche 1000-Seiten-Bücher oder ließ sich von Möwen auf die Hose kacken. Sie saß dann direkt an der Kaimauer, schloss die Augen und ließ die Sonne Glückshormone produzieren. Sie wurde zusehends brauner und die gut kontrollierte Abwechslung von Erholung und Entspannung förderte ihr Wohlbefinden zusehends. Als ich dann aus meiner Tür trat und sie in der Ferne erspähte, sah ich, wie sie mit einem älteren Herrn plauderte. Sie saß mit ihrer weißen Hose auf der Bank, hatte ihre Jacke vor sich auf die Oberschenkel gelegt und war ins Gespräch vertieft. Der Mann sah gut situiert aus, hatte zurückgekämmtes graues Haar, trug ein Polohemd und eine beige Stoffhose. Er stand vor ihr mit einer Hand in der Hosentasche und die andere Hand benutzte er, um seinen Worten Nachdruck zu verleihen. Da sich neben dem Yachthafen eine große Rehaklinik befand und Patienten das schöne Wetter oft nutzten, um zwischen den Behandlungen frische Luft zu schnappen, war für mich klar, dass Katrins Gesprächspartner nach einem Platz suchte, den er

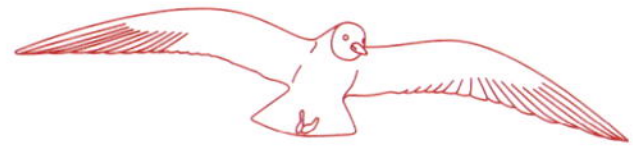

neben ihr gefunden zu haben glaubte. Als ich näher kam sah ich sie nur den Kopf schütteln und der Herr schwenkte ab. Allerdings tat er das nicht langsam schlurfend, sondern festen Schrittes mit geradem Blick. Hüftoperiert sah der nicht aus. Da meine Frau niemals einem älteren Herrn den Platz neben ihr verweigern würde, war für mich klar, dass er nur die Uhrzeit hatte wissen wollen, sie ihre Uhr aber vermutlich vergessen hatte.

Als ich sie in den Arm nahm und mich darüber freute, dass wieder einmal eine viel zu lange Zeit, in der wir uns nicht gesehen hatten, vorübergegangen war, offenbarte sie mir die wahren Bestrebungen dieses alten Sacks. Der hatte meine Frau zum Kaffee einladen wollen! Meine Frau! Die zudem noch schwanger ist. Spinnt der, der alte Opa? Das ist meine, wollte ich ihm hinterher rufen. Das gibt's doch nicht, da sitzt sie nichts ahnend auf einer Bank, genießt die Sonne und wartet auf mich, da wird sie von einem Steinzeitmenschen angegraben. Der hätte hier aber eine Yacht liegen, ärgerte mich meine Frau, der wäre eine gute Partie.

Warum hat die wohl einen so großen Bauch? Bestimmt nicht, damit sie zum Kaffee eingeladen wird. Entweder entsprach die Sehkraft seinem Alter, er stand auf schwangere Alleingelassene oder aber meine Frau hatte immer noch nur eine kleine Kugel und die ganzen aufmunternden Worte unserer Gesprächspartner beinhalteten mehr Wahrheit als wir dachten, wenn sie sagten: »Da sieht man aber noch nicht viel.« Der wahre Grund war aber, dass sie immer toll aussah, egal ob schwanger, mittagsschläfrig oder nass geregnet. Der gleichen Ansicht war auch Käpt'n Kaffee. Mann, hatte ich ein Glück.

Festzuhalten bleibt, dass die Frau sich äußerlich zwar viel, innerlich aber nur ein bisschen verändert. Sie bleibt die selbe Frau, die sie vorher auch war. Und alle Malaisen, die auftauchen, hat der Mann zur Hälfte mit zu verantworten. Also, Männer, immer dran denken. Passt auf Eure Frauen auf, sonst sind andere da, die nicht nur die Uhrzeit wissen wollen.

ganz unpeinliche trainingsweltmeister

30 Jedes Mal, wenn wir uns wieder in Richtung Schwangerschaftsturnen begaben, fragte ich mich, ob ein Zwei-Tage-Crash-Kurs nicht doch besser gewesen wäre. Immer wieder mussten wir uns aufraffen, hingurken, mit dem Fahrstuhl in die vierte Etage fahren und den Blicken aller schon Anwesenden widerstehen. Tatsächlich waren wir die ersten und jedes Mal peinigten wir alle Fahrstuhlentsteiger mit unseren Blicken. Immer wieder veranlasste es junge werdende Väter, die Gelegenheit zu nutzen, unter Gleichgesinnten Witze zu machen und die Gruppe zu erheitern. Die Hebamme, die den Kurs durchführte, machte das auch gut, keiner war bissig, wir saßen alle im selben Boot, aber ich hoffte spätestens nach der zehnten Öffnung der Fahrstuhltür, das meine Frau ein Einsehen hätte und das ganze Unternehmen wegen Überfüllung canceln würde. Jedes Mal hoffte ich, jedes Mal zwängten wir uns anschließend mit zehn anderen Paaren in den Raum.

Und dieses eine Mal sollte endlich der Gipfel der Peinlichkeit in Angriff genommen werden. Bisher lief alles rund und wir vollführten kein kollektives Massenstöhnen, aber jetzt – da sollte alles anders werden. Wir betraten den Raum und blickten auf einen großen Stuhlkreis. Die Matten, auf denen wir uns sonst lümmelten, waren nicht ausgelegt und die Stunde sollte heute offensichtlich in eine andere Richtung laufen. Inmitten des Stuhlkreises stand eine mit einem Handtuch abgedeckte Massageliege und darauf lag – eine Puppe. Jetzt konnten wir nicht mehr flüchten. Die Hebamme hatte uns schon gesehen. Ich könnte einfach eine Migräne vortäuschen, hatte ich zwar noch nie gehabt, aber man hört von solchen plötzlichen Attacken. Da kann man nix mehr machen. Das würde schlimm werden. Ich, der Ahnungslose, der seiner Puppe Susi vor dreißig Jahren mit Schmackes das Wasser in die Futterluke presste, damit es unten wieder rauslief, ich sollte jetzt vor allen Leuten probieren, wie ich Klein-Lucas wickeln würde. Dieses Wort »würde«, das passte nicht zu mir. Ich war kein Trainingsweltmeister, ich war ein Wettkampftyp. Ich würde der Puppe gleich bestimmt den Arm abreißen, dann wäre hier sowieso Schluss. Das Genick war ohnehin ein wenig labberig, das sollte wohl so sein, damit man die Vorsicht lernt, aber der Arm, der wäre gleich abgeknickt und die Windel als Turban um den Kopf gewickelt. Ich behaupte nicht, dass ich das kann, aber wenn mir Lucas in die Augen blicken wird, dann würde ich aufdrehen, dann bekäme er die geschmeidigste Windel um den Po gebunden, die die Welt je gesehen hat. Wenn ich musste, dann konnte ich, aber eine Puppe, das war nicht müssen, das war Probe. Und Probe war wie Training. Der Startschuss fehlte. Ob die Windel klemmte oder nicht würde die Puppe nicht interessieren. Mein Sohn, der würde kurze Zeit später mit lautem Gebrüll Einspruch einlegen, da hatte es einen Sinn, sich anzustrengen, aber eine Puppe mit Schlabberkopf? Das konnte ich nicht. Vielleicht sollten aber auch nur die Frauen wickeln. Männer waren für das Grobe zuständig, Frauen waren die Feinmotoriker. Außerdem saßen hier zehn Pärchen. Zwanzig Mal Windel an und aus würde auch zeitlich gar nicht gehen. Aber vielleicht sollten es aus dem Grund auch nur die Männer machen, weil das die Bewegungstrottel waren? Ich fing leicht an zu transpirieren. Wo setzte ich mich hin? Es waren zu wenig Stühle da. Direkt neben meine Frau, was ich hatte, das hatte ich. Sollten die anderen doch stehen, solange die Schwangeren saßen war alles okay. Oder waren einfach zu viele Menschen in diesem Raum? Zu jedem Baby genaugenommen zwei Erwachsene, das war ja auch der Partnerkurs. Ich stand auf und stellte mich doch hinter Katrin. Das gehörte sich so. Ich legte meine zitterigen Hände auf ihre Schultern und wartete auf weitere Anweisungen der Hebamme. »Die Herren holen mal bitte ein paar Stühle von nebenan.« War also doch einfach hier. Zumindest mit dem Sitzen.

Dann saßen wir also alle im Stuhlkreis, Berufspädagogen wären begeistert, und ich fühlte mich ein bisschen wie beim Wochentreffen der anonymen Ahnungslosen. Keiner hatte einen Plan, alle wollten was lernen und waren gierig auf neuen Input. Bis auf mich. Ich wollte weg. Die Hebamme verwickelte uns in ein lockeres Gespräch, um dann in vortragender Weise, die verschiedensten Stationen der Kindsversorgung zu erläutern und vorzumachen. Erläutern und vormachen – diese Worte waren Gold in meinen Ohren. Erläutern und zeigen, das war nicht mitmachen und falsch machen.

Das war zugucken und zuhören. Aufsaugen und abspeichern. Wir starrten alle auf die Pritsche vor uns und versuchten für jede kleine Handbewegung neue Synapsenverbindungen herzustellen. Wie fasst man das Kind an, wie wickelt man es, wie stützt man den Kopf, wie transportiert man es von A nach B? Alles einleuchtend, logisch, interessant, lebensnotwenig. Alles easy. So sah man junge Eltern mit ihren Kindern umgehen. Alles, was ich sah, kam mir nicht unbekannt vor. Aber ich konnte mir den ganzen Krempel trotzdem nicht merken. Es war zu viel. Diese verdammte Schwangerschaftsdemenz. Eigentlich musst du dir doppelt so viel merken wie früher, aber du vergisst siebenmal so viel, weil du immerzu neues Zeug abspeichern willst, mit dem ganzen Wust jedoch durcheinander kommst und weil du es nicht tagtäglich machst. Also musste ich es doch immerzu machen, damit sich die Strukturen einschliffen und das nachher aus dem Eff-Eff klappte. Training war doch irgendwie sinnvoll.

Als die Stunde überstanden war und keiner der Teilnehmer etwas hatte vormachen müssen, ermutigte mich das, dem nächsten Besuch ein bisschen gelassener entgegenzusehen. Um den vielen Menschen ein wenig aus dem Weg zu gehen, entschieden wir uns am betreffenden Termin für den spätesten Kurs des Tages. Wieder fuhren wir in die vierte Etage, wieder waren wir die ersten und wieder hoffte ich, dass meine Frau ein Einsehen hatte und sie auch diese plötzliche Unlust überkäme. Sie war da um einiges härter als ich und kannte kein Erbarmen. Sie wollte auf diesen unbekannten Tag optimal vorbereitet sein und sich nachher keine Vorwürfe machen lassen müssen, dass ihr vielleicht die den Schmerz unterdrückende Schnapp-Hechel-Atmung entgangen war, weil ihr Mann immerzu genörgelt und nach Hause gewollt hatte.

Wir saßen schon einige Zeit alleine da und ich freute mich auf ein relativ leeres Zimmer mit einigen Schwangeren, keiner musste um eine Matte kämpfen und alle konnten entspannt der Hebamm'schen Worte lauschen. Es wurde immer später und aus der Fahrstuhltür kam kein Mensch. Noch nicht mal alte Menschen, die zum Gottesdienst wollten. Wir machten uns so langsam Gedanken. Es war kein Mensch da, es war zwanzig Uhr – und es war Freitag. Klar, das keiner da war. Um zwanzig Uhr gab es den Kurs am Mittwoch, aber nicht am Freitag. In mir stieg leichte Freude auf. Freitag, kein Kurs mehr.

Jetzt lass uns endlich abhauen. Wenn der laufende Kurs rauskommt und uns sieht, das ist ja peinlich. Und außerdem würde das Parkticket dann nur einen Euro kosten. Nein, Katrin wollte wissen, ob es in der Einheit besondere Inhalte gegeben hatte, die wichtig waren. Zudem wollte sie die nächsten Übungen in Erfahrung bringen, um besser vorbereitet zu sein und abschätzen zu können, wann wir das nächste Mal kommen müssten.

Die Tür ging auf, einer nach dem anderen sah uns und einer nach dem anderen grinste und jeder zweite sagte so was wie: »Oh, vertan?« Tja, was sollten wir dazu sagen. »Nö, wir sind gerade zufällig vorbeigekommen und wollte die Hebamme was fragen!« Aber das wäre wenig glaubhaft gewesen. »Jau, wir haben's verpennt!« – das machte es nicht ganz so schlimm wie enttarnte Lügen. Als alle draußen waren gingen wir rein. Frau Hoffmann hatte ein Einsehen und wollte uns in Kürze die Inhalte der letzten sechzig Minuten beibringen. Ich versuchte, sie davon abzubringen, da auch sie doch mal Feierabend haben sollte. Wir hätten es selbst verbockt und wollten sie unter unserer Schusseligkeit nicht leiden lassen.

Doch das interessierte sie nicht. Schwangerschaft und Schusseligkeit fangen nicht von ungefähr mit den gleichen Buchstaben an. Mit einer Seelenruhe erzählte sie uns die relevanten Dinge und wir legten uns auf die Matte. Jetzt waren wir nicht so viele wie sonst, aber das war mir auch nicht Recht. Ich war schon ein komischer Kauz. Ich hatte aber eine Ausrede – die Schwangerschaft.

Die Hebamme gab uns zwei Tennisbälle und jeder musste seinen Ball unter das Steißbein legen. Also legten wir uns drauf und sollten uns ganz tief fallen lassen, einfach loslassen.

Wie viel würde so ein Steißbein aushalten? Vom Gefühl her konnte es jeden Moment abbrechen. Knickknack, einfach ab. Dann würde ich zumindest gehen wie eine schwangere Frau. Ein wenig behände watscheln. Das waren keine guten Aussichten. Ich spannte meine hintere Oberschenkelmuskulatur soweit an, dass ich auf dem Tennisball schwebte. Die Hebamme sagte, dass man lernen müsse, den Schmerz zu ertragen. Er sei Bestandteil der Geburt und man hätte es selbst in der Hand, ob man panisch dagegen anarbeiten wolle oder es einfach geschehen ließ. Wir versanken immer tiefer in uns selber und der Tennisball verbog mein Steißbein immer mehr. Ich hatte Angst um meine Frau. Was wäre, wenn das zusätzliche Gewicht der Schwangerschaft dem Steißbein so hart zusetzte, dass es schlapp machte? Oh, Katrin, halt durch. Gleich ist es vorbei, dachte ich immerzu.

Eine Geburt könnte man mit einem Marathon vergleichen. Erst bereitet man sich vor, dann geht es los, irgendwann kommen die ersten Schmerzen und Schluss ist erst im Ziel. Also muss man weitermachen und lernen, mit dem Schmerz umzugehen. Man muss ihn ertragen und es liegt an jeder Person selber, wie stark man ihn spürt. Sieht man ihn als Herausforderung, dann ist er leichter zu überwinden, als wenn man panische Angst davor hat. Das war die Übung dazu. Schmerz ertragen. Das war wie Sport – sagte die Hebamme. Katrin und mir ging fast genau das gleiche durch den Kopf: »Wusste ich es doch, habe ich immer schon gesagt. Schön, wenn ich Recht habe. Jetzt kann ich sie doch mit meinen 1500-Meter-Weisheiten bei Laune halten. Die Hebamme hat's erlaubt!« »Wusste er es doch, hat er immer schon gesagt. Blöd, dass er Recht hat. Jetzt muss ich mir doch die 1500-Meter-Leier bei der Geburt anhören. Die Hebamme hat's erlaubt!«

Nach dem Crashkurs für Vergessliche zogen wir von dannen und auch die Hebamme entschwand in ihren wohlverdienten Feierabend. Wieder einmal zeigte sich, dass Hebamme zu sein nicht nur ein Beruf ist, sondern auch Berufung.

Wir stiegen hinab in die Tiefgarage und Katrin offenbarte mir, dass sie seit neuestem ein ganz anderes Geruchsempfinden habe. Dass ihre Nase sensibler geworden war, dann aber zusehends verstopfte, das hatte ich mitbekommen. Sie hatte ganz außergewöhnliche Gelüste. Andere Frauen aßen saure Gurken, andere hauten sich eine Packung Kartoffelchips rein – und meine Frau schnüffelte in der Tiefgarage die Autoabgase. Sie hatte in der ganzen Zeit der Schwangerschaft nicht eine saure Gurke gegessen, sie hatte kaum unnatürliche Gelüste, aber in manchen Situationen merkte man ihr die Schwangerschaft dann doch an. Um alle Klischees erfüllen zu können, schleppte ich nämlich alles Essbare an, was irgendwie in Frage kommen konnte. Aus dem Grund tauchte ich immer tiefer in die kulinarische Psyche einer Schwangeren ein und aß aufgrund der nicht aufkommenden Heißhungerattacken meiner Frau seit einiger Zeit gegen die Verfallsdaten an. Die beim Aufräumen aufgetauchte Marmelade war allerdings schon seit sechs Jahren abgelaufen, da war Katrin noch gar nicht schwanger gewesen. So schmeckte sie dann auch. Etwas hart und geschmacksneutral. Ich sagte bereits, dass auch meine Geschmacksknospen verwirrt waren. Oder war das nach sechs Jahren normal, dass Marmelade schmeckte wie Acryl in der Duschwanne?

Festzuhalten bleibt eine Erkenntnis, die eigentlich schon in Fleisch und Blut übergegangen sein sollte. Man kann sich dem Thema Learning by Doing von den verschiedensten Richtungen nähern. Als werdende Eltern muss man sich früh genug darauf einstellen, dass nichts unmöglich ist und alles passieren kann. Deshalb sollte man sich nicht zu schade sein, das Wort »peinlich« aus seinem Sprachgebrauch zu löschen und es durch »Erfahrung« zu ersetzen. Da sich auf der menschlichen Festplatte ohnehin viel ändert, ist diese kleine Umbenennung nicht weiter schwierig. Da wir demnächst tagtäglich die verschiedensten Wettkämpfe im Turbo-Windelwechseln und Marathon-Füttern austragen und dabei hoffentlich öfter als Sieger vom Platz gehen würden, ist es auch an der Zeit, mit dem Training frühzeitig anzufangen. Denn Training ist ab sofort Wettkampf und der Wettkampf muss sitzen. So gut die Windeln auch sein mögen, es gilt, keine Zeit zu verlieren und eine Puppe namens Susi haben die wenigsten Väter gehabt.

ratgeber dieser welt

31 Wie schnell sich die Zeiten ändern sehen wir nicht nur an unseren ersten grauen Haaren und einem größeren Maß an Verantwortung, sondern auch an der Vermehrung von TV-Programmen und der damit einhergehenden Explosion von Formaten. Wie der Zufall es will, läuft auch immer die entsprechende Sendung zum vorhandenen Problemchen. Egal, was man erlebt, tut oder vorhat, wir werden nie allein gelassen. Wissensdurstig verfolgte ich »Die Sendung mit der Maus«, weil ich wissen wollte, wie die Welt funktioniert. Dann wollte ich cool sein und im Fernsehen lief »Ein Colt für alle Fälle«. Irgendwann bekamen wir mehr als drei Programme mit der Dachantenne und nach dem Abitur habe ich »Love Boat« geguckt, jeden Tag, ich hatte ja Zeit. Ich war frei wie ein Vogel und genoss den Start ins neue Leben. Die passenden Sendungen zu passenden Lebensphasen.

Jetzt gibt es für das Fernsehen je nach Belastbarkeit des Dachstuhls die verschiedensten zu installierenden Parabolantennen. Positioniert man sie geschickt im optimalen Winkel, empfängt man mehrere hundert Programme. Wir begnügten uns mit dem Kabelanschluss und konnten auch so viel wirres Zeug empfangen. Als wir in unsere erste gemeinsame Wohnung umzogen, lief ein Format dazu. Als wir heirateten, sahen wir irgendwelche Heiratssendungen. Als wir ein Haus kaufen wollten, sah man Menschen mit Werkzeug über die Mattscheibe springen. Als wir kein Haus fanden und unseren Frust mit Essen abschwächen wollten, wurde so exzessiv gekocht, dass die Restaurants bald leer blieben, weil alle Köche im TV zu Millionären wurden. Und als wir unser Kind erwarteten, gab es nur »Wir bekommen ein Baby«-Sendungen. Immer wenn unter Flutlicht ein neuer Erdenbürger das Neonlicht der Welt erblickte, waren wir hautnah dabei.

Manchmal wurde es zu kitschig, und selbst wir neu gewordenen Halbeltern konnten es nicht ertragen, und manchmal waren die Peinlichkeiten nicht zu überbieten, so dass wir dem Geschehen schön altklug und schadenfroh beiwohnten.

In einer dieser »Reportagen« wurde der dramatische Kampf einer Jungmutter mit Kind und Oma gezeigt. Die Ausgangslage war so einfach wie spannend. Die Tochter und Neumutter war 16 und, wie sollte es anders sein, Erstgebärende, die Mutter und Neuoma war etwa vierzig und – wie sollte es anders sein – allwissend. Das Kind war eine Woche alt und – ganz arm dran. Das sich ergänzende und gegenseitig mit Unwissen herausfordernde Trio schob den Kinderwagen zur ersten Ausfahrt vor die Haustür. Die beiden Ältesten dieses Trios schoben die Utensilien zum Auto der Oma und sie fuhr – das war für die Dramaturgie des Berichts nicht unerheblich – ein Cabriolet. Der kleine Wurm war auf Mutters/Tochters Arm und Oma machte den Kofferraumdeckel auf. Wenn man Limokästen falten könnte, hätte man in diesen Kofferraum zwei reinbekommen. Aber Oma wusste ja, dass man den Kinderwagen zusammenklappen konnte. Sie suchte nach Hebeln, Schrauben und sonstigem beweglichem Hilfsmaterial.

Ich lag vor der Flimmerkiste und sinnierte mit viel Schadenfreude über Zweckmäßigkeit und Anbringung von Sicherheitstechniken für besten Komfort und höchsten Anspruch. Nach zehn Minuten stand der 2-Falt-Limokisten-Kofferraum immer noch sperrangelweit auf und der Kinderwagen strotzte vor Stabilität und zeigte sich von seiner besten aufgebauten Seite. Nach zwanzig und dreißig Minuten ebenfalls. Die Stimmung war schon leicht gereizt und ich konnte nicht mehr an mich halten. Als wenn sie mich hören könnte rief ich immer, wenn ihre Hand wieder in die Nähe der Lösungsbolzen kam: »Da! Da dran musst du ziehen!« Aber sie wollte einfach nicht auf mich hören. Trotz Schnitten und Zeitraffer erstreckte sich der Kampf auf eine unendlich lange Zeit. Auf das Alter des eine Woche alten Babys umgerechnet, betrug die Zeit, die man mit dem Suchen des Entsicherungsbolzens in diesem Drama verschwendete, in Relation zu seiner gesamten Lebensdauer beinahe ein Prozent. Ob mein vor dem Fernsehen Dahinvegetieren nun sinnvoller war, sei dahingestellt. Aber ich sah das ganze unter dem Aspekt der Fortbildung. Früher war das Telekolleg Drei, heute war das Doku-Soap pur. Als sie den Wagen endlich zusammengefaltet hatte, bemerkte sie, dass der Kofferraum zu klein war. Weitere zehn Minuten versuchte sie aber dennoch, den Wagen hineinzustopfen. Nach meiner Niederlage vor Teenagern beim Möbelverstauen hielt ich mich in dieser Szene mit schlauen Sprüchen zurück. Aber dann kam sie auf die glorreiche Idee, das Verdeck aufzumachen. Den Kinderwagen könnte man doch einfach auf die Rückbank neben das Baby packen. Tja, Cabrio muss man fahren oder blöd muss man sein, dann geht alles. So im frischen Wind geht es dem Baby auch total gut, weil es nicht so schwitzt und so kalt war es ja auch nicht. Irgendwann sah man alle drei mit Kinderwagen zusammengepfercht im Cabrio sitzen und losfahren. Geschafft.

Bis zum Ausstieg im nahe gelegenen Stadtpark hatten sich die Gemüter beruhigt und dem ungleichen Trio fiel auf, dass sie für das 108 Stunden alte Kind keine Mütze hatten. Das sei schon nicht so schlimm, wischte die Oma Bedenken ihrer Tochter beiseite. Die Sechzehnjährige wurde leicht aufgeregt, da ein Säugling die meiste Wärme über den Kopf verliere und sich schnell erkälte. Die Oma schlug leicht patzig vor, dass sie auch noch eine Mütze basteln könne. Die Stimmung kochte wieder hoch. Die Mutter ließ sich wohl durch den Druck der anwesenden Erwachsenen dazu verleiten, nicht auf ihren mütterlichen Instinkt zu hören, sondern einfach loszugehen. Der letzte Satz, den man hörte, war: »Wenn der morgen einen Schnupfen hat, dann kriegst du einen Riesenärger mit mir!«

Der Sprecher kommentierte diese Szenen mit den Worten: »Auch die junge Mutter wird mit zunehmendem Alter ruhiger werden!« Der Sprecher aus dem Off verbündete sich mit der Oma aus dem On. Musste es nicht anders herum sein? Die Mutter hat immer Recht? Meiner Meinung nach war die einzige, die richtig gehandelt hatte, ein sechzehnjähriges »unerfahrenes« Mädchen.

Katrin schaute in dieser Zeit weit weniger boulevardistisches Ratgebermaterial, vielmehr las sie sich ihr Wissen in zahllosen Büchern an. Es gab praktische Hilfen, die mit der Zeit gingen und meine Frau parallel lesen ließen. Ich war da eher praxisorientiert und lernte durch Gucken und Unterhaltungen. Gespräche mit Freunden hatten natürlich immer etwas Widersprüchliches, weil nicht alle Erfahrungen gleich waren. Die eine bekam bei Kohl heftige Flatulenzen, die nächste bekam bei spätem Abendbrot Schweißausbrüche. Wir vertrauten da zusehends auf unser gutes Gefühl und hörten dennoch aufmerksam zu.

Nachdem wir auf den letzten Drücker nun doch eine Hebamme für die Nachsorge gefunden hatten, stand ihr erster Besuch unmittelbar bevor. Wie würde sie wohl aussehen, wie war sie vom Charakter? Würde man einer Hebamme sagen, dass die Chemie nicht stimmt und ihr somit vor den Kopf stoßen? Da konnte man sich keine Fachfrau leisten, die menschlich nicht passte. Als die Tür aufging, waren wir aber beruhigt. Wir stellten alle Fragen, die sich meine Organisatorin vorher ganz genau notiert hatte. So klapperten wir alle Ungereimtheiten ab, erhielten wertvolle Tipps und verglichen unser Kleiderarsenal mit den Anforderungen hochmoderner Willkommensausstattungen. Wir waren gar nicht so schlecht. Bei den Größen differierten wir zwar ein wenig, die Verbrauchsartikel waren auch noch nicht alle vollzählig, aber irgendetwas würde man ja ohnehin vergessen. Katrins Angst war einzig, dass die Bodys zu früh dreckig wurden und wir nicht schnell genug waschen konnten. Das änderte sich bestimmt direkt nach der Geburt, weil alle Menschen, die uns lieb und teuer waren, mit irgendwelchen Klamotten ankamen. Was sollten die sonst schenken? Bobbycar? Zu früh. Eisenbahn? Auch zu früh. Fertilitätsunterstützende Mittelchen? Zu spät und außerdem nicht für dieses Kind. Also wurden Klamotten geschenkt oder Mobiles oder Raschelgrabbelstofftierchen.

Eine junge Mutter hatte uns auch ihre gebrauchte Schwangerschaftskleidung angeboten. Einziges Problem war lediglich die Tatsache, dass sie entweder die Größe meiner Frau oder ihre eigene falsch eingeschätzt hatte. Als Katrin einige Monate zuvor eine Schwangerschaftshose von ihr anprobiert hatte, reichte die ihr bis zum Kinn und sie stand mit beiden Beinen in einem Hosenbein. Wenn also die Kinderklamotten ebenfalls so groß ausfallen würden, dann hätte Lucas für die Einschulung schon ein paar passende Hosen. Außerdem bekamen wir von Katrins Schwester und nahen Freunden genug, damit wir die ersten Wochen überbrücken konnten. Den Rest würden wir einfach nach Bedarf kaufen.

Aber immer wieder führten wir die gleichen Diskussionen. Als wir in der Drogerie Windeln kauften, wollte Katrin sofort zwei Pakete holen. Zudem noch die Größe Minihosenscheißer. Das Kleinste, was im Regal lag, war meiner Frau gerade gut genug. Das würde mein Sohn werden. Ich ließ mich auf eine Packung ein und warf dann die nächst größere Packung Windeln in den

Einkaufswagen. Katrin packte sie wieder ins Regal und nahm eine weitere Tüte von den Kleinen. In einer Packung waren 28 Windeln. Wie oft sollte der sich denn in die Hose machen? Wir brauchten doch keine zwei Pakete. So oft konnte man doch gar nicht machen. 28 Windeln, geteilt durch vier Windeln (für morgens, mittags, abends und eine zur Sicherheit) reichten für sieben Tage. Das war eine Woche. In dem Alter fuhren andere Babys schon Cabrio. Und in einer Woche hatten wir unseren Hund damals stubenrein bekommen. Gut, Akito war da schon einige Wochen alt gewesen, aber ein Mensch ist doch viel cleverer. Und unser Sohn erstmal. Der stammt zur Hälfte von meiner Frau ab, das wird eine Blitzbirne. Dann könnten wir das Jumbopaket große Windeln kaufen. Meine Frau verstand keinen Spaß. Sie setzte sich wieder durch. Schwerbepackt verließen wir den Laden und hatten Angst, dass die Tüten rissen. Dass es so viel würde, hatten wir nicht einkalkuliert. Egal, wichtig war neben der Beibehaltung der Contenance die gewissensberuhigende Erstausstattung. Hatten wir. Fast.

Für das Runterspülen dreckiger Seifenreste mussten wir noch eine Badewanne finden, die ihren Zweck erfüllte, keinen unnötigen Schnickschnack beinhaltete und bezahlbar war. Die Wannen, die wir in Babyfachgeschäften gesehen hatten, erfüllten wohl jeden Anspruch, aber ich zahlte nicht für vollkommen sinnlose Löcher in Wäschekörben, konnte man die ganze verbrauchte Plörre doch auch mit einem gekonnten Schwung über den Wannenrand ausgießen. Und weil wir hier nicht über ein Fassungsvermögen von 200 Litern sprachen, sondern von maximal 15 Litern, sollte das auch meiner Frau gelingen. Wir durchstöberten zahlreiche Baumärkte und suchten die ultimative Wanne, die kurzerhand umfunktioniert würde und somit nicht den Für-mein-Baby-zahle-ich-alles-Preis als Etikett anhaften hatte. Die meisten Wäschekörbe hatten luftige Löcher, die miefende Kleidung noch auf dem Weg zur Waschmaschine ausdünsten ließ. Da Wassermoleküle ein bisschen kleiner waren als dreckige Socken, würde der Badespaß mit dieser Variante nur von kurzer Dauer sein. Die nächsten Kunststoffbehältnisse wiesen die Löcher an den Griffen auf, so dass auch hier mit ein wenig Schwung eine viel zu große Menge außerhalb des eigentlich geplanten Badeareals landen würde. Die Splashzone wäre dann zwar nur an Kopf- und Fußseite angesiedelt und würde anwesende Zuschauer befeuchten, aber wir würden selten unter Publikum baden.

Viel gravierender war aber die Tatsache, dass sich in einen Wäschekorb viel schlechter greifen ließ, als in das für Babys vorgesehene Becken. Zudem war die Ergonomie eher für Unterhosen und T-Shirts als für Jungen und Mädchen und ein Wäschekorb war nicht viel billiger als eine Babywanne. In einem Babydiscounter fanden wir für nur vier Euro mehr eine gute Wanne, die wir letztendlich auch kauften. Es war wie ein Wäschekorb, gut geformt, farblich etwas langweilig, aber der hatte ein Loch mit einem Stöpsel. Das war ein ganz wichtiger Punkt, wie sollte man sonst das Wasser auslassen?

Festzuhalten bleibt, dass es immer nur Anhaltswerte gibt. Ein Richtig oder Falsch gibt es nur im Allgemeinen. Im Feintuning besitzt wohl jeder die künstlerische Freiheit, sich und seine Ideale auszuleben und das auf seine Kinder zu übertragen. Wichtig ist nur, dass man als Eltern die gleiche Sprache spricht und sich auf eine Lösung einigt. Dann passen auf einmal auch viel zu kleine Windeln. Oder hatten sie doch die richtige Größe? Dieses Rätsel sollten wir erst später lösen können.

anmeldung zur vorteilsgebärung

32 Wir kauften nach dem immer gleichen Procedere ein. Katrin inspizierte, analysierte und wog ab und ich packte einfach ein. »Wat mut, dat mut«, war mein Spruch des Tages. Ob es richtig oder falsch war, ob es nützlich oder unbrauchbar war und ob es zu klein oder zu groß war würde sich ohnehin erst nach einiger Zeit entscheiden. Nur die kleinen Größen konnte ich ausschließen. Zu groß gab es nicht. Dann schlabberte es ein wenig, aber zu klein, da kniff es, das war unangenehmer. Aber Katrin war nicht leicht zufrieden zu stellen. Und das war gut so. Bei der Matratze hingegen waren wir uns schnell einig. Da gab es nur eine Größe. 70 x 140. Das war einfach. Aber welches Material? Es sah aus, wie die Schaumstoffauflage aus dem Baumarkt für 9,50 Euro, kostete aber mehr als das Zehnfache! Federkern- oder Kaltschaummatratzen konnte ich die Qualität mit ein bisschen gutem Willen ansehen, aber bei einer Babymatratze versagte mein Einschätzungsvermögen. Es war Schaumstoff mit Bezug. Für 129 Euro! Bei genauerem Durchlesen erkannte man aber die Vorteile. Lüftungslöcher, um den CO_2-Ablass zu gewährleisten. Silberbeschichtete Bezüge für weniger Gestank, zudem noch Antiallergieaufbau in Struktur und Beschaffenheit und beidseitige Nutzung für die Jahre nach dem Säuglingsalter. Aber 129 Euro? Das waren 30 Euro mehr, als ich für die Matratzen in unserer Zweitwohnung investiert hatte. Und der kleine Mann würde etwa 80 Kilo leichter und 1,30 Meter kleiner sein als ich, aber er brauchte eine Matratze, die 30 Euro teurer war als meine. Gut, die Matratzen bei uns zu Hause waren kaltschaum-super-komfort-deluxe-excellent. Die gab es nicht für 99 Euro, aber Lucas Matratze sah aus wie die Dämmpappe aus dem Baumarkt. Egal. Pack ein, dachte ich nur. Für unseren Sohn nur das Beste. Obwohl es das gar nicht war. Es gab eine Ausführung, die war noch zwanzig Euro teurer. Wer würde die denn schon kaufen? Das war Wucher, Geldmacherei, Halsabschneiderei. Eine Unverschämt-

heit, was die für Preise aufriefen. Als wir uns endlich dazu durchgerungen hatten, kam ein junges Pärchen um die Ecke. Sie schauten die Matratzen durch und entschieden sich nach kurzer Beratschlagung für das hochpreisige 149-Euro-Geschoss. Die musste alles haben. Warum hatten die sich dafür entschieden? Hatte die was, was wir übersehen hatten? Die sahen nicht aus wie Bonzen. Waren wir zu geizig? Ich ging zu Katrin und verklickerte ihr, dass ich nun doch die teurere Matte wollte. Ich hätte mir das noch mal durch den Kopf gehen lassen und wäre zu dem Schluss gekommen, dass es wohl besser sei, nicht an so wichtigen Sachen wie der Matratze zu sparen. Aber sie war weg! Es war die letzte gewesen! So ein Mist, wir mussten uns mit der zweiten Wahl begnügen, wir Rabeneltern.

Auf dem Weg zu meinen Eltern entdeckten wir in einem anderen Babyladen die gleiche Matratze für 99 Euro. Das waren dreißig Euro weniger. Am selben Tag, nur ein paar Kilometer weiter, die gleiche Matratze für 30 Euro weniger. Da könnte man sich knapp 200 Windeln für kaufen oder acht Bodys bei C&A. Zu drei Prozent angelegt, hätte Lucas an seinem achtzehnten Geburtstag mit Zinseszinsen 51 Euro in der Tasche. Nun gut, in achtzehn Jahren gäbe es aufgrund der Inflation dafür wahrscheinlich nicht mal mehr die Hälfte an Windeln, aber mit achtzehn braucht man keine Windeln. 30 Euro war zu viel! Wir mussten umtauschen. Am nächsten Tag fuhren wir wieder in den Laden. Die Matratze gaben wir zurück und erhielten im Gegenzug das Geld. Auf dem Nachhauseweg fiel mir die große Leere in der Gegend auf, in der normalerweise mein Portmonee beheimatet war. Da Katrin den Umtausch vorgenommen hatte, dachte ich nur, dass ich mein Geld wohl doch zu Hause gelassen hatte. Zu Hause angekommen hörte Katrin den Anrufbeantworter ab. Vor dem Babymarkt sei meine Geldbörse gefunden worden. Also hatte mich mein Gefühl doch nicht getrogen. Ich stürzte zurück ins Auto und fuhr ins 17 Kilometer entfernte Dortmund. Da wir Samstag 17.10 Uhr hatten, blickte ich bei meiner Ankunft in einen dunklen und verschlossenen Verkaufsraum. Am nächsten Montag holte meine Frau mein Portmonee mit der dritten Fahrt in Sachen Matratzenkauf beziehungsweise Umtausch ab. Drei Mal 34 Kilometer sind 102. 102 mal dreißig Cent Fahrtkosten sind 30 Euro und sechzig Cent. Das war ein mieses Geschäft geworden. Tolles Schnäppchen. Aber das Portmonee war zum Glück noch da.

Nachdem Katrin irgendwie doch das Gefühl hatte, nicht alles zu haben, bestellten wir die wirklich allerletzten Dinge in einem Versandhaus. Sie musste sich nicht mehr durch irgendwelche überfüllten Kaufhäuser zwängen, aber was noch viel wichtiger war, ich musste mich nicht mehr durch nichtbestuhlte Babyabteilungen quälen. Wir Männer haben einfach nicht diese Engelsgeduld und das Blut sackt immer viel zu schnell vom Kopf bis in den dicken Zeh. Als mir meine Frau beichtete, dass sie wieder in großem Stil bestellen wollte, weil sie dort besser aussuchen und die Größen sowieso noch nicht schätzen könne, Vor- und Nachteile erst im täglichen Gebrauch bemerken würde, alles wieder zurückschicken dürfe und mit ihrem dicken Bauch nicht mehr in die Stadt gehen wolle, da nickte ich nur und erbarmte mich scheinbar mit den Worten: »Klar, mach doch!« Sie grinste und sagte: »Habe ich schon, kommt wahrscheinlich morgen.« Geht es meiner Frau gut, geht es mir gut. So einfach ist das. Das Argument, dass sie bezahlen würde, zieht bei Verheirateten ohne Ehevertrag nicht, da ich immer die Hälfte mitbezahle. Aber das Kind gehört mir auch zur Hälfte, obwohl ich bis zum dem Zeitpunkt nur einen Bruchteil dessen mitmachen musste, was meine Frau ertrug.

Wenn sie unserem Sohn vor der Geburt schon ein Bobbycar mit Raketenantrieb hätte kaufen wollen, hätte sie das tun dürfen. Sie machte ja nichts ohne Hintergedanken oder weil sie einfach nur Langeweile hatte. Wenn sie etwas wollte, hatte sie ihre Gründe. Männern ist es in die Wiege gelegt zu stöhnen. Frauen machen. Zum Glück war meine sehr genügsam und in ihrem Handeln männlich durchstrukturiert. Entschuldigung. Sie war weiblich vernünftig und trotzdem strukturiert. Das wusste ich. Sonst hätte ich sie auch nicht geheiratet – mmmh, doch, auch sonst hätte ich sie geheiratet.

Ich war ein glücklicher Mann. Sie aber auch eine glückliche Frau. Das mussten wir nicht ausdiskutieren. Das merkten wir. Zwölf Jahre waren wir jetzt zusammen. Da waren andere schon drei Mal verheiratet und vier Mal geschieden. Hoffentlich ging das so weiter. Man sah so oft andere Beziehungen, die nicht so harmonisch liefen. Mit dem Kind würde unsere Ehe bald auch vor ganz andere Aufgaben und Herausforderungen gestellt werden. Wir waren gewillt sie anzugehen. Aber wir vertrauten uns blind. Deshalb war ich auch derjenige, der Katrin bei der Geburt die Hand halten musste und bisweilen auch durfte. Ich kannte sie in- und auswendig. Ich wusste, dass

»Grrmugrmh« nicht »Chrrmghhchmrh« war, spürte, wann ich reden durfte und wann ich die Klappe zu halten hatte. Das war bei einer Geburt sehr wichtig. Ließ ich mir sagen. Das würde was geben. Sie kämpfte bis zur Verzweiflung und die einzigen Schmerzen, die ich davontrug, waren Haltungsschäden, weil ich in den unmöglichsten Situationen mir ihr um die Wette hechelte. In der Theorie war ich ein Genie. Aber nur in meiner Theorie.

Wir betraten das Krankenhaus an jenem Tag nicht zum Besuch des Vorbereitungskurses, wir suchten es für die Anmeldung zur ultimativen Schmerzapokalypse auf. Wir hießen aber nicht Arnold oder Sylvester und weder sie noch ich wussten, was uns an dem Tag blühen würde. Katrin potenzierte in ihrer Vorstellung alle schon da gewesenen Schmerzen miteinander und erhielt als Ergebnis eine Ahnung dessen, was sie am »schönsten Tag« unseres Lebens durchmachen würde. Bombastische Aussichten. Ich wusste, dass ich an dem Tag funktionieren musste. Ich durfte mich auf dem Weg nicht verfahren, durfte keinen Unfall bauen, musste alle unnötigen Wege vermeiden und sollte noch besonnen auf Katrin einreden. Obwohl ich total fickerig sein würde, musste ich so tun als wäre ich die Oberhebamme von Witten. Na prima! Für mich war es auch das erste Mal.

Als wir der Tiefgarage entstiegen, nahm Katrin zur Beruhigung noch einen tiefen Atemzug und wir folgten den Schildern »Kreißsaal«. Irgendwie war ich noch relativ ruhig, aber wir gingen in den einen Gang, drehten um, wir gingen in den nächsten Gang, bogen um die Ecke und gingen wieder zurück. Katrin wurde immer stiller. »Merk dir den Weg!«, schnappte sie nach Luft. Ich war total verwirrt, ich war nicht der Oberpfadfinder und mein Orientierungssinn war mehr als dürftig. »Natürlich, den habe ich drauf!«, log ich ihr vor, »aber wir haben doch Zeit, ich will nur alle Wege kennen.« Ich war die Oberhebamme. Ich hatte alles im Griff.

Als im Schwesternzimmer niemand war, schlugen wir den direkten Weg zum Kreißsaal ein. Katrins Nerven waren angespannt und die halluzinierende Wirkung der Autoabgase aus der Tiefgarage verloren schnell an Effekt. Sie fühlte sich wie auf dem Weg zum Schafott. Wir klingelten und uns machte eine blutverschmierte Frau auf. In der einen Hand hielt sie ein Skalpell und in der anderen Hand Nadel und Faden. Dabei hielt sie die mit Gummihandschuhen geschützten Extremitäten leicht in die Höhe, als ob sie ihre Wassereinlagerungen alleine durch Schwerkraft verringern wollte. Der Mundschutz verdeckte ihr Gesicht und wir konnten hinter dem rot gesprenkelten grünen Umhang nur erahnen, dass es sich hierbei um einen helfenden Menschen handeln sollte und nicht um einen Massenmörder aus der Bronx.

Wir hörten aus zahlreichen Räumen lautes Piepsen der Herzfrequenzüberwachungen und heftige Schreie. Die weiblichen vor Schmerzen, die männlichen als Anfeuerung, als ob sie auf der Zielgeraden wären. Dabei peitschten sie ihre Frauen nach vorn, als ginge es um den Olympiasieg im Fullkontaktkarate. Aus der hintersten Tür lugte eine große, wuchtige Frau, die mit fester Stimme teilnahmslos rief: »Ich kann die Saugglocke nicht mehr höher stellen, der flutscht immer weg! Wir schließen zusätzlich noch den fuffzehnhundert-Watt-Sauger mit Schellenmuffe an. Dann krieg ich ihn.« So musste es sein. Blutig, schmerzvoll und bizarr wie in einem Horrorstreifen um Mitternacht. Meine Frau sagte keinen Ton mehr. Krankenhäuser schüchterten sie ein. Verständlich, hatte sie als Kind doch einmal schlechte Erfahrungen gemacht.

Doch als die Tür wirklich aufging, empfing uns die nette Hebamme, die auch in unserer Straße wohnte. Katrins Gemüt hellte sich merklich auf. Der Pulsschlag ging wieder runter und es war doch nicht so schlimm, wie Katrins emotionales Erscheinungsbild suggerierte. »Ah, da seid ihr ja. Kommt rein und nehmt noch einen Moment Platz.« Sie holte die Unterlagen und wir begannen mit dem Aufnahmegespräch. Das könnte man zwar auch am Tag der Geburt machen, aber unter Wehen und als begleitender Sprücheklopfer kann man schon mal seinen Namen vergessen. Da würden wir uns auf die wirklich wichtigen Dinge bei der Geburt konzentrieren und uns nicht mit Belanglosigkeiten wie Krankenkasse und Adresse abgeben. Was an Schreibkram rund um die Geburt wirklich relevant war, bekamen wir in der relaxten Atmosphäre schon kaum auf die Reihe. Aber wir hatten professionelle Hilfe und wir entspannten uns zusehends.

Da dieses Krankenhaus ein Vater-Mutter-Kind-Zimmer im Angebot hatte, meldeten wir unser Interesse an dieser Unterkunft an. Der Raum erinnerte eher an ein Hotelzimmer als eins im Krankenhaus. Toilette auf dem Zimmer, Flatscreen an der Wand und ein Ehebett zum Kuscheln mit Nachttisch und Lampe. Ich erwähnte es bereits. Und das für 45 Euro für den Mann. Das war ein Schnäppchen. Geld spielte in dem Fall eh keine Rolle. Uns musste es gut gehen. Verdammt gut. Damit meiner Katrin die Geburt in wohliger Erinnerung blieb und sich die Erlebnisse mit dem letzten Urlaub vermengten. Wir hofften, dass nicht eine Nacht zuvor eine ebenfalls so verzogene, dekadente Familie eingeliefert würde, die uns das Deluxe-Zimmer wegschnappte. Wer zuerst kam, der hatte die Wahl. Das Zimmer rein buchungstechnisch schon einen Monat vorher zu belegen, sprengte dann doch den Rahmen. So was machten nur Promis, die ihre Babybilder an die Presse verkauften. Aber für eine Millionen Dollar hätte man sich vielleicht auch hier für einen Monat im Voraus die Bude mieten können.

Nach etwa einer Stunde hatten wir alle Eventualitäten abgesprochen. Als kleinen Tipp gab sie uns mit auf den Weg, dass wir das Karpaltunnelsyndrom, also das Absterben der Hände, mal mit Handgelenksschonern, wie sie Inlineskater benutzten, bekämpfen sollten. Dadurch, dass die Handgelenke nicht mehr abgeknickt werden könnten, sollte sich eine spürbare Besserung einstellen. Das sparte auch die Ausgabe für die orthopädische Schiene, die nichts anderes bewirkte. Das war hier wirklich kein Kettensägenmassaker, sondern ein freundschaftliches Miteinander. Angst musste man nur bedingt haben. Vor dem Ambiente und der Atmosphäre jedenfalls nicht. Nur vor dem Unbekannten, das man in seinem Ausmaß nicht abschätzen kann. Aber das hat der 400-Meter-Läufer auch, obwohl er das schon tausend Mal gema ... – ist ja gut, ich bin schon ruhig. Beim Rausgehen konzentrierte ich mich und zeigte meiner Frau, dass ich in Sachen Wege finden doch dem Club Fähnlein Fieselschweif angehören musste.

Als wir den nicht begründeten Schrecken des Anmeldens verdaut hatten, fiel uns siedend heiß ein, dass wir immer noch keine Fotos während der Schwangerschaft gemacht hatten. Nachdem uns die alte Kamera kaputtgegangen war und das Nachfolgesparmodell nicht den Ansprüchen genügte, hatten wir keine Lust mehr gehabt zu knipsen. Die Bilder waren meist unscharf, schlecht beleuchtet oder sonst wie für die Dokumentation eher ungeeignet. Kurzum, unser Sohn verdiente schöne Bilder. Deshalb machten wir gar keine. Das war aber die schlechteste Lösung unseres Problems.

Außerdem musste immer noch der aktuelle Wohlfühlstatus von Katrin berücksichtigt werden. Einen Tag waren die Haare nicht gewaschen, den anderen Tag hatte sie nur schlunzige Kleider an und dann fühlten wir uns auch manchmal nicht in Fotolaune. Ich konnte sie verstehen, aber wir hatten tatsächlich noch keinen einzigen Beweis der äußerlichen Veränderung. Andere legen sich wöchentlich mit einem Badewannenschiff vor eine gekachelte Wand und simulieren mit zunehmend wachsendem Bauch den Anstieg der Tide. Man hat von den wildesten Fotosessions gehört, von denen wir jedoch meilenweit entfernt waren. Ich wusste auch nie, wie ich das ganze Spektakel in seiner vollen Pracht einfangen sollte. Von vorn sah man nicht viel, weil der Blitz vom Bauch wie von einem blank polierten Lampenschirm reflektiert wurde, von hinten sah Katrin aus wie immer und von der Seite hatte man einen schlechten Bezug, da man zur exakten Wachstumsdarstellung immer vor der gleichen Wand, mit dem gleichen Abstand und dem gleichen Licht hätte fotografieren müssen. Es hatte Gründe, weshalb wir noch kein Foto hatten.

Aber irgendwann war der Tag gekommen. Die Stimmung war gut, die Klamotten passten, auch meine Unlust war nicht groß genug, als dass ich Katrin davon hätte abbringen können. Und so schossen wir zwei Fotos. Einmal ein Ganzkörperfoto von der Seite und einmal nur den Bauch. Als wir nur den Bauch drauf hatten, sah man – ehrlich gesagt – nichts. Also nichts Aussagekräftiges. Es war einfach ein fleischfarbenes, rundes Etwas, das jeder Metzger als gut durchtrainierten Hinterschinken identifiziert hätte. Man sah keine Proportion, nur wenige Konturen und meine Frau sah man schon gar nicht. Das hätte auch ich nach unserem berühmten Nudelwettessen sein können. Also hatte uns die Unlust so schnell wieder ein, wie die Lust gekommen war.

Eigentlich waren wir sonst die Fotografen schlechthin. Wir knipsten und fingen alle Situationen wahrheitsgetreu ein. Sie leuchteten im schönsten Hochglanz und versprühten eine Stimmung, die Betrachter in Staunen versetzte. Wir waren echte Genies. Normalerweise. Deshalb hatten wir auch eine fast von alleine funktionierende und mit nur einem Knopf bedienbare Digitalkamera, die alles konnte, gehabt. Dieser blöde Blitzkasten, den wir jetzt hatten, machte so schlechte Fotos, dass es kein Unterschied war, ob man keine oder gar keine Fotos machte. Das Resultat war das gleiche. Nicht vorführbar. Vielleicht waren es doch mangelndes Können und der fehlende Blick für das Schöne, die uns das Einfangen der schönsten Momente verwehrte?

Aber eigentlich waren wir seit einiger Zeit unfehlbar. Was wir schon alles wussten war grandios, und wenn Lucas erst einmal da wäre, dann würde das sogar alles richtig sein. Wir waren Gesetz und Schutzpatron unseres Sohnes. Zumindest sollte man sich seine Ahnungslosigkeit nicht anmerken lassen, dann erscheint man noch seriöser. Wir gaben das Vorhaben mit den Fotos nicht gänzlich auf und hofften, in naher Zukunft den perfekten Lichteinfall in unserem Schlafzimmer vorzufinden, damit wir diese wichtige Phase unseres Lebens dokumentieren konnten.

Festzuhalten bleibt, dass man lernen muss, sich fallen zu lassen und keine Angst zu entwickeln. Auch wenn die Vorstellungen die schlimmsten vorstellbaren sind, muss man sich immer vor Augen halten, wie viele Menschen das schon geschafft haben. Zudem sind Hebammen von Natur aus nett und hilfsbereit, sonst würden sie keine Kinder auf die Welt bringen. Das Ausmalen von Horrorszenarien ist kontraproduktiv. Soweit meine Ratschläge als Mann. Gut, dass ich definitiv nicht in die Verlegenheit kommen kann, den Gebärendenpart zu übernehmen, dann wäre ich nicht mehr ganz so klug.

Eine Schwangerschaft ist kein monatlich vorkommendes Phänomen und sollte möglichst im Bild festgehalten werden. Auch wenn man die Bilder nachher nicht anschaut und sie in der Versenkung verschwinden, vielleicht spürt man irgendwann das Verlangen, noch einmal in längst vergangenen Zeiten zu schwelgen. Also, macht euch die Zeit so schön, wie es eben geht. Ein jeder hat es verdient.

das ist der rhythmus, wo du mit musst

33 Ein weiteres Mal waren wir im Vorbereitungskurs. Er muss wirklich einen bleibenden Eindruck hinterlassen haben, wenn man beachtet, wie oft ich mich damit beschäftigte. Auch hier wurde das Gefühl der Sicherheit langsam größer und ich glaubte der Hebamme immer mehr, dass sie uns nichts Peinliches antun würde. Nachdem ich nun zutraulich wie ein junges Kitz war, konnte ich mich auch immer mehr auf meine holde Gattin konzentrieren, die ich bei Durchführung ihrer Übungen mit geheimen Zeichen unterstützte.

Wir atmeten mittlerweile durch die Arme. Sie füllte ihre Lungen und ließ den Sauerstoff bis in den Bauch gleiten, und wir verständigten uns mit leichten Druckzeichen an den Händen, wie sie atmen sollte. Arme hoch, einatmen, Arme langsam runter, ausatmen. Ich führte, sie machte, sie führte, ich machte mit. Ich wusste so langsam, dass sie tief durch die Nase inhalierte, einen Moment innehielt und durch leicht geöffnete und schmal geformte Lippen vakuumierte, als wenn ihr Gedärm nun für die tief gefrorene Haltbarmachung vorbereitet würde. Sie hielt kurz inne, und das gleiche Procedere begann von vorn. Ich half ihr dabei, indem ich das gleiche Spiel mitmachte, nur dass ich nicht schwanger weiblich ausatmete, sondern unspektakulär männlich. Ich war doch kein Zischer. Wenn ich mich luftleer machte, brauchte das keiner zu hören.

Unterdessen ging die Hebamme umher und kündigte ihr Vorhaben an, den Bauch abzutasten und mal zu schauen, was sie fühlen könnte. Sie legte ihre Hände geheimnisvoll auf den Bauch der ersten Mutter und schob ihn leicht hin und her. »Wird ein Mädchen!«, unterstützte sie der Vater kurz und knackig. Nach einer kurzen Zeit sagte sie: »Einunddreißigste, zweiunddreißigste Woche?« »31.!«, entfuhr es der Mutter überrascht. »Größe etwa 42 Zentimeter, Gewicht circa 2700 Gramm.« Boah, die Gesichter der Anwesenden waren alle mit großen Mündern versehen. Bei der nächsten Mutter lag sie immerhin eine halbe Woche daneben, aber da hatte sie auch nur eine Woche zur Auswahl gegeben und beeindruckte die Anwesenden auch hier mit einer traumwandlerischen Sicherheit. Sie stellte hinter ihre Schätzung nur noch ein rhetorisches Fragezeichen, aber eigentlich waren wir und vor allen Dingen sie sicher, dass sie wieder ins Schwarze getroffen hatte. Das Ertasten des Gewichts deckte sich auch mit den Ultraschallmessungen des letzten Arztbesuches. »Ja, ja«, rief einer, »schön vorher die Anmeldedaten gelesen, was?!« »Nö, das könne man schon fühlen«, erklärte sie. Da sie es aber schon seit einiger Zeit nicht mehr so häufig mache, könne es geringe Abweichungen geben. Geringe Abweichungen? Drei Tage und 200 Gramm daneben war keine Abweichung, das war allergenaueste Mathematik! Die Münder gingen noch weiter auf.

Als sie zu uns kam, hatten wir noch das größte Kind im Angebot. Nach der letzten Untersuchung sprachen die Daten für uns. Wir hatten zu Beginn der Schwangerschaft einen so dicken Brummer, dass Frau Doktor den Entbindungstermin nach vorne ziehen wollte. Mit der Zeit schmolz der Vorsprung zur Norm. Aber es war ein Busemann. Der Sohn eines Vaters, dessen Geburtsgewicht vor 33 Jahren knapp an die fünf Kilogramm reichte. Der Sprössling musste dick, lang und unhandlich sein. Das Kind lag mit dem Kopf nach unten. In der 33. Woche lag der Kopf schon Richtung Ausgang, der Rücken schmiegte sich an Katrins linke Innenseite und die Füße strampelten und traten unentwegt unter den rechten Rippenbogen. Das war der Grund für »Umph – Mann, Lucas«, oder sogar »Grrmugrmh«. Aber er lag richtig. Sie sagte auch uns die genaue Schwangerschaftswoche und bestätigte Gewicht und Größe des erst eine Woche zurückliegenden Checks. Wir lagen vorn. Wir hatten den Größten und Schwersten.

Die Größe eines Kindes war nicht so relevant für die Geburt, entscheidend war das Gewicht. Aber das war mir in dem Fall egal. Ich wollte gewinnen. Unter den Augen von 12 Paaren sollte mein Filius hier die imposantesten Zahlen hervorbringen. Tat mir für die Geburt Leid, aber Männer leiden so gerne und schwelgen in Superlativen. Ob mein Sohn eine Sportskanone oder ein Gehirnakrobat würde, war mir vollkommen egal, aber hier und jetzt verspürte ich den Wunsch nach: »Boah, ist das ein Ding!« Das Leiden bei der Geburt betraf in erster Linie meine Frau, aber da ich dabei sein würde, könnte ich dicker auftragen, von dem Husarenritt meiner Frau berichten und dass sie gekämpft habe wie eine Löwin. Und das Gewicht war Beweis für diesen Kampf.

Das nächste Paar toppte unsere Ergebnisse nicht, die waren aber auch zwei Wochen hinter uns. Aber dann – dann wurden wir überholt. Noch größer und noch schwerer. Das konnte nicht sein! Sie bekam von der Gruppe das »Boah, ist das ein Brummer!«, und wir waren aus dem Rennen. Ich dachte nur, dass sich die Hebamme bestimmt vertan hatte und noch mal nachmessen sollte, aber sie war schon weitergegangen. Verdammt! »Ja, guckt euch die Maschine doch mal an. Da ist auch genug Platz. Ist doch klar, dass wir gegen die Gewichtsklasse keine Chance haben«, durchzuckte es meine Siegergene. Die Gewinnerin des nicht existierenden Wettstreits gluckste vergnügt, streichelte ihren Bauch und nahm die mitleidenden Blicke freudestrahlend entgegen.

Der Wettkampf an sich war mir nicht mehr ganz so wichtig wie früher, denn selbst ich hatte nicht mehr den ursprünglichen Feuereifer. Der Ehrgeiz war bei mir der spätkindlichen Entdeckungslust persönlicher Grenzen gewichen. Jetzt wollte ich Harmonie und der Wettkampf fand nur noch spielerisch statt. So war es auch hier in der Schwangerschaftsrunde. Ganz ernst meinte ich es nicht, aber eine »Boah, ist das ein Ding«-Bewunderung tut schon manchmal gut, weil man sich ein bisschen außergewöhnlich fühlt.

Die Hebamme erkundigte sich bei der Gruppe nach den Namen der Ungeborenen. Allgemein war für sie von Interesse, ob wir uns schon alle festgelegt hatten. Der erste Vater rief: »'Türlich, Waltraud, da brennt nix mehr an!«, und er lachte laut und dreckig. Vorsicht, dachte ich nur. Keine Verunglimpfung irgendwelcher Namen, wenn werdende Eltern dabei sind. Es gibt sie – all diese Namen, die sich andere nicht für ihr Kind vorstellen können. Aber deswegen sind sie nicht gleich unvorstellbar schräg. Kritik am Namen behält man für sich und lästert nachher mit der Frau um die Wette. Mit der liegt man auf einer Wellenlänge. Uns hatten die zurückliegenden Wochen gezeigt, dass es wirklich nicht schlecht war, einen Namen zu haben und den Bauch auch mit Namen anzusprechen. So konnte man sich schon mal langsam daran gewöhnen und die Umstellung würde bestimmt nicht so schwierig werden wie fünf Jahre zuvor nach der Hochzeit. Dass meine Frau damals meinen Nachnamen angenommen hatte und plötzlich anders hieß, verlangte ihr ein halbes Jahr der allergrößten Konzentration ab und das Verständnis für die Tatsache, dass meine Freundin nun meine Frau war, benötigte bei mir in etwa die gleiche Zeit. Unseren Sohn wollten wir die ersten Monate nicht mit Maya ansprechen.

Die letzte Frau in der Runde sprach die Hebamme auf ihren kürzer gewordenen Gebärmutterhals an. Obwohl es noch einige Zeit bis zum Geburtstermin wäre, würde der verkürzte Gebärmutterhals darauf hindeuten, dass es bald losginge. »Ziehen sie gerade um?« Auch diese Frage musste bejaht werden. Diese Hebamme war ja unglaublich. Waren das hellseherische Fähigkeiten, Erfahrungen oder einfach Können? Glück konnte es nicht sein. Bis auf die Tatsache, dass sie nicht bei uns den dicksten Brummer ertastet hatte, lag sie immer richtig. Die meisten Frühgeburten würden bei Umzügen, Renovierungen oder Umbauten passieren. Auch wenn die Schwangere nicht viel machen würde, sei die Belastung einfach da und sie müsse komplett aus dem Vorhaben genommen werden. Und es war natürlich klar, dass die meisten hier Anwesenden zu dieser Zeit umzogen. Keiner richtet ein Kinderzimmer ein, wenn die Liaison gerade beginnt, keiner hat einfach einen ungenutzten Raum zur Verfügung, der nur auf ein Kind wartet. Jedes Kind bekommt durch Schweiß und Einsatz der Eltern eine Behausung hergerichtet, was es leider allzu oft mit einer Frühgeburt quittiert. Also, Obacht! Meine Frau machte zwar so gut wie nichts mehr, aber mir war klar, dass sie auch das nicht mehr machen durfte. Kein Risiko, das man selber vermeiden kann.

Das Vergleichen von Schwangerschaften nahm bei einer Familienfeier seinen weiteren Lauf. Im Wettstreit befanden sich dieses Mal meine Frau und eine andere anwesende Schwangere. Die Kontrahentin hatte nur wenige Wochen Vorsprung und wurde zum direkten Vergleich neben Katrin gesetzt. Anstand und Fingerspitzengefühl gehen bei den beteiligten Kampfrichtern unweigerlich verloren, da ein jeder nur noch das Hinarbeiten auf das Ziel Geburt erkennt und sieht. Weibliche Probleme und Selbstzweifel werden in Anbetracht der Lage nicht als Kriterium für ein »Nicht-teilnehmen-wollen« zugelassen. Also entscheiden über die Aufnahme in dieses exklusive Feld nur die Tatsachen Schwangerschaft, Bauch und männlicher Partner.

Da beide Finalistinnen kurz vor der Entbindung standen, waren die Grundvoraussetzungen geschaffen. Unweigerlich standen beide Frauen nebeneinander und die ersten Richter fällten ihr Urteil. »Bei dir sieht man ja noch nichts!« »Du bist aber schon viel weiter!« »Optisch trennen euch mindestens vier Monate!« Das sind Sprüche, die immer nur einer Dame helfen. Die andere stürzen diese Sätze in eine bodenlose Sinnkrise und sie zerfließt tief in ihrem Inneren vor Selbstmitleid. Nach außen wird sie alle Kommentare mit einem Lächeln abtun, aber in ihr drin schreit es: »Was hat sie, was ich nicht habe?!« Dabei ist es von keinem der Anwesenden so gemeint, wie es rüberkommt. Ein jeder denkt, dass eine Schwangerschaft eine gewisse Gewichtszunahme voraussetzt und auch in den Augen der Betroffenen nicht unweigerlich als schlimm angesehen wird. Wenn man sich da mal nicht täuscht. Niemand hört gern, dass man aussähe wie im elften Monat. Manchmal bekommt man mit Schwangeren richtig Mitleid.

Zur Erheiterung der Runde und als Ständchen für seine Frau, führte Katrins Vater seine neueste Begabung vor. Dass er musikalisch war und Spaß am Singen hatte, wusste ich seit nunmehr zwölf Jahren, dass Musik ein wichtiger Bestandteil des Lebens darstellen sollte, merkte ich an meinem Geburtstag, als er mir ein Buch mit Kinderliedern und darüber hinaus noch ein eigens zusammengestelltes Heft ebenfalls mit allerlei kindlichem Liedgut schenkte. Da ich das letzte Mal Weihnachten ’89 in der Kirche gesungen hatte und mir danach mein Playbacktalent zunutze gemacht hatte, indem ich nur die Lippen bewegte, machte ich Opa Hans unweigerlich klar, dass ich die musikalische Erziehung unseres Sohnes ohnehin in seine Hände legen wollte.

Nachdem er nun in der Volkshochschule die Congas rockte, war er an besagtem Tag so weit, dass er in einer Welturaufführung ein Geburtstagslied performte. Er hielt sich genau an die Anweisungen seines Trommellehrers Mamadu. Bing-Bong-Bam-Bumm-Bing-Bong-Bam-Bumm. Das war der Rhythmus. Nachdem er sich eingetrommelt und verschiedenste Techniken vorgeführt hatte,

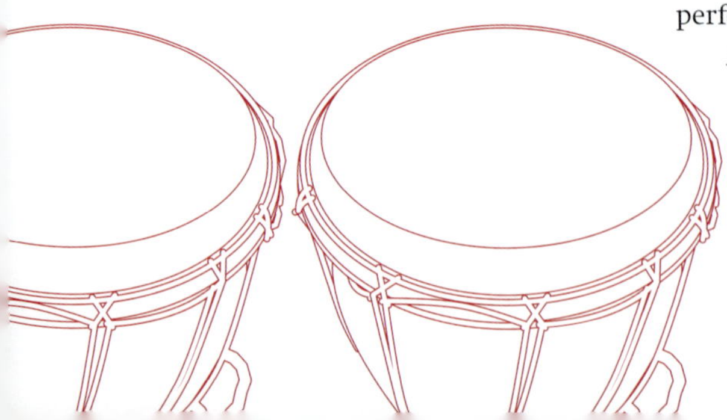

begann er zum Getrommel mit lautem, inbrünstigem Singen. Bing-Bong-Bam-Bumm. Mamadu aus dem Senegal wäre begeistert gewesen. Es war beeindruckend, wie Hans mit der Musik verschmolz und im Beat versank. Bing-Bong-Bam-Bumm. Er war ein richtiger Performator. Er stachelte die Gruppe an und alle sangen mit – außer Frank, der sang noch nicht mal Playback. Ich saß dabei und grinste über beide Backen. Mein Gesang hätte die Gruppe verstört. Das wollte ich allen, aber vor allem mir, ersparen. Aber ich wusste, mein Sohn, der braucht keinen Mamadu aus dem Senegal, der braucht Opa Hans aus Hattingen. Mit fünf kriegt er dann seine erste Gitarre, mit acht schreibt er seine ersten Lieder und mit zwölf stürmt er die Charts. Opa macht den Beat und Vatta sitzt dabei und grinst anerkennend.

Nach einiger Zeit sangen die beiden Schwangeren auch nicht mehr ganz so begeistert mit und legten ihre Hände auf ihre Bäuche. Wo sollten sie auch anders liegen, aber dieses auf den Bauch legen war ein wenig anders als sonst. Eher besänftigend und beruhigend. Beide Ungeborenen waren nach dem Getrommel aus der Lethargie erwacht und strampelten mit extra viel Energie gegen die Innenwände ihrer weiblichen Vermieter.

Festzuhalten bleibt, dass äußere Einflüsse scheinbar mühelos bis in die tiefsten Schichten eines kleinen Universums vordringen. Man hört ja auch von Untersuchungen, denen zufolge ungeborene Kinder, nachdem die Mutter während der Schwangerschaft viel klassische Musik gehört hat, nachher intelligenter sein sollen. (Deshalb habe ich auch nie im Beisein von Lucas gesungen, da ansonsten die Gefahr von Verblödung bestanden hätte.) Aber was haben Beethoven und Mozart eigentlich gehört? Die optimale Förderung zu finden und dem Kind angedeihen zu lassen, will wohl jedes Elternteil. Wenn krankhafter Ehrgeiz hinzukommt, ist es weder für das Kind noch für die Eltern spielerisch. Deshalb ist es vollkommen egal, wie groß, wie schwer und wie schön ein Baby bei der Geburt ist. Hauptsache es hat Spaß und entwickelt seine Potenziale spielerisch. Sag ich mal so – als großer Frauen- und Kinderversteher.

unmittelbare vorbereitung auf den ernstfall

34

Wir näherten uns rasant dem Endspurt. Es sollten nur noch wenige Wochen sein. Ich vermied all die Analogien zum Sport und faselte nichts von »nur noch 500 Meter, das meiste ist geschafft«. Eigentlich hatte ich mich jetzt an den Zustand schwanger gewöhnt. War es mir vor einigen Monaten noch vorgekommen, als dauere der Zustand des Kindaustragens bereits einige Jahre, dachte ich nun, dass in der Totalrechnung das Lot gerade hing. Kaum noch Sorgen, ein leichtes, nur geringes Vorfreudekribbeln, an die ganzen essenstechnischen Einschränkungen hatten wir uns gewöhnt und der letzte Genuss der Zweisamkeit neigte sich dem Ende zu.

Alle Welt sprach davon, dass wir diese Zeit genießen sollten, so wie jetzt würde es nie mehr werden. Irgendwann würde sich unser Leben nur noch um diesen kleinen Fratz drehen und wir planten nicht nach arbeitsfrei und sozialverträglich, sondern nach Windel voll und Schlafenszeit – und das war gut so. Ich brauchte nicht mehr auf die Piste, ich zog nachts nicht um die Häuser. Aufreißer meiner Güte saßen abends zu Hause und genossen das Leben in vollen Zügen.

Als wir des Abends so beisammen saßen, resümierten wir die vergangenen 35 Wochen und die anderen 35 Monate des Trainings. Wie viel Panik wir zu Beginn gehabt hatten und wie oft wir die Flöhe hatten husten hören. Erst zweifelten wir an meiner Manneskraft, dann an ihrer Fruchtbarkeit. Eigentlich zweifelten wir lange. Nach jedem ausgebliebenen zweiten Strich. Und das war oft. Dann kam alles ganz anders, wir jubilierten und stiegen ganz groß ein in den Lernprozess des Wunders. Wir verfeinerten die Ahnungslosigkeit bis ins Detail und lernten die Welt mit anderen Augen kennen. Wir kauften plötzlich Ökoobst, wussten was Rohmilchkäse war und vermieden Stress.

Wir näherten uns dem Thema von zwei Seiten: Meine Frau las und ich forschte. Sie kam dabei aber entschieden schneller vorwärts, weil meine Forschungen immer nur Learning by Doing mit ein paar Monaten Zeitverzug waren. Deshalb hatte ich die Ergebnisse zu der Zeit noch nicht vorliegen. Ich beschäftigte mich immer mehr mit der Variante Selbstbetrug. Vatta, relax, cool down und lass' es passieren. Gute Taktik. Waren wir des Sorgens müde, waren wir Rabeneltern, die wir uns nicht um unser Kind kümmerten. Oder waren wir auch ein bisschen mit dieser beruhigenden Scheißegal-Einstellung gesegnet, die oftmals mit übermäßiger, aber unbegründeter Sorge einhergeht? Es war wohl von allem etwas. Die Fakten sprachen aber eher für Letzteres. Was sollten wir uns über Nichtgeschehenes den Kopf zerbrechen? Das Resultat sahen wir sowieso erst später.

Der Zeitplan besagte in fünf Wochen, aber die Wehen kamen nicht seltener und der Arztbesuch am darauffolgenden Tag bestärkte das. Aber das wussten wir 14 Stunden davor noch nicht. Zu Beginn der Schwangerschaft hatten wir geglaubt, alle Hiobsbotschaften gepachtet zu haben. Als wir uns darüber unterhielten, nahmen wir alles vorweg, was auch noch nicht eingetreten war. Katrin war kerngesund und hatte wirklich nichts. Keinen Schwangerschaftsdiabetes, keine Kopfschmerzen mehr, keine Röteln und keinen Mumps. Sie hatte nur so belangloses Zeug wie Wassereinlagerungen, Übelkeit und folglich Kotzerei mit inkludierter Wassertrinkphobie. Ferner gesellten sich noch roter Ausschlag, andauernde Wehen und fleischfarbene Socken hinzu. Letzteres war wohl eher keine Krankheit, sondern Seuche, aber unabdingbar mit dem Sexappeal einer Schwangeren verknüpft. Nur ganz mühselig bekamen wir die ganzen störenden, kleinen Ereignisse zusammen. Als wir links und rechts von uns gesammelte Schauermärchen hörten, kam uns unser Weg doch leicht und bilderbuchmäßig vor – sagt der Mann.

Die Frau sieht das anders. Der Mann hat ja auch nicht gelitten. Die Frau hat sich gewunden. Der Mann hat nur blöde Sprüche zum Besten gegeben und versucht, das Ersprießlichste aus der Situation zu machen. Die Frau musste neben der Schwangerschaft alle Unannehmlichkeiten, ihren Mann, die Hormone und ein paar Kilo Mehrgewicht ertragen. Das nenne ich mal

Ungleichverteilung der Leiden. Aber ich hätte ihr ja ihren Bauch abgenommen! Sie hat mich ja nicht gelassen. Da ist die Frau ja eigen. Anstatt die Qual dem Beschützer der Familie zu überlassen, trägt sie die Last neun Monate allein. So sind sie die Frauen. Und so sind sie die Männer. Die wissen, dass sie niemals in Gefahr geraten, ihr Versprechen wahr machen zu müssen. Tja, Männerglück.

Der nächste Tag bescherte uns ein neues, bisher unbekanntes Gefühl. Die Untersuchung der Frauenärztin zeigte im Seismographen der Schwangerschaft mittelschwere Erdbeben. Der Muttermund war aber noch geschlossen, das Köpfchen saß hervorragend. Eine kleine unbedeutende Frage, in gewisser Weise nichts sagender Small-Talk ließ mich aufmerken. Um die Stille zu überbrücken, wollte ich wissen, ob man anhand dieser Wehenkurven und Befunde auf die voraussichtliche verbleibende Dauer der Schwangerschaft schließen könne. Es könne diese Nacht passieren, es könne aber auch noch sechs Wochen dauern. Heute Nacht! Boah, dann war's vorbei mit der Zweisamkeit! Diese Nacht könnte ich Vater werden – oder erst in sechs Wochen. Letzteres ließ sich nicht vermeiden, weil meine Frau nicht unendlich dehnbar war und die moderne Medizin zum Glück irgendwann die Nerven verlor. Aber heute Nacht musste ich mir erst einmal auf der Zunge zergehen lassen. Als wir rausgegangen waren, machte ich einen Luftsprung. Jetzt wurde es real. Es spielte sich nicht länger in der Vorstellungskraft ab, nahm konkrete Formen an – und ich realisierte es endlich. Jetzt erst. Es dauerte nicht mehr lange und ich wäre Vater. Ein echter, nicht nur so ein Bauchstreichler und Taschenträger. Ein leibhaftiger. Bald. Der Countdown tickte das erste Mal hörbar in meinem Kopf. Und die Ärztin hatte mich angezählt!

Wir mussten uns vorbereiten. Eine Freundin schilderte die wahren Taktiken, um als Mutter zu bestehen. Hatte der Nachwuchs erst einmal die einzige Nahrungsquelle weit und breit erkundet, käme es zwangsläufig zu einzelnen Überlastungen immer derselben Körperpartien. Deshalb schlug sie vor, die Brustwarzen ausgiebig mit warmem Wasser einzuweichen, anschließend mit einem harten Handtuch kräftig abzurubbeln und als Krönung noch schön mit Zitronensaft einzureiben! Das waren Aussichten. Ein bisschen Rubbeln ist ja machbar, aber das ganze mit Säure zu garnieren überspannte den Bogen vielleicht.

Was aber gute Ergebnisse im Freundeskreis erzielt hatte, war die Akupunktur. Dazu wurde uns eine Hebamme empfohlen, die einmal wöchentlich ein paar Pikser in meine Frau setzte, was die Geburtszeit geringfügig verkürzen sollte. Da Menschen keine Maschinen sind, kann man nicht genau sagen, ob es so 35 Minuten weniger dauerte, aber die Erfahrung hat gezeigt, dass es hilft. Und wer dran glaubt, dem hilft es doppelt. Ich habe es leider nie gesehen, aber der Akupunkteur tastete sich langsam an die verschiedenen Punkte heran und brachte es in Katrins kleinem Zeh zu einem ganz erklecklichen Kribbeln. So müsste es sich wohl anfühlen, wenn man seine Zunge an eine Neun-Volt-Batterie legte. Bssss. Das wäre nichts für mich. Aber wenn's den Muttermund geschmeidig macht, dann los. Außerdem war das keine Paartherapie, meine Frau war die Einzige, die das ertragen musste. Die Aussicht auf Qualerleichterung bei der Geburt ließ sie zu allen Mitteln greifen, die die moderne Medizin zu bieten hatte.

Zudem war die Akupunktur auch vollkommen akzeptabel. Keinerlei Nebenwirkungen, keine Einnahme irgendwelcher Chemie und Ausnutzung der körpereigenen Triggerpunkte. Heißen die so? Egal, Hauptsache es hilft. Vollblutchinesen werden vielleicht Einwände gegen meine Beschreibung der ach so herrlichen Gefahrlosigkeit haben. Es gibt ja nicht umsonst unzählige Punkte im Körper, die unzählige Leiden beeinflussen. Und wo so viel Wissen von nöten ist, kann man auch unzählige Fehler machen. Vielleicht verfehlt man den bestimmten Punkt und nicht der Muttermund wird geschmeidig, sondern der Gehörgang bekommt eine Spülung. Sagenhaft, diese alte chinesische Medizin. So haben wir auch mal eben nebenbei geklärt, warum es so leistungsfähige 1,3 Milliarden Chinesen auf der Welt gibt.

Jetzt machten wir Nägel mit Köpfen. Katrin packte ihre Alarmtasche. Das war so etwas, wie der Alarmstuhl bei der Bundeswehr. Wenn nachts die Sirene ertönte, konnte man in Null-Komma-Nix in die Klamotten springen und den Feind bekämpfen. Man musste nicht lang im Schrank rumkramen und überlegen, was man anziehen sollte. Bei der Bundeswehr hatte man die große Auswahl zwischen Grün und Grün. Egal, wie man aussah, schnell sollte es gehen. Wie bei uns.

Wir hingegen hatten die Auswahl zwischen Strampler in Größe 50 und 56, Strampler in Weiß, Blau oder mit Figuren. Mütze und Hose, Pullover in schön oder praktisch und Schnuller in etwas kleiner oder etwas größer. Maxi-Cosi in Reichweite und nur einen Schlafanzug ohne direkten Größen-Kontrahenten. Dann fehlte noch das Zeug meiner Frau. Ruckzuck war die Tasche voll und ging nicht mehr zu. War wohl nichts mit der kleinen Alarmtasche. Ich zückte die nächst größere Sporttasche. Gut, dass ich davon ein paar hatte – und gut, dass ich mal Zehnkämpfer gewesen war. Tasche zwei war auch schnell wieder zu klein. Also Tasche drei. Das Monster unter den Kleidersäcken. Endlich konnten wir für Mama Busemann und Klein-Busemann alles verstauen. Kurz überlegte ich, wie Katrin das schwere Ding die Treppen herunterbekommen wollte. Hochschwanger vom zweiten Stock ins Erdgeschoss war schon schwierig, aber dann mit einem 20-Kilo-Ungetüm bepackt, das war unmöglich! Da fiel es mir wieder ein. Ich würde keinen Zentimeter mehr von ihr weichen und die Aufgabe des Kofferboys war ohne Zweifel mir zuteil. Da braucht die Frau keine Rollen unter dem Maxi-Baby-Köfferchen.

So präpariert, konnten wir uns auch wieder vor die Tür wagen. Passierte es in einem dieser Momente, hätten wir zwar nichts von unserem Riesenalarmbeutelchen, aber eine fertig gepackte Tasche machte ein gutes Gefühl und war beruhigend. Unsere Einstellung hatte sich rapide verändert. Meine Frau stellte sich ohne zu überlegen vor dem Supermarkt auf den Familienparkplatz. Das Schild zeigte zwei Erwachsene mit einem kleinen Kind. Zweifelsohne würden wir demnächst so aussehen. Jetzt war meine Frau alleine und hatte einen dicken Bauch. Das gab das Schild zwar nicht her, aber sie fühlte sich, zu Recht wie ich denke, dazu eingeladen, ihren Wagen direkt vor der Tür auf diesem prädestinierten Stellplatz zu parken. Als sie sich aus der Tür pellte, parkte direkt neben ihr ein junges Pärchen, gerade zwanzig Lenze alt, der Opel

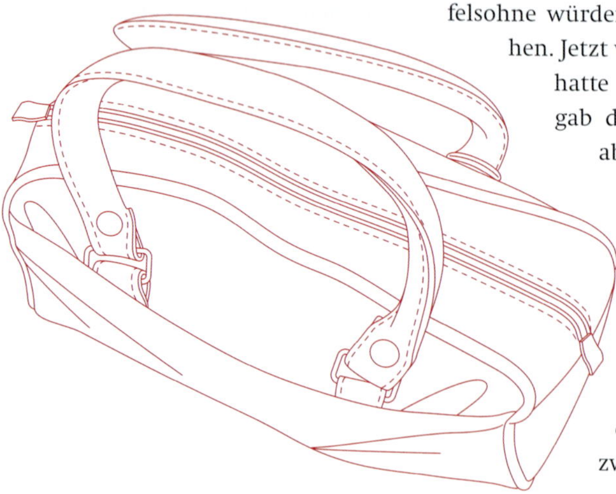

tiefer gelegt, der Auspuff vibrierte beim Abstellen des Motors noch ein letztes Mal und gaukelte falsche PS-Zahlen vor. Flugs stiegen sie aus und ernteten den mörderischen Blick meiner Frau, der unmissverständlich mit »Wo habt ihr euer Kind?«, gedeutet werden konnte. Das Mädchen blickte leicht verschüchtert zur Seite und im Elan einer Neumutter konnte sich Katrin den Kommentar nicht verkneifen, dass solche Schilder schon ihre Berechtigung hätten. Die Opelbraut wollte wieder einsteigen, aber er winkte nur ab und nahm den Platz für sich in Anspruch. Da sie schnellen Fußes entwischt waren, konnte man auch nicht aufgrund anderweitig sichtbarer Behinderungen von einer Alternativlösung ausgehen. Das war Missbrauch. Skandal! Oder sahen sie sich als Kinder? Wer Auto fährt, ist volljährig! Wer aus einer tiefer gelegten Karre klettern kann, muss auch gut zu Fuß sein. Das war Faulheit und Halbstarkentum! Nichts anderes. Oh je – noch achtzehn Jahre und vier Wochen und so ein Rotzlöffel nimmt schwangeren Frauen und fußkranken Menschen den Parkplatz weg. Das muss ich verhindern!

Wir beherzigten den Rat der Ärztin und funktionierten mein Büro endgültig zum Kinderzimmer um. Wir bauten mit vereinten Kräften den Wickeltisch auf. Das musste schnell gehen. Geschissen wird immer. Das Bettchen und den Kleiderschrank beließen wir in seiner Verpackung, da wir sowieso bald umzogen und die Pakete so viel handlicher zu transportieren waren. Schlafen würde Lucas im Stubenwagen, den uns Katrins Schwester zur Verfügung gestellt hatte, und die wenigen Klamotten fanden in der Wickelkommode Platz, die wir ab dem ersten Tag brauchen würden. Eigentlich benötigte man nicht nur einen Tisch mit Schranktür, sondern eine professionelle Baby-Säuberungsmaschine, damit man sich die Hände nicht schmutzig macht. Aber mal ehrlich, gibt es etwas Schöneres als den nasenumschmeichelnden Duft zarter Kleinkindausdünstungen?

Meiner Frau konnte ich das Zusammenbasteln nicht antun und verbannte sie auf die Zuschauerbank. Jetzt durfte sie die Rolle des Mannes übernehmen und mit blöden Sprüchen den Aufbau unterstützen. Es scheint eine Faustregel zu geben: Je teurer eine Wickelkommode, desto mehr Teile hat sie und noch mehr davon sind bereits zusammengeschraubt. Aber weil wir immer noch Discount gekauft hatten, mussten wir das Ding nun selber zusammenklöppeln. Schraubt man bei Ikea noch drei Bretter und eine Rückwand zusammen, mussten wir uns jetzt schon mal ganz alleine mit drei Kartons auseinandersetzen.

Ich drapierte alle Utensilien in MEINEM Zimmer, welches ich nun freundlicherweise an meinen Sohn abgetreten hatte, und versuchte mir einen Überblick zu verschaffen. Da der Akkubohrer schon im neuen Haus war, kam es auf akkurate Handarbeit an. Ich schraubte, klopfte, steckte und ruckelte Bretter und Scharniere zurecht und wartete immerzu auf ein alt bekanntes Gefühl. Mist, da fehlt doch was, oder hast du die Schraube M8 von Abb. 3 links oben gesehen? Manchmal ist das Fehlen irgendwelcher Schrauben nicht so schlimm, da im Keller ein ähnliches Sammelsurium an Gewinden und Zubehör liegt, aber meistens fehlt genau diese eine Schraube, die erstens spezial und zweitens bei nicht Vorhandensein der Statik sehr abträglich ist. Aber irgendwann (nach zwei Stunden) stand vor uns eine schmucke Kommode, die mit eingebauten Türdämpfern den Esprit eines Designerstückes ausstrahlte und Vatta beinahe das Handwerksdiplom eingebracht hätte. Und nichts fehlte. Das war ungewöhnlich. Oder war das glückliche Fügung und ein Zeichen Richtung Sohn: Mit Kind geht nichts mehr schief!? So konnte es weitergehen.

Der Platz in der Wohnung wurde immer knapper. Mein Büromobiliar stand gleichmäßig verteilt herum, nur nicht im Kinderzimmer, was zur Folge hatte, dass wir nicht mehr wussten, wo wir all das Zeug noch stapeln sollten. Wäre der Umzug nicht zum Greifen nahe gewesen, wir wären verrückt geworden. Andernfalls hätten wir uns vermutlich auch besser organisiert. Jetzt war ja alles nur vorübergehend. All das, was ich in mein Auto bekam, brachte ich schon ins Haus und alles, was dort nichts zu suchen hatte oder nicht gebraucht wurde, wanderte in den Keller. So wie mein Stahlschreibtisch. Hundert Kilogramm hatte der mindestens. Ich hatte ihn mit Björn die Treppen hinunter geschlörrt, und dort wartete er auf die Verschiffung nach China. Nicht, dass ich ihn aus Dankbarkeit dem Erfinder der Akupunktur schenken wollte, Chinas Hunger auf Schrott schien unersättlich und so verdienten die Altmetallhändler gutes Geld mit dem Schrottexport nach Fernost.

Ich kannte die »Klüngelskerle« nur von früher. Mit ihren alten Pritschenwagen schlichen sie mit nervtötender Musik durch die Viertel des Ruhrgebietes und nahmen alles mit, was aus Altmetall war. Die Zeiten hatten sich geändert, der Stahlpreis war auf einem Rekordhoch und es gab jetzt nicht nur einen Klüngelskerl, sondern gleich Dutzende. Zudem nahmen sie jetzt auch noch Plastik und Elektroschrott mit. Wir hörten sie immer schon von weitem und ich hatte Katrin genau erklärt, wie man die Typen für unseren Müll begeisterte. Ertönte die Musik in der Ferne, sollte sie sich ans Fenster stellen und wenn sie den zur Musik passenden Wagen sähe, sollte sie einfach hinuntergehen, dem Fahrer ein Zeichen geben und ihm den Müll aufs Auge drücken. Zack – war der Keller leer, und wir konnten wieder atmen. Soweit die Theorie. In der Praxis fuhren sie so schnell durch unsere Straße, dass die Musik erst zu hören war, als der Wagen schon vorbei war. Das schaffte selbst meine Frau nicht. Aber die war ja auch schwanger und nicht schnell.

Festzuhalten bleibt, dass in den Wochen vor der Entbindung nur noch ein Thema existiert und das ist: Wie mache ich es meinem Kind so gemütlich wie möglich, wenn es denn dann da ist, und wie beruhige ich meine Nerven so sehr, dass ich der freudigen Ankunft gelassen entgegen blicken kann und mir als unerfahrener Neuelter keine Vorwürfe machen muss, dass ich nicht alles Erdenkliche getan habe, um ihm ein Lachen abgewinnen zu können? Eigentlich ist es wie immer – man will alles richtig machen, hat keine Ahnung, ist Profilaie, aber gibt alles. Mehr kann man auch nicht machen. Was man wirklich braucht, merkt man erst sehr viel später.

geht los?

35 Seitdem die Ärztin die Möglichkeit einer baldigen Geburt in Aussicht gestellt hatte, war ich bei emotionalen Regungen meiner Frau nicht mehr zu halten. Immer wenn sie kurz inne hielt und ihr obligatorisches »Grrmugrmh« zum Besten gab, was sich zusehends und immer öfter in ein tief inhaliertes »Ssssshhh« wandelte, war ich in Gedanken schon auf dem Weg ins Krankenhaus. Um möglichst schnell auf den Punkt zu kommen, fragte ich immer nur: »Geht los?«, wobei ich das »es« oder das »Apostroph-»s« bei »geht es los?« oder »geht's los?« der Zeitersparnis halber einfach wegließ. Für belanglose Grammatikreiterei hatten wir keine Zeit. Wir mussten die Lage schnell analysieren und nach zwölf Jahren und einem fast fertigen Kind durften wir in unserer Beziehung auch »Wa?«, »Grrmugrmh« und halbe Sätze zur Kommunikation benutzen. Meistens, bis jetzt eigentlich immer, kam die prompte Verneinung, was mich beim nächsten außerplanmäßigen Laut nicht davon abhielt, »Geht los?« zu fragen. Auf der einen Seite war es spannend, aber auch sehr spaßig. Eigentlich konnte ich mir wieder nicht vorstellen, dass es wirklich bald losgehen sollte, aber meine Vernunft versuchte beharrlich, mich vom Gegenteil zu überzeugen. Ich grinste meine Frau den ganzen Tag wie ein blödes Honigkuchenpferd an und hatte eine Laune, als ob ich den Jackpot geknackt hätte. Das hatte ich auch, aber die Preisübergabe fand erst später statt. Wir hatten uns mittlerweile an den Zustand und die damit einhergehenden Beschränkungen der Schwangerschaft gewöhnt und waren meist guter Dinge.

Einzig und allein die immer höher steigenden Kosten unseres Hauskaufes veranlassten uns bisweilen, ein wenig Trübsal zu blasen und uns immer mal wieder zu fragen, ob wir unserem Sohn stets all das ermöglichen könnten, was er sich wünschte, was er benötigte und was er für seine Entwicklung brauchte? Was wäre, wenn die Energiekosten immer höher steigen würden, der Markt für meine Selbstständigkeit austrocknen würde und ich irgendwann Hausmann sein sollte? Wir rechneten uns die Fakten so lange schön, bis meine Frau alle Kosten tragen konnte. Die war Lehrerin, das war ein

Pfund. Die würde mich bis an mein Lebensende durchfüttern. Ich war echt clever, mir eine Lehrerin zu angeln.

Und dazu war sie noch klug, sie wusste zwar nicht alles, aber dementsprechend auch nicht alles besser. Jeden Tag füllte sie meine Gedächtnislücken auf und ich revanchierte mich mit überflüssigen Fakten, über die ich im Videotext gelesen hatte. Wenn wir das Produkt unseres Intellekts auf unseren Sohn projizieren würden, dann stünde Einstein II nichts mehr im Wege. Gut, von Physik verstanden wir beide nichts, aber Intelligenz war auch relativ und Glück nicht käuflich.

Außerdem kostete uns unser kleiner Sohn schon nicht mehr 120.000 Euro wie noch am Tage des zweiten Striches. Die ersten 3.000 Euro waren schon lange ausgegeben – oder sagen wir besser: investiert. Kinderwagen von den Eltern, Matratze – anfangs billig, dann immer teurer, Klamotten hatten wir, Kinderzimmer aufgebaut und vollständig. Alles da, konnte losgehen. Wenn wir die Fakten zusammentrugen, bekamen wir sehr schnell wieder gute Laune. Der Hauptgewinn sollte in etwa drei Wochen kommen, wir hatten ein tolles Haus, in dem wir uns verwirklichen konnten und wir hatten uns. Zwei harmonierende Menschen, die sich nicht stritten. Trotz Hausumbaus, trotz Kindersacheneinkaufsstresses und trotz Schwangerschaftshormonen. Wir waren komisch. Aber besser komisch als zerstritten.

Die Daten unseres Kindes ließen allerdings immer noch nicht den Schluss zu, dass es wirklich bald losgehen würde und eine gewisse Nervosität zulässig war. Seit etwa drei Wochen hatte sich an Gewicht und Größe laut Untersuchung eigentlich nicht viel geändert. Turnte er im Wettkampf der Vorbereitungskursteilnehmer noch in der Schwergewichtsklasse mit, so magerte er jetzt zwar nicht ab, aber er legte auch nicht wirklich zu. Um ein genaues Bild über den Zustand meiner Frau und des Kindes zu bekommen, gingen wir nun wöchentlich zur Untersuchung, in der mittels CTG Katrins Wehentätigkeit und die Fidelität unseres Sprosses untersucht wurden. Trotz siebentägiger Untersuchungsrhythmen wollte das Bröckchen nicht zum Brocken werden, sondern hatte in seinem Wachstum anscheinend so gut vorgelegt, dass er es jetzt einfach mal bei 48 Zentimetern und 2800 Gramm beließ. Das zeigte zumindest der Computer in der Praxis an. Vier Wochen zuvor hatte er schon 49 Zentimeter angezeigt und eben dieses Gewicht, das in der 37. Woche berechnet worden war. In der 35. Woche maß er etwa 47 Zentimeter und wog 2700 Gramm und eine Woche später gab es wiederum nur geringe Abweichungen, die aber als Messtoleranz galten.

Es ist ohnehin schwierig, die Größe eines Kindes anhand der Parameter Kopfdurchmesser beziehungsweise -umfang, Bauchumfang und Länge des Oberschenkelknochens hochzurechnen. Man bezieht sich dabei auf eine Reihe von empirischen Daten und zieht aus den groben Anhaltspunkten ungefähre Schlüsse. In der gelaufenen Untersuchung hörten wir das erste Mal, dass wir ein eher zierliches Kind erwarteten. Das war in den Ohren meiner Frau Offenbarung, Beruhigung und Genugtuung zugleich. Nicht alles, was von den Busemann'schen Genen stammte, war groß und fett. Und trotz aller Anfeuerung seines Vaters hatte Klein-Busemann ein Einsehen mit seiner Erzeugerin gehabt und wollte ihr unnötige Schmerzen ersparen, indem er seinen Kopf geschmeidig übersichtlich hielt und anscheinend eine gebärfreudige Größe mit sich brachte.

Einzig und allein die Wehen deuteten immer wieder auf seine baldige Ankunft hin. Voller Erwartung ließen wir die Untersuchung Katrins über uns ergehen und jedes Mal sagte die Frauenärztin, dass der Muttermund noch schön geschlossen sei. Muttermund – mein Freund Philipp hatte mich vorgewarnt. In einigen Wochen, am großen Tag, da wäre das am meisten gebrauchte Wort eben dieses: Muttermund. Ich war gespannt. Ein Wort voller Anmut und Grazie. Hinter ihm verbargen sich Beschützerinstinkt und Obhut sowie Erotik und Wollust. Mutter und Mund. An sich zwei nicht miteinander in Verbindung stehende – Verben? Nomen? Adjektive? Egal, Wörter (Ich war nicht Einstein und Marcel Reich-Ranicki schon gar nicht). Aber der Zusammenschluss dieser Wörter war der Schlüssel zum Eingangstor in eine andere Welt. Und Katrin konnte es öffnen. Wenn Lucas nun käme, wäre alles egal: Er war komplett. Zwar noch ein wenig klein, aber es war alles dran. Die Schwangerschaft fühlte sich nicht mehr so schleichend an wie noch zu Beginn, als wir schon nach vier Monaten geglaubt hatten, die neun Monate seien bald um.

Die nächste Stufe wurde an einem Mittag kurz vor zwölf gezündet. Mit dem Anruf meiner Frau. Ich hatte einige Stunden zuvor unser Haus in Renovierungsklamotten verlassen und wollte auf dem Weg nach Hause noch kurz in die Autowerkstatt, um einen kleinen Schaden in der Motorelektronik beheben zu lassen. Ich vertrieb mir die Wartezeit mit einem ausgedehnten Bummel im nahe gelegenen Baumarkt und kaufte mir zur Teppichrestelösung die giftigsten Chemikalien, die ich auftreiben konnte. Ich hatte keine Zeit mehr zum Abspachteln, bald käme unser Sohn, und dann wollte ich mich nicht mit irgendwelchen Teppichrubbeleien abgeben, dann wollte ich für ihn und meine Frau da sein.

Nach einem anschließenden Spaziergang hatte ich das Autohaus wieder erreicht, übernahm das reparierte Fahrzeug, stellte den Alleslöser und die Atemschutzmaske auf die umgeklappte Rückbank und fuhr in Richtung Wohnung. Dort würde Katrin mit einem kleinen Mittagssnack warten und ich könnte ihr von meinen Fortschritten in unserem neuen Haus berichten. Gemächlich und seelenruhig cruiste ich durch Witten, inspizierte im Vorbeifahren junge Mütter mit ihren aufgemotzten Kinderwagen und freute mich über kleckernde Kinder mit klebrigen Fingern, die ihr Schokoladeneis wahrscheinlich schon eine halbe Stunde bearbeiteten. Ich beäugte den Kinderspielplatz und hinterfragte die Sicherheit in Relation zum Spaßfaktor und ärgerte mich über Halbstarke, die auf der Rückenlehne einer Bank saßen, die Füße auf der Sitzfläche abgestellt hatten und anscheinend über ihr Handy Musik hörten.

Die Vögel zwitscherten, die Luft war rein und klar, und das sonst so lähmende Flimmern der Atmosphäre hatte sich noch nicht eingestellt. Es war einer dieser perfekten Tage, die wohlig warm das Herz erwärmten und zum Entspannen einluden, an denen man sich nicht mit dreckigen Klamotten in staubigen Häusern rumtreiben sollte, nicht mit kaputten Autos Werkstätten aufsuchen und sich nicht weit weg von seiner großen Liebe aufhalten sollte. Einen Augenblick später änderte sich der letzte der aufgezählten Punkte sehr zu meinem Vorteil.

Mein Handy läutete. Ein Mal. Es war meine Frau. Zwei Mal. Normalerweise legte sie dann auf. Drei Mal. Ich rief immer zurück, um ihre Prepaidkarte zu schonen. Vier Mal. Meine Handyrechnung wurde monatlich über mein Konto abgebucht. Fünf Mal. Wann legte sie endlich auf? Ich hatte das Klingeln doch gehö-ört! Sechs Mal. Ich ging ran. »Wo bist du?«, fragte sie bestimmt, ruhig, nüchtern und mit sehr viel Druck in der Stimme. »Ich komme jetzt nach Hause!« »Wann bist du da?« »In fünf Minuten!« »Beeil dich!« »Alles gut?«, fragte ich und legte einfach auf, bevor sie eine Antwort geben konnte. Alles gut? Was für eine bekloppte Frage! Meine Frau war hochschwanger, wir warteten auf unser erstes Kind, ich war nicht da und sie rief an, ohne das berühmte Säuseln in der Stimme. Da brauchte man nicht zu fragen, ob alles gut sei.

Ich trat das Gaspedal durch. Ich realisierte den Ernst der Lage nur im Zeitlupentempo. Das war der Tag, auf den wir gewartet hatten. Ich schaute an mir runter. Ich sah eine dreckige Jeans, alte mit Farbe beschmierte Schuhe, mein T-Shirt roch wie nach einer Sahara-Durchquerung, die schweißige Salzkruste an der Stirn war verwischt und meine Haare waren fettig. Kurz – ich sah aus wie der hinterletzte Penner. In so einem Aufzug sollte ich ins Krankenhaus? Es war egal, wir konnten nicht warten. Ich sah am Wegesrand ein kreisrundes Schild mit einer fünfzig. Ich blickte auf meinen Tacho und die Nadel stand verdächtig weit oben. Da wo bei einem Porsche wahrscheinlich die 160 prangte. Bei einem Opel war das achtzig. So schnell war ich in der Stadt noch nie unterwegs gewesen. Ich war ein Outlaw. Aber heute war auch eine Ausnahmesituation. Beeil dich, peitschte ich mich nach vorn. Konzentriere dich. Mache keine Fehler und achte auf dich. Deine Familie braucht dich.

Das ging mir alles viel zu langsam. Ich beschleunigte auf 85 km/h. Ich fühlte mich wie ein Führerscheinneuling, der das erste Mal mit 200 auf der Autobahn fuhr. Der Schweiß perlte mir von der Stirn. Mein Blick für die Sommeridylle hatte sich verflüchtigt. Ich fuhr auf eine Ampel zu. Sie zeigte Grün, ich war noch weit weg. Die musste ich schaffen. Ich hatte mich nach vorn gebeugt, sah aus wie ein kurzsichtiger Fahrer, der nach dem Weg Ausschau hielt. Ich kannte den Weg. Ich war Leichtathlet, die Brust musste als erstes ins Ziel. Das war ein Reflex. Ich presste mich immer weiter nach vorne. Die Ampel sprang auf Gelb um. Ich war immer noch nicht da. Es war eine lange Gelbphase. Ich umklammerte das Lenkrad. Ich musste es schaffen. Da frage ich meine Frau, ob alles gut sei! Manchmal stand ich echt auf der Leitung. Die Ampel sprang auf Dunkelgelb um. Ich trat das Gaspedal voll durch. Bei meinem Auto merkte man da keinen großen Unterschied. Porsche müsste man fahren. Einen 911er. Aber dann könnte man sich kein Kind mehr leisten.

Aber ich hatte es geschafft. Stark bremsen, einschlagen, laufen lassen, keine Geschwindigkeit verlieren. Die Kurve wurde immer enger. Die Reifen quietschten. Der Gifteimer polterte mit einem Mordsradau über die gesamte Rückfläche. Wenn der Deckel nun aufsprang, könnte ich die letzten Meter zu Fuß heimgehen und das Auto hätte sich in einer blauen Eisenwolke aufgelöst.

Zur Einfahrt ins Wohngebiet musste ich eine doppelt durchgezogene Linie überqueren, das tat ich immer nur nach 23 Uhr, wenn der Dorfsheriff bestimmt Feierabend hatte. Jetzt schlug ich das Lenkrad ein und fitschte vor dem Linienbus über dessen Fahrbahn. Der Fahrer gestikulierte wild und ich entschuldigte mich mit einer Handbewegung. Es ging alles viel zu schnell, als dass ich seine weitere Reaktion noch sehen konnte. Ich erreichte das Zielgebiet. Wir wohnten in einer Spielstraße. Das blaue Schild stand etwa vierhundert Meter vor unserer Eingangstür. Vierhundert Meter im Schritttempo, das heißt mit sechs Kilometern in der Stunde, dann wäre ich in vier Minuten zu Hause. Vier Minuten! Da wäre Lucas schon da, meine Frau hätte einen Mordsbrass auf mich und ich wäre vor Ungeduld gestorben. Ich war gerade eingefahren und bretterte durch das Wohngebiet, als gäbe es kein Morgen mehr. Es war so verwerflich und gefährlich, aber meine Eile war gnadenlos. Ich blendete alles aus und hatte nur dieses eine Ziel vor Augen. Meine Frau ins Auto laden, zum Krankenhaus fahren, sie nach besten Kräften unterstützen und glückselig und zufrieden mit einem Menschen mehr wieder nach Hause kommen. Was für Gedanken. Sollte es jetzt wirklich losgehen?

Die letzten neun Monate zogen an mir vorbei. B-Day. Tag der Abrechnung. Der letzte große Kampf und dann hatten wir es überstanden. Dann würden andere Sorgen beginnen. Ich bog noch einmal rechts ab, dann noch einmal links. Ich konnte die Fenster meines Büros, ach nein, die Fenster des Kinderzimmers schon sehen, nur noch ein paar Meter. Ich fuhr um das Karree vor unserem Haus und sah – den orangefarbenen Wagen vom Altmetallhändler.

Ich parkte mein Auto und ging durch die geöffnete Haustür. Im Treppenhaus kam mir Katrin entgegen und sah weder wehentätig noch schmerzgepeinigt aus. Auf der untersten Stufe im Keller saß ein kleiner Mann mit abgewetzten Hosen. Neben ihm stand mein Schreibtisch irgendwie zwischen Wand und Tür und wartete darauf, abtransportiert zu werden. Ich hatte einen hochroten Kopf und war schweißgebadet. Katrin hatte ihre Tonlage und Wortwahl bereits als sehr irreführend erkannt. »Es tut mir so Leid, aber ich wollte noch rufen, dass alles in Ordnung sei, aber da hattest du schon aufgelegt. Ich war so froh, dass ich den Typen endlich eingefangen hatte!« Dafür beging ich unzählige Verkehrsdelikte, dafür vergaß ich, wie man sich auf der Straße benahm und dafür brachte ich nicht nur mich in Gefahr. Ich war sauer. Und durfte es mir nicht anmerken lassen. Aber dafür hatte ich jetzt eine Ahnung bekommen, wie es sich anfühlte, wenn es losging. Es war ein irres Gefühl. Panik gepaart mit Unverletzbarkeit. Zudem sah ich mich für einen Moment mit ganz anderen Augen. Ich war für einen kurzen Augenblick Vorbild, Beschützer und Leithammel einer kleinen Familie. Wow. Der Frank.

Ich schleppte mit dem Klüngelskerl den Schreibtisch vor die Tür und rammte mit einer Ecke den Kofferraumdeckel eines PKWs. Ich wahrte die Ruhe, wuchtete den Schreibtisch über die Ladekante des LKWs und begutachtete den Schaden. Verdammte Scheiße! In mir brodelte ein Vulkan, der ganz ohne Lucas' Geburt zum Ausbruch gekommen war. So viel auf einmal. Tag genießen, Panik, Vatergefühle, Gesetzesübertretungen, Enttäuschung, Erleichterung, Müll loswerden und dann Sachbeschädigung. Es war wie das berühmte Pendel, über das ich immer philosophierte. Ein stetes Hin und Her. In Rekordzeit. Und ich mittendrin. Passiert war aber eigentlich nix. Bis auf die Tatsache, dass der Keller nun ein bisschen leerer war. Aber dabei springt einem normalerweise nicht emotional das Herz aus der Hose.

Katrin war am Boden zerstört. Sie hatte alles gegeben, um für mich den Klüngelskerl zu erwischen und ich war sauer. Nachdem sie das nervtötende Gedudel des Altwareneinsammlers in der Ferne gehört hatte, hatte sie sich an das Fenster gestellt. Als der mit eher dreißig Kilometern in der Stunde durch die Spielstraße donnerte, polterte sie die Treppe hinunter und lief dem Wagen hinterher. Sie wedelte mit den Armen und versuchte, sich bemerkbar zu machen. Nachdem sie ihre ausweglose Lage erkannt hatte, hielt sie ein anderes Fahrzeug an und bat den Fahrer, den Klüngelskerl aufzuhalten. Der nahm die Verfolgung auf und teilte ihm letztlich mit, dass meine Frau was von ihm wolle. Er kehrte um und versuchte, den etwa 100 Kilogramm schweren Schreibtisch alleine aus dem Keller zu schlörren, was natürlich misslang. So saß meine schwangere Frau mit einem ihr unbekannten Mann vor unserer geöffneten Kellertür und versuchte mir via Handy mit präzisen Auskünften klar zu machen, dass ich bitte schnellstmöglich nach Hause kommen möge, damit ich bei dem Unterfangen Entsorgung behilflich sein könne. Da dem kleinen Mann angesichts alter Stereoanlagen und Metallregale scheinbar das Wasser im Munde zusammenlief, musste sie zudem noch darauf Acht geben, dass er nicht gleich den kompletten Kellerinhalt auf der Ladefläche seines LKWs verstaute.

Festzuhalten bleibt, dass in Zeiten der unmittelbar bevorstehenden Geburt Telefongespräche am besten mit den Worten »Es ist alles gut!«, begonnen werden. Trotzdem sollte man als werdender Vater lernen, sich im Griff zu haben und auch in besagten Situationen kühl und abgeklärt zu reagieren. Dass damit manchmal nicht abzuschätzende Schwierigkeiten verbunden sind, fordert dem Mann ein wenig autogenes Training ab, so dass er stets ruhig und besonnen bleibt. Zudem sollte der Mann Anstrengungen der Gattin wertschätzen. Mag vieles unerklärlich sein und manchmal verwirren, aber als Zeichen ihrer Liebe heckt das weibliche Geschlecht immer wieder Überraschungen aus, die das Leben einfacher machen können. Zudem kann es vorkommen, dass Schwangere plötzlich auf die Straße springen, um wildfremde Menschen zur Rückkehr zu bewegen, damit sie ihnen alte rostige Eisenschreibtische schenken können.

man sieht ja noch gar nichts

36

Obwohl ich zu Hause eine Menge an Hausarbeit übernommen hatte, durfte ich meine Stellung als Mann nicht untergraben. So sehr ich Katrin zu Beginn der Schwangerschaft unterstützt hatte, so sehr musste ich allmählich den ursprünglichen Status Quo wiederherstellen.

Der erste Grund war natürlich die Gewöhnung. Wie ein Macho das eben macht, konnte ich nicht zulassen, dass Katrin ein paar Wochen nach der Geburt denken würde, ich trüge ihr auch in Zukunft alles hinterher. Jetzt, kurz vor Ende der Schwangerschaft, konnte ich ganz heimlich, still und leise die Zügel wieder etwas anziehen und sie würde es gar nicht merken.

Zum Zweiten musste ich sie jetzt mehr belasten, damit die Geburt dadurch vielleicht losging. Da der Zustand des Gebärmutterhalses noch keine Aussicht auf einen baldigen Beginn zuließ, der Geburtstermin aber immer näher rückte, musste ich mir was einfallen lassen. Also bedachte ich Katrin mit vermehrter Arbeit in Haus und Wohnung. Keine anstrengenden Dinge, nur solche zum Kind freischütteln. Im Kurs hatten wir gehört, dass die meisten Frühgeburten durch Umzugsstress eingeleitet werden. Wir waren nur noch ein ganz kleines bisschen zu früh. Wir konnten mit der Einleitung anfangen. Dass ich auch vor der Schwangerschaft im Haus geholfen hatte und nach der Geburt weiter helfen würde, war unstrittig. Im Zeitalter der Männeremanzipation gehört eine strikte Aufgabenverteilung genauso zu einer guten Ehe wie das gemeinsame Wickeln eines Kindes.

Ganz tiefe Schlaglöcher vermied ich beim Autofahren, das wäre meine letzte Waffe, um dem Ungeborenen die Vorsilbe »un« zu entreißen. Bis dahin fuhr ich eine Ladung rohe Eier spazieren. Wir cruisten durch die Straßen, als säßen wir in einem Rolls Royce und vermieden jede Erschütterung, die meiner Frau das Weiße in die Augen hätte treiben können. Das gelang mir nicht immer, so hatte es manchmal sogar den Anschein, als steuerte ich mit voller

Absicht in jedes Schlagloch des Ruhrgebiets. Das hatte meist ein giftiges Zischen zu meiner Rechten zur Folge. Wir wohnten im Ruhrpott, da gibt's halt mal ein paar Verwerfungen in der Straße. Vielleicht nahm ich's aber auch leichter, weil ich nicht schwanger war, mich physisch wie immer fühlte, psychisch noch nicht komplett im letzten Stadium angekommen war und nicht glauben konnte, dass ein bisschen Geschaukel nach unten drückt. Was machen eigentlich Menschen mit tiefer gelegten Möchtegern-Boliden? Die werden auch schwanger, die fahren auch umher. Aber meistens haben die Fahrer so sehr Angst um ihren Auspuff, dass sie in Holperstraßen ohnehin so langsam fahren, dass Rennfahrerjunior nur wohlig leicht umhergeschunkelt wird und die Unvollkommenheit der Straße nicht in der Fahrgastzelle ankommt.

Bei Feiern jedweder Art hatte es sich mittlerweile herumgesprochen, dass Katrin in Umständen war. Dort befanden wir uns auch nicht mehr in der Anonymität der Masse, sondern wurden eingehend inspiziert. Die Reaktion war immer die gleiche. Frauen reagierten auf Katrins Körperfülle bewusst weiblich-diplomatisch. »Was, noch zwei Wochen? Da sieht man wirklich nicht viel!« Männer hingegen reagierten mit männlicher Diplomatie. »Boah, wie viel Stückchen Kuchen hast du heute eigentlich schon gegessen?« In solchen Situationen belieben die meisten Männer zu scherzen und versuchen damit ihre Unsicherheit bezüglich dieses Themas zu umgehen. Dass sie es damit noch viel schlimmer machen, erkennen nur die sensibelsten Geschöpfe der maskulinen Chromosomenverkettung.

Aber was ist nun besser? Die weibliche Lüge, dass man nichts sähe, oder die männliche Unsicherheit? Frauen sagen ersteres, Männer letzteres. Beides trifft die Wahrheit nicht im Entferntesten, aber hormongebeutelten Frauen gönnt man in solchen Fällen als Außenstehender doch besser die Unwahrheit. Sie wissen zwar, dass es gelogen ist, aber Schwangere kommen definitiv besser damit klar als mit den Kommentaren irgendwelcher nichtschwangerwerdenkönnender Männer. Sag ich mal so – als Nicht-Frau. Sozusagen als Mann. Mit den Augen einer Frau. Oder was würde ein Mann zu einem Mann in einer solchen Situation sagen? »Du siehst verdammt scheiße aus, aber es steht dir gut und ich freue mich mit dir!« Da sieht man wieder mal, wie einfach strukturiert Männer sind: Es kratzt sie nicht im geringsten, weil sie wissen, dass ein bisschen Wahrheit, ein wenig Lüge und ganz viel Witz drin stecken.

Trotzdem wurden wir nun immer öfter mit der Frage konfrontiert, ob wir denn langsam nervös würden. Wir antworteten immer relativ schnell mit den gleichen zwei Buchstaben: »Nö!« Natürlich freuten wir uns, natürlich wussten wir so ungefähr, dass unser Leben bald anders werden würde und natürlich wussten wir, dass wir von all dem eigentlich nichts wirklich wussten. Vielleicht waren wir aus dem Grund auf dem Nö-Trip. Alles okay eben. Rauskommen wird er schon von allein. Das dann folgende Procedere malten wir uns lieber nicht ganz konkret aus. Spräche man ständig mit allen über seine Ängste, würde es Ratschläge regnen. Tipps und Tricks, Schauermärchen und Geschichten, Erfahrungen und Warnungen – alles würden wir zu hören bekommen. Das brauchten wir nicht. Wir teilten unsere Leiden mit einem erlauchten Kreis von Verstehern.

Aus dem Grunde beantwortet niemand die Frage: »Und, schon nervös?«, ohne dass er lügt mit: »Nö!« Die einzig wahre Antwort kann nur sein: »Natürlich, und mir geht der Arsch auf Grundeis!« Wie stark werden die Schmerzen, wie können wir uns sicher sein, dass es wirklich losgeht, wie lange wird die Entbindung dauern, wird alles klappen, wird das Kind gesund sein, wie sieht unser Leben danach aus? Also von wegen »Nö«. Aber um nicht verrückt zu werden, hatte ich all diese Bedenken schon vor geraumer Zeit beiseite geschoben. Es würde alles gut werden und wir freuten uns. So einfach war das. Vorahnung und Vortäuschung gingen weit auseinander. Und das war gut so. Sonst würde man so kirre werden, dass die Muttermilch vor dem Anstich schon sauer wäre.

Also lenkte ich mich wieder mit Hausarbeit ab. Ein bisschen Teppichabschleifen hier, ein bisschen Bügeln dort. Katrin durfte jetzt auch wieder den Abwasch machen und ich blieb einfach mal sitzen. Aber das Bügeln beeindruckte mich schon. Nachdem wir Lucas' Kleidung gewaschen hatten, versuchte ich, die Klamotten zu glätten. Die paar Hosen und Jäckchen, die wir im Amerikaurlaub gekauft hatten, waren so klein, dass wir ihn dort vor drei Wochen vielleicht noch hätten reinzwängen können und selbst das etwas größere Zeug bekam ich beim besten Willen nicht so drapiert, dass ich mit dem Bügeleisen hätte darüber gleiten können. Das Bügeleisen war größer

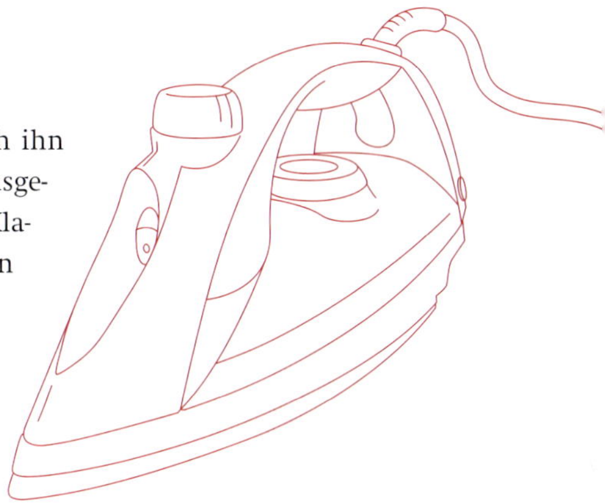

als der komplette Babypullover. Würde ich ihn über das Bügelbrett pressen, wäre er so ausgeleiert, dass wir für das erste Jahr keine Klamotten hätten. Es war vertrackt. So klein würde er werden. Wie sollte es anders sein? Er sollte durch ein Loch passen, das sehr klein war und mittels Dehnung komfortabel gemacht wurde. Ehm, für ihn, nicht für die Frau, aber egal, so wollte es die Natur.

Aber das war momentan nicht mein Thema. Mein Thema war: Wie mache ich es, dass mein Sohn adrett gekleidet aussieht und wir nicht als Rabeneltern verschrien sind? Ich gab mir allergrößte Mühe und entschied mich ganz einfach für das Offensichtlichste. Zusammenlegen und weg damit. Ob er gebügelte oder knitterige Kleidung trägt, wird ihn spätestens zur Pubertät kratzen. Ich werde immer mal wieder das Bügeleisen anlegen und wenn der Pullover so groß ist, dass die Fläche eines Bügeleisens drauf passt, dann bügle ich ihm auch seine Klamotten (vielleicht kann er's ja dann auch schon selber). Man muss ja auch einen Ansporn haben zu wachsen. Das machte die Sache entschieden einfacher. Waschen und weglegen. Klein müsste man sein. Aber wären alle so klein wie ein Baby, hätten die Bügeleisen aus dem Puppenhaus ein Stromkabel und wir müssten doch wieder ran. Also genossen wir erst einmal die Zeit.

Wir besuchten die Frauenärztin mittlerweile wöchentlich, um den Verlauf der Schwangerschaft lückenlos kontrollieren zu können. Immer wieder wurde Katrin an den Wehenschreiber angeschlossen und immer wieder saß ich daneben. Dabei blätterte ich immer wieder in immer demselben Buch mit den vielen Namen und hatte jetzt noch die Möglichkeit zu intervenieren. Die Entscheidung war jedoch längst gefallen und Lucas blieb unser Favorit. Aber irgendwie musste ich die Zeit ja rumkriegen.

Nach dem zehnten Besuch langweilte mich das ganze Brimborium zusehends. Es wurde Zeit, dass endlich was passierte. Ich wollte da nicht mehr sitzen und den Herzschlägen meines Sohnes lauschen. Es war immer das gleiche. Wenn er schlief, waren es 120 Schläge in der Minute, wenn er Gas gab, waren es 140 Schläge. Bei Vollgas 160 und bei einem Messfehler 50. Es ging auf und ab, die Wehen meiner Frau kamen hinzu und irgendwie wurde es monoton. Hätte es nicht jedes Mal eine halbe Stunde gedauert, wäre ich dem Ganzen auch viel zugänglicher gewesen, aber zehn mal eine halbe Stunde bedeutete, insgesamt fünf Stunden irgendwelchen Klopfgeräuschen zu lauschen und verrückte Namen zu lesen. Fünf Stunden. In der Zeit rennen manche Menschen einen Marathon, es gibt auch Schnellere, man könnte in der Zeit von uns bis nach Berlin fahren, aber was wollen wir jetzt in Berlin? Man könnte zwei Wickelkommoden aufbauen, mit ein bisschen Übung drei, aber was will man mit so vielen? Fazit dieser Überlegungen war schlichtweg, dass es doch nichts Besseres gab, als bei meiner Frau zu sitzen und dem stetig wiederkehrenden Sound des Lebens zu lauschen. Paddabummpaddabummpaddabumm.

Zum Abschätzen der Schmerzintervalle und zur besseren Einordnung derselben während der Geburt las ich meiner Frau zeitgleich immer die Ziffern vom Wehenschreiber vor. 17-19-23-27-29 – es geht runter – 26-23-21-16 – geschafft. Es war echt langweilig. Eine halbe Stunde. Wie lange würde die Geburt dauern? Etwas länger als eine halbe Stunde? Bestimmt! Das wäre hingegen wieder spannend. Vielleicht wäre es das beim zehnten Kind auch nicht mehr. Dann sitzt der Vater daneben und stachelt seine Frau an, dass sie sich beeilen solle, da er mit Kumpels noch nach Berlin wolle. Vielleicht ist das ganze System da auch schon so geschmeidig, dass es wirklich nur eine halbe Stunde dauert. Dann ist man über die A 2 noch nicht mal an Hamm-Uentrop vorbei. Aber wir wollten das knappe Dutzend auch nicht voll machen.

Nach dem CTG ging es immer zur Vermessung. Erst wurden Muttermund und Lage des Kindes ertastet, dann die Daten wie Größe und Gewicht gemessen. Allerdings kann man von Messen nicht wirklich sprechen. Wir kamen einfach nicht vorwärts. Knapp unter drei Kilogramm waren wir schon seit einigen Wochen. Größe und Gewicht pendelten sich um den Wert 2800 Gramm und 48 Zentimeter ein. Plusminus ein bisschen. Beim ersten Stillstand sagte ich nichts, beim zweiten Stillstand glaubte ich an einen Fehler, beim dritten billigte ich eine gewisse Messtoleranz zu und beim vierten auf der Stelle treten verwies uns die Ärztin, die nun in Urlaub gehen würde, zur weiteren Kontrolle an das Krankenhaus, in dem Katrin entbinden wollte. Wie konnte das sein? Von wem war dieses Kind? Kurz vor der Entbindung so leicht. Wo waren meine Gene? Oder hatte sich meine Frau durchgesetzt? Fragen, die erst in zwei oder drei Wochen geklärt werden konnten.

Bis dahin warteten wir und ließen Lucas immer mal wieder kontrollieren, wobei immer mal wieder alle zwei Tage hieß. Das war mehr als immer mal wieder. Jeden Tag warteten wir auf das Platzen der Fruchtblase, untrüglicher Vorbote der einsetzenden Geburt oder sonst irgendetwas, das anders war als sonst. KSDS. Katrin sucht die Superwehe. Und Frank auch. Aber nichts passierte. Bis auf die Tatsache, dass sich unser Kind gedreht hatte. Eigentlich war das ein nicht unwichtiges Ereignis. Unser Sohn hatte sich aber nur in der Längsachse gedreht. Also doch unwichtig. Wir hatten allerdings auch noch Zeit. Wir waren erst bei T –7. Aber ich war doch so ungeduldig.

Festzuhalten bleibt, dass nicht nur die eigene Anspannung mit fortlaufender Schwangerschaft steigt. Unsere Umwelt wird auch nervös und trotzdem muss man als angehende Eltern die Contenance bewahren und eine Ruhe ausstrahlen, die in der Form eigentlich gar nicht angebracht scheint. Aber Unruhe würde die Sache auch nicht beschleunigen und keinem helfen. So freuen wir uns mit allen anderen auch und warten einfach. Was bleibt einem anderes übrig?

ein kleiner vorgeschmack

37

Wir waren beinahe im Ziel und kamen ihm irgendwie doch nicht näher. Protzten wir am Anfang der Schwangerschaft mit enormer Größe und spielten mit dem Gedanken, den Stichtag nach vorne zu verlegen, so hatte es sich Lucas nun bequem gemacht und machte keine Anstalten auf die Welt kommen zu wollen. Da sich bei Neugeborenen der errechnete Geburtstermin immer nach vorn oder nach hinten verschieben kann, war das nichts Ungewöhnliches und bei einem Erstgeborenen war die Verlängerung der Trächtigkeit um zehn Tage keine Seltenheit.

An und für sich war ich die Ruhe selbst und unter anderen Umständen hätte ich einem leicht verspäteten Lebensbeginn auch nichts Negatives abgewinnen können, aber bei T +17 wollte ich in einen Flieger steigen, der mich erst bei T +27 wieder zurückbringen würde. Bei Managern heißt das Geschäftsreise, bei mir waren das die Olympischen Spiele. Nicht, dass ich da selber mitmachen wollte, dafür war ich viel zu fußkrank, nein, ich sollte dort arbeiten. Es war wichtig und bedeutete mir recht viel. Jetzt waren wir bei T −4 und es kam, wie es kommen musste. Unser Sohn war noch nicht da. Wenn er nach dem Vater käme, dann wäre er pünktlich. Dann würde er an besagtem Termin gegen 15.13 Uhr das Licht der Welt erblicken. Dann wären die 40 Wochen voll und keiner könnte ihm Unpünktlichkeit vorwerfen.

Doch wie merkt man das Einsetzen der wirklichen Wehen? Nicht diese gelangweilten Übungswehen, nicht diese immer häufiger auftretenden Senkwehen und auch nicht die quersitzenden Fürze, die ein unwohles Gefühl in die Magengegend zauberten?

Jede Mutter sagt, dass man erkennen würde, wenn es wirklich losginge. Dann bestünde kein Zweifel mehr und instinktiv würden die richtigen Entscheidungen getroffen. Ob damit auch gemeint war, dass man bei Dunkelgelb über Kreuzungen fuhr, die Tachonadel nervös hin und her zuckte und der Vater panisch alles zur Seite boxte, was ihm auf dem Weg zum Kreißsaal den Weg versperrte? Man würde es merken.

Spätnachmittags bei T –4 ging es Katrin von einer zur anderen Sekunde gar nicht mehr gut. Wir waren im neuen Haus, die Handwerker hatten uns gerade verlassen und plötzlich verließ sie dieses zufriedene Grinsen der letzten Tage. Sie blickte ein wenig apathisch und nahm eine ungesunde Gesichtsfarbe an. Ich freute mich riesig. Hoffentlich war das das Zeichen. Ich war bereit. Ich strahlte Ruhe aus und ließ meine Frau nun nicht mehr aus den Augen. Eigentlich waren wir mit zwei Autos am Haus und wollten getrennt nach Witten fahren, aber in diesem Zustand traf sie die Straße noch schlechter, als sie das ohnehin schon seit einigen Wochen tat. Ich würde sie chauffieren müssen. Erst würde ich sie ins Krankenhaus bringen, dann ihre Alarmtasche holen. Das wäre alles machbar. Eine Geburt passiert nicht in einer Stunde.

Zum Glück war ich bei ihr und nicht 500 Kilometer entfernt. Ich überlegte, welche Termine ich verschieben musste. Am nächsten Tag stand noch ein Treffen in Köln auf dem Plan, der Marmorschleifer wollte morgen kommen und sich den Boden angucken. Der Trockenbauer hatte sowieso einen Schlüssel und sonstige Verabredungen hatte ich keine. Ich war für Katrin da. Der schnellste Chauffeur des Universums. Bei 150 Stundenkilometern begannen normalerweise meine Augenlider zu flattern, bei 170 schwitzten die Hände und bei 200 wähnte ich mich kurz vor Lichtgeschwindigkeit. Normalerweise. Jetzt wäre aber nichts mehr normal. Ich würde sie sicher ins Krankenhaus bringen. Das war der Plan.

Nach einigen Minuten ging es ihr jedoch wieder besser. So ein Mist, dachte ich nur. Warum konnte es nicht langsam losgehen? Wie bei jedem anderen Kind auch? Genau genommen kannte ich nicht so viele Neugeborene. Ehrlich gesagt nur drei. Nele und Max waren sogar zu spät dran gewesen. Aber Leonard, der war zu früh. Also, für die Herstellung des Gleichgewichts konnten wir den Stichtag doch nach vorne ziehen und mit Lucas ein 2 : 2 Unentschieden erzielen. Aber nach einer Stunde fühlte Katrin sich wieder genauso wie die letzten Tage auch. Sie grinste zufrieden und ein wenig geschafft vor sich hin, streichelte ihren Bauch und schaute sehnsüchtig nach kleinen, sich bewegenden Dellen auf ihrer großen Kugel.

Der Tag T –3 brachte uns aufgrund des Urlaubs unserer Frauenärztin in das Krankenhaus zur Kontrolle. Das war der ideale Zeitpunkt, noch einmal gemeinsam und vor allen Dingen ohne Druck die Wege zu optimieren. Nach etwa 500 Metern Fahrtstrecke die erste Schwierigkeit. Geradeaus oder links? Je mehr ich darüber nachdachte, desto unsicherer wurde ich. Ein Glück war wenigstens Katrin ruhig. Zu meiner Ehrenrettung muss ich sagen, dass beide Wege ins Krankenhaus geführt hätten, aber wir sprachen von Optimierung und deshalb war geradeaus viel kürzer. In der Tiefgarage angekommen, übernahm ich das Zepter und wir fuhren in die Etage, in der unser Sohn seine ersten Schreie tun sollte. Als die Fahrstuhltür aufging, mussten wir nur noch den Schildern Kreißsaal folgen und erblickten bald eine fremde Welt, in die wir uns nun tagtäglich hineinversetzen wollten, um nicht von ihr eingeschüchtert zu werden.

Als erstes sahen wir eine leicht bekleidete Frau, die sich nach vorn gebückt an einem Tisch abstützte. Gequälten Blickes ließ sie uns passieren und ich versuchte, sie nicht weiter zu beachten. Bestimmt fühlte sie sich gerade nicht so, als dass ein Typ wie ich sie anglotzen sollte. Hätte sie sich in der Aufmachung an einer Straßenlaterne festgekrallt, hätte ich nach dem ersten Promillegedanken meine Hilfe angeboten. Aber hier fand sich ja sicher Fachpersonal. Vielleicht wanderte sie ja auch schon ein paar Stunden umher und grinste gequält, weil es ihr seit fünf Minuten wieder total gut ging. Ich hatte ja keine Ahnung von dem, was hier hinter verschlossenen und offenen Türen alles passierte. Kaum waren wir an ihr vorbei, rutschte ich auf dem nassen Fußboden fast aus. Hoppsala. War das ihr Fruchtwasser? Oder hatte hier jemand seinen Tee vergossen? Das war mordsgefährlich bei den Schwangeren.

Vor den Kreißsälen gab es einzelne Räume, wir nahmen Platz und hörten unzählige CTGs, die Daten aufzeichneten. Hier war der Bär los. Die Hebammen rannten von einem Raum in den nächsten und man hörte seltsame Geräusche. Immer wieder kamen Schwangere heraus, leicht gebückt, den Umständen entsprechend gekleidet, manche hatten schon eine Kanüle im Arm, andere sollten gerade von einem Kaiserschnitt überzeugt werden. Es war ein geselliges Treiben und wir konnten von dem, was wir zu Gesicht bekamen, ein wenig lernen.

Es klingelte wieder an der Tür und eine etwas ältere Frau gesellte sich zu uns. Die war nicht schwanger. Die ging auch aufrecht. Zu wem sie wolle, wurde sie gefragt. »Zu Frau Herzog, das ist meine Nichte!«, antwortete sie ruhig. Zu ihrer Nichte?! War das eine Geburt mit Publikum? Die Oberhebamme erklärte ihr, dass maximal zwei Angehörige direkt im Kreißsaal sein dürften. Mehr nicht. Katrin hatte die Hebamme schon vor einigen Monaten bei der Einführung kennen gelernt, dort hatte sie berichtet, dass manche neuen Eltern die ganze Verwandtschaft mitbrächten und man dann schnell die Übersicht verlieren würde. Deshalb nur zwei. Das war in meinen Augen schon einer zu viel. Und dann noch die Tante. Das war der Hammer. Aber das war ja jedem selbst überlassen, wem er die beiden Eintrittskarten für das Spektakel überreichte.

Wir warteten und sahen viele watschelnde Frauen. Wäre der Gang für den Geburtsbeginn ausschlaggebend, würde meine Frau unseren Sohn erst in einigen Monaten gebären. Aber Katrin sah nicht danach aus, als ginge sie gezwungen kontrolliert. In meinen Augen konnte sie gehen wie sie wollte. Sie schwebte leichten Schrittes elfengleich über den Boden. Sie glitt förmlich.

Vor Ort bekamen wir die Krankenhausschwangerschaftsmode Sommer/Herbst 2008 präsentiert. Das war kein Augenschmaus. Die Kleidung einer Schwangeren musste unbedingt eins sein: bequem. Irgendwann ist einem alles egal. Hauptsache komfortabel und unterstützend. Das versuchte ich meiner Frau auch schon seit einiger Zeit einzutrichtern, manchmal hörte sie auch auf mich, manchmal hörte sie auf sich. Aber die vorgenommenen Beobachtungen an der Krankenhaus-Front unterstützen sie darin, ihre fleischfarbenen Kompressionsstrümpfe mit ins Krankenhaus zu nehmen. Mit den Dingern würde sie garantiert Miss Mummy werden. Meine Stimme hatte sie.

Wir wurden aufgerufen und durften vor dem Ultraschallraum Platz nehmen. Das war schon mal etwas. Aus einem Raum trat ein Mann, der scheinbar schon etwas länger Vater wurde. Erschöpft rieb er sich den Nacken und schlenderte geschafft in Richtung Toilette. Nach kurzer Zeit kam er zurück und stieg kurzerhand in den sich öffnenden Fahrstuhl. Weg war er! Der hatte Nerven, seine Frau kämpfte gegen die Launen der Evolution an und er fuhr einfach mit dem Fahrstuhl weg. Vielleicht holte er nur was aus dem Auto, vielleicht kaufte er am Kiosk ein Glas saure Gurken, aber vielleicht hatte er auch nur »drei Zentimeter« gehört. Da war er wieder, dieser Muttermund. Drei war noch weit weg von zehn. Zehn war die glorreiche Zahl. Vielleicht hatten sich die beiden aber auch gezofft, und er hatte keine Lust mehr auf die ganze Sache mit der Geburt. Es machte richtig Spaß, irgendetwas in irgendjemanden hineinzuinterpretieren und Vermutungen anzustellen, warum etwas gerade in diesem Moment gerade so gemacht wurde.

Aus den Räumen drangen fiese Schreie. Immer, wenn wir die hörten, versuchte ich, auf Katrin einzureden und sie mit belanglosem Zeug abzulenken. Vor uns ging eine Frau vorbei, die aussah, als würde sie erst in einigen Monaten entbinden. Aus dem Grund hatte ihr Gang auch noch etwas Leichtfüßiges, B-Note bei etwa 5,8. Nicht so plump und unbeholfen wie bei all den anderen. Aber wenn sie schon hier war, dann konnte das nichts Gutes bedeuten. Eine Einlieferung zu einem so frühen Zeitpunkt bedeutete meist, dass es Probleme gab, das Kind zu halten. Das muss eine harte Zeit sein, wenn man nur noch liegen und sich kaum noch bewegen darf.

Katrin merkte an, dass sie selbst in einigen Tagen wohl auch so aussehen würde. Dann wäre der Bauch eben leer, aber immer noch aufgedunsen. Bis er seine Spannkraft wiedererlangen würde, sollten Wochen, wenn nicht Monate vergehen. Etwas ratlos ließ ich meine Frau reden. Hauptsache sie hörte die Schreie nicht mehr und war mit sich selbst beschäftigt. Dann kam eben diese erst einige Monate schwangere Frau zurück. Sie schob ein Bett vor sich her und blickte stolz hinein. Darin lag ein Baby! Sie war nicht mehr schwanger, was Katrin sofort richtig erkannt hatte. Das war der Klassiker. Ein Glück hatte ich nicht mit ihr gesprochen. Da fragt man eine Frau, wann es denn so weit sei und sie antwortet entrüstet »Vor einer Woche!« So langsam verstand ich auch, weshalb meine Frau von niemandem direkt auf die Schwangerschaft angesprochen worden war, wenn er sich nicht hundertprozentig sicher gewesen war. Guter Trick, so langsam verstand ich die Männer, die nicht mit meiner Frau verheiratet waren. Und da gab es eine Menge von.

Es war ein emsiges Treiben auf den Gängen, und Neueltern präsentierten den Anwesenden stolz ihre Nachkömmlinge. Alle machten einen geschafften Eindruck und alle bewegten sich ruhig und bedächtig, als sei die Zeit stehen geblieben. Niemandem war Hektik anzumerken und der Tag verging irgendwie langsamer. Dabei schoben einige die Bettchen vor sich her und andere trugen kleine Bündel so dicht an sich gedrückt, als hätten sie Angst, sie zu verlieren. Der Blick war meist auf das Kind und in wenigen Ausnahmefällen in die Runde gerichtet. Sie alle strahlten eine innere Ruhe und Zufriedenheit aus, die bemerkenswert war. Sie waren in den exklusiven Kreis derer aufgestiegen, die es geschafft hatten. Die Sorgen, die noch vor einiger Zeit da gewesen waren, die Sorgen, die jetzt noch kommen sollten, sie waren für den Moment des Schaulaufens nicht existent und waren unendlichem Stolz und Glück gewichen.

Wow, das musste der Hammer sein! Dabei kannte ich all diese Menschen gar nicht. Seit einiger Zeit war ich näher am Wasser gebaut, aber es war schön und beeindruckend zugleich, so eine Zufriedenheit aus der Ferne zu erspähen. Bald würde ich dazugehören. Ich wünschte es mir so sehr. Es würde bestimmt noch dauern, dass alles wirklich begreifen zu können, aber die hier machten es vor. Würde ich nur die Hälfte dessen verspüren, was ihre Gesichter vermittelten, ich wäre überwältigt. Erschöpft, geschafft, aber am Ziel. Und auf dem Weg in ein neues Abenteuer.

Ich wurde aus meinen Träumen gerissen, und wir durften endlich in den Ultraschallraum. Wir erläuterten der Ärztin unsere Ängste bezüglich des fehlenden Wachstums und sagten, dass wir auf Anraten unserer Gynäkologin regelmäßige Kontrollen bis zur Geburt vornehmen lassen sollten. Was auch den Vorteil hatte, dass wir das Krankenhaus auf diesem Wege schon näher kennen lernen und unsere Ängste wieder etwas abbauen konnten.

Die Ärztin maß die verschiedenen Parameter und wurde still. Eine Assistenzärztin beäugte ihre Messungen und dann fielen die hinreißenden Worte »Das sieht gut aus«, Erleichterung –, »aber:«, – mir gefror das Blut in den Adern, »ich messe eigentlich immer zu klein, ich habe 3500 Gramm raus.« 3500 Gramm! Das war mein Sohn! Wir waren wieder im Spiel! Groß und fett soll er sein – so wie Papa! Das war weit weg von 2800 und dem ganzen Gekrümel. Und sie misst klein! Puuh, ich war erleichtert, er wuchs. Die Messungen waren aber auch immer kompliziert.

Unterschlägt man bei der Messung des Oberschenkelknochens ein paar Millimeter, dann hat man als Ergebnis sofort einen abgebrochenen Zwerg, verrutscht man hingegen in die andere Richtung, dann wird sofort über einen Kaiserschnitt nachgedacht, weil er unten nicht mehr rauspasst. Ich durfte diese Messungen nicht so ernst nehmen, aber ich war Leichtathlet. Da konnte man auf dem Zielfoto Tausendstel erkennen. Aber Kinderkriegen hatte nichts mit Laufen, Springen, Werfen zu tun. Das war um einiges komplizierter. Nahm ich an. Ich wollte nur hören, dass alles in Ordnung sei, und das war es scheinbar. Das Fruchtwasser war noch ausreichend, die Verkalkung des Mutterkuchens minimal und alles deutete darauf hin, dass wir den Termin überschritten. Das konnte doch nicht mein Sohn sein. Zu spät kam ich nie.

Dann sollten wir nur noch zum Wehenschreiber, um die letzten Sicherheiten einzufahren und nach ein paar Stunden waren wir auch schon erlöst. Wiederum nahmen wir auf dem Flur Platz und wurden von einer genervten Hebamme in Empfang genommen. Ob wir die wären, die zur Kontrolle hier seien? Nachdem wir das bejaht hatten, schätzte meine Frau noch die Arbeit der Hebamme wert, indem sie ihr mitteilte, dass sie den heutigen Stress enorm fände, da hier scheinbar im Sekundentakt Kinder zur Welt gebracht würden. Das sähe jeden Tag so aus, wir sollten nicht meinen, dass es hier mal ruhig sei. Bei unserer Anmeldung vor einigen Wochen hatten wir keine einzige Schwangere gesehen und hatten uns nett mit einer anderen Hebamme unterhalten, so dass wir den Eindruck gehabt hatten, dass es auch in diesem Krankenhaus ruhigere Tage gäbe.

Nachdem die Geburtsstationen dreier Krankenhäuser zusammengelegt worden seien, sei das immer so überlaufen, deshalb wäre es überhaupt nicht gut, dass wir hier auch noch auflaufen würden, um eine lapidare Kontrolle vorzunehmen. Jetzt platzte mir der Kragen. Ich bin ein sehr harmoniebedürftiger Mensch und Antistreit ist mein zweiter Vorname, aber wenn man mich ärgert, dann werde ich unfair. Und wenn es zudem noch um meinen Sohn geht, dann ergreife ich das Wort.

Mit lauter Stimme, ohne Umschweife und mit festem Ausdruck vermittelte ich ihr in vier Sätzen die Gründe unseres Besuches. Wir waren nicht hier, weil wir uns das ausgedacht hatten, und als Freizeitbeschäftigung gäbe es spannendere Dinge, als den Vormittag in einem Krankenhaus zu verbringen. Zack, war sie auch schon weg. Ich war außer mir vor Wut. So hatte ich mich lange nicht mehr erlebt. Ich fand mich super. Genau, Sonnyboy, hau mal auf den Tisch, wenn einer deinen Sohn anmachen will. Nicht mit mir!

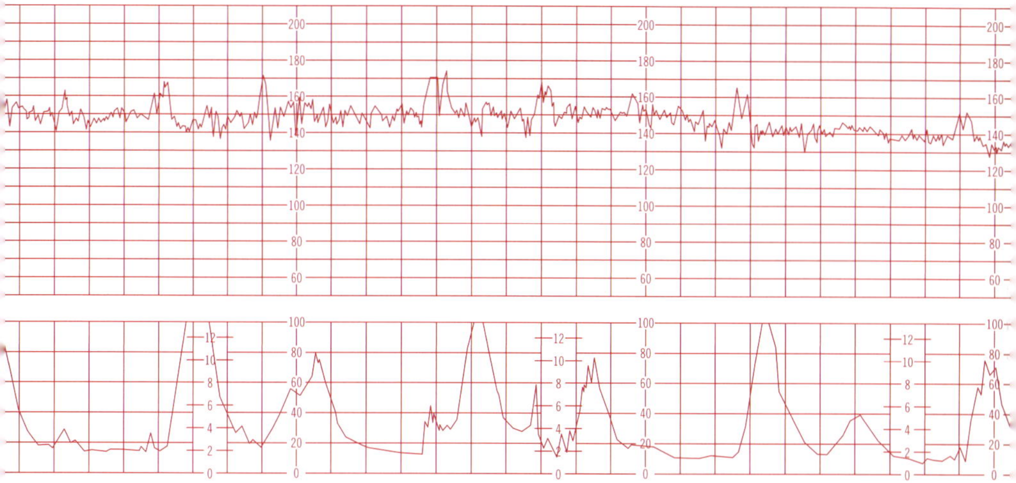

Notgedrungen musste die Hebamme noch die Untersuchung mit uns durchführen. »Im Sitzen oder im Liegen?«, fragte sie meine Frau. »Im Liegen!«, bestimmte ich. Wir wollten vergleichbare Werte haben. Sie schloss Katrin an und zack, war sie auch schon wieder weg. Zwischendurch steckte sie den Kopf in den Raum und kommentierte den Ausdruck des Wehenschreibers mit den Worten »Das sieht sehr gut aus bei Ihnen!«. Das hörte sich aber so falsch an, als mache der Papst Werbung für Bigamie. Der Zug war abgefahren. Zumindest hatte sie gemerkt, dass sie sich im Ton vergriffen hatte. Aber der Ton wurde nicht besser. Auch mit allergrößter Mühe nahm ich es ihr nicht ab. Sie konnte wohl nur schräppig. Das war ihre Art. Trotzdem ließ ich nicht so mit mir umspringen.

Aus dem Nachbarraum klangen passend zu meiner Stimmung schlimme Schmerzenslaute. So viel konnte ich gar nicht reden und vor allen Dingen schaffte ich es nicht, einen dermaßen monotonen Klangteppich zu erzeugen, dass die Ohren meiner Frau die Geräusche unserer Zimmernachbarin hätten überhören können. Wir bekamen einen ersten Vorgeschmack auf das, was vor dem Glück stand. Wir redeten und philosophierten wieder über alle möglichen Szenarien und suchten im Miteinander die Zerstreuung, was uns auch wirklich gut gelang. An unserer offenen Tür ging ein Jungvater mit einer kleinen Tasche vorbei! Keine große Tasche für zwei Menschen. Nein, ein Mann mit einer kleinen Tasche. Das war die Alarmtasche für ihn! Da fiel mir plötzlich siedend heiß ein, dass ich etwas Essenzielles vergessen hatte. Ich hatte meine nämlich noch gar nicht gepackt. Wir hatten uns so auf Katrin und das Kind konzentriert, dass wir mich total vergessen hatten. Eigentlich war das nicht weiter schlimm, da meine momentane Berufsbezeichnung auch Butler hätte lauten können, und der hat zu dienen. Aber trotzdem sollte ich für meinen Kurztrip mit Übernachtung wenigstens ein paar frische Unterhosen im Gepäck haben. Butler müssen gepflegt sein. Also mussten wir zu Hause erst einmal die Alarmtasche für mich packen. Es konnte jederzeit und überall losgehen und dann bräuchten wir alle ein wenig frisches Textil in greifbarer Nähe, da man nie weiß, wie lange man wegbleibt.

Festzuhalten bleibt, dass die letzten Besuche vor der Geburt wohl wirklich nur ein kleiner Vorgeschmack auf das sind, was einem später blüht. Um genau zu sein, ist es natürlich das, was der Frau blüht. Die Männer sind nur dabei und sehen ihre Frauen leiden. Irgendwann würden auch all die dummen Sprüche nicht mehr helfen und letztlich muss die Liebe stärker sein als alle Qualen, die man erwartet. Es soll sogar Männer geben, die es vorziehen, sich der Live-Geburt zu entziehen, da sie ernsthafte Traumata befürchten. Ich machte mir nur immer meine eigenen Vorstellungen und wusste, dass ich meiner Frau mit allen mir zur Verfügung stehenden Mitteln helfen wollte. Aber ehrlich gesagt waren das nicht viele. Ich konnte nur für sie da sein. Aber das volle Pulle.

racker, aber schon dich!

38 Wir hatten die letzte Woche der geplanten Schwangerschaft erreicht. Aber wiederum passierte rein gar nichts. Es war zum Kinderkriegen. Wir gingen mit Riesenschritten auf das Ende des Monats zu und unserem Sohn fiel gar nicht ein, mit seinen Eltern Erbarmen zu haben. Es waren nur noch wenige Tage und die 154 Euro behielt der Staat. Ich klopfte, rüttelte, schüttelte und überstrapazierte meine Frau, ich wollte das Ende einleiten und außerdem konnten wir das Kindergeld gut gebrauchen. Man bekam dafür zwar nur für drei Stunden einen Handwerker, aber unsere Kasse lechzte nach neuen Geldquellen. Ehrlicherweise muss man sagen, dass der Gegenwert des Kindergeldes nicht drei Handwerkerstunden sind, sondern 41 Strampler von C & A oder auch 1066,8 Pampers, Größe 2. Rechnet man mit einem durchschnittlichen Gewicht von 100 Gramm pro Füllung, konnten mit einem Monat Kindergeld immerhin zwei Zentner Kacke aufgefangen werden. Das war zukünftig die Währung im Haus. Wir rechneten nicht mehr in Euro und Cent, sondern in Bäuerchen, Geschäftchen und Lächelchen. Da war uns das Monatsende doch egal.

Das Wetter war drückend und schwül und im Krankenhaus flutschte ein Neugeborenes nach dem nächsten raus und trieb den Hebammen die Schweißperlen auf die Stirn. Wir waren mittlerweile Stammgäste geworden und schlugen alle 48 Stunden auf. Das war gar nicht so einfach, da aufgrund des immensen Pensums auf der Geburtsstation immer morgens unser Anruf erfolgte und wir eine ungefähre Zielzeit zum Besuch erhielten. Hatten wir Glück, schätzten die Hebammen die Situation richtig ein, hatten wir Pech, dann warteten wir. Mit Warten hatte ich ja schon Erfahrung. Das war wenigstens etwas.

Katrin wurde bei 40 +0 an das CTG angeschlossen. Auf dem Monitor in unserem Kreißsaal verfolgten wir angesichts der angezeigten Kurven die

Kämpfe der anderen Mütter. Die Babys triezten anscheinend ein paar ihrer Lebensspender, da immer wieder verhaltene und gequälte Schreie die Räume verließen. Die Wehentätigkeit hatte was von Wettkampf. Höher, schneller, heftiger. Und wer machte das Rennen? Wir nicht, unser Sohn schlief. Aber der war ja auch noch fest verankert.

Gerade war Dortmund mit fast 200 Litern Niederschlag in zwei Stunden und riesengroßen Hagelkörnern vom Jahrhundertunwetter heimgesucht worden. Wir zitterten um unser Haus, waren aber glücklicherweise verschont geblieben, Nachbarn gerieten in Panik, Freunde kämpften mit der Feuerwehr um die Rettung des Kellers und wir schafften es, trotz dieser prekären Lage so viel Stress abzubauen, dass unser Sohn noch immer nicht den Weg ins Freie suchte. Wir waren also die Ruhe in Person, unser Sohn war total entspannt, oder er war genauso wasserscheu wie der Vater und wollte erst wieder schöneres Wetter abwarten. Wir mussten ihn wecken. Padaaabuum-Padaaabuum. Das war immer noch zu langsam.

Katrin hatte den Tag über zu wenig getrunken, das merkte man nun an dem langsamen Puls. 110 Schläge. Das war selbst schlaftrunken zu wenig. Nachdem Katrin einen Liter Flüssigkeit in sich hineingeschüttet hatte, machte er anscheinend ein Auge auf. Und dann wieder zu. Also rüttelte die Hebamme an Katrins Bauch. Wir warteten. Nichts passierte. Sie legte die Spieluhr auf. Wir warteten. Nichts passierte. Katrin schnüffelte Rosmarinöl. Wir warteten. Langsam erwachte er aus seiner Lethargie. Der Puls stieg behutsam auf 125 Schläge. Aber worauf war er jetzt angesprungen? Auf das betörende Rosmarin, die rockigen Klänge der kleinkindlichen Volksmusik? Rütteln, Zureden, Warten? Die Auswahl der Manipulationen war zu vielfältig, als dass man eine bestimmte Vorliebe identifizieren konnte. Das war schade. Aber er war wach.

Als sich meine Frau wieder einpackte, musterte ich sie eingehender. Sie hatte richtig zugelegt. Vor zwei Tagen hatte sie noch anders ausgesehen. Von hinten sah man ihr die Schwangerschaft immer noch nicht richtig an, aber von der Seite war die Kugel gewachsen. Ihr Bauch war immer noch geschmeidig und vollkommen rissfrei, so dass man sich an einen überdimensionierten Kinderpopo erinnert fühlte. Wenn ich ehrlich bin, habe ich einen überdimensionierten Kinderpo noch nie gesehen. Aber der musste so aussehen wie Katrins Bauch. Vollkommen rund, rosa, rissfrei. Aber bei Katrin war er doch ein wenig praller und lange konnte das nicht mehr gut gehen. Wir hatten zwar insgesamt zwei Flaschen vom teuersten Antibauchstressöl draufgeschmiert, aber ein Ballon sah kurz vor dem Platzen auch nicht rissig aus. Wieder ein Grund, dass unser Sohn Gas geben sollte. Risse in der Haut sind zwar nicht schlimm, zeugen sie doch einfach von den unglaublichsten neun Monaten eines neuen Lebens, aber die Frau freut's, wenn der Kelch an ihr vorübergeht.

Wir verließen die Klinik und verbrachten den geplanten Geburtstag unseres Kindes bei einem Freund, dem der Keller vollgelaufen war. Nachdem die Feuerwehr die etwa 80.000 Liter über Nacht hinausgepumpt hatte, entrümpelten wir den gesamten Keller. Alle Schränke aufgedunsen, alle Türen aufgequollen, alle Möbel dreckig und überall dieser hartnäckige Schlamm. Es war deprimierend. Der ganze Keller kaputt und die Versicherung zahlt natürlich nur bei Abschluss einer Elementarschadenpolice. Wer hat die schon? Wir wohnen nicht am Rhein, der nächste aktive Vulkan ist weit weg, Erdbeben lassen noch nicht mal die Gläser im Schrank wackeln. Tja, jetzt war die Frage, in welchem Schrank? Da wackelte nichts mehr, weil alles mit einer feinen schlammigen, schwarzbraunen Schicht bedeckt war.

Wo war eigentlich meine Frau? Als ich wieder aus dem Keller kam, sprang mir fast der Draht aus der Mütze. Da stand sie mit ihrem dicken, kugelrunden Bauch, erinnerte an ein fußkrankes Walross, konnte sich kaum bewegen, hatte die Ärmel hochgekrempelt und versuchte, einen Schrankrest von seinem Rücken zu befreien. Meine Frau! Bis zum Ellbogen im Matsch! Wenn man einmal nicht auf sie aufpasst, dann machen die Frauen nur Mist. Gut, ich hatte ihr angedeutet, dass sie sich körperlich ruhig wieder mehr betätigen könnte, aber damit war eigentlich abwaschen, bügeln, aufräumen gemeint und nicht im Schlamm krauchen.

Mannomann, wie konnte man nur so verantwortungslos sein? Wer weiß, wo der dusselige Schlamm schon überall Halt gemacht hatte, bevor er bei meinem Kumpel im Keller landete? Wenn man mit einem Monat Kindergeld 100 Kilogramm Scheiße verpacken konnte, dann war davon bestimmt auch etwas in dem Schlammwasser. Für 100 Kilo Mist war jede Mülltonne zu klein. Also war die Wahrscheinlichkeit einer Wasserverseuchung groß und meine

Frau wühlte drin rum! Abmarsch, hinsetzen, zugucken! Sie gehorchte, ohne zu murren. Manchmal haben wir Männer echt Durchsetzungsvermögen. Trotz Schwangerschaftshormonen. Nicht schlecht, wir Männer!

Das Leben um uns herum ging irgendwie seinen gewohnten Lauf. Natürlich, wie sollte es auch anders sein? Die anderen 6,2 Milliarden Menschen der Welt erwarteten kein Kind. Doch, ein paar Millionen waren dabei, aber sie warteten nicht auf unser Kind. Für uns gab es nichts Wichtigeres. Für andere schon. Zum Beispiel ein Fußballspiel, ein Brunch bei Freunden, das Gespräch wegen eines Projektes. Für mich waren solche Dinge auch wichtig, aber nicht jetzt. Unser Leben musste auch weitergehen und wir konnten nicht den ganzen Tag auf das Zerspringen der Fruchtblase warten. Wir waren mittlerweile Profis und machten uns, wie schon dargestellt, nicht immerzu ins Hemd. Also verabredete ich mich ganz normal, als sei nichts Besonderes im Anmarsch, mit den Worten: »Kann sein, dass ich nicht komme, da unser Sohn geboren wird!« Und siehe da – es war die ultimative Ausrede für eine Nicht-Festlegung in Sachen Terminvereinbarung, die der Ausredenkatalog für zwischenmenschliche Vereinbarungen zu bieten hat. Ich war ein sehr gewissenhafter Typ, war immer überpünktlich, brach nie Vereinbarungen und cancelte noch seltener Verabredungen, aber das hier, das war der Freifahrtschein schlechthin. Keiner murrte, keiner wollte Gewissheit, dass der Termin klappte, alle zeigten Verständnis.

Allen unzuverlässigen Typen sei als Tipp mit auf den Weg gegeben, dass monatliches Kinderkriegen von allen Terminzwängen befreit. Einfach das Dilemma des nicht genau vorhersagbaren Geburtstermins anbringen – und die Menschheit hat Verständnis! Allerdings muss beim hundertsten Kind der 911er präsentiert werden, da 15.400 Euro Kindergeld im Monat sinnvoll verprasst werden wollen. Bei uns war es nur ein einziger Termin, der mir Kopfzerbrechen bereitete. Nicht verschiebbar, 500 Kilometer entfernt und zweitägig. Als ich aber losfuhr, war Katrins Muttermund noch dermaßen verriegelt, dass von der Seite keine Gefahr drohte. Ich würde es schaffen, da war ich mir zu dem Zeitpunkt sicher. Alle anderen Termine vereinbarte ich nur vage. Selbst beim ARD-Morgenmagazin akzeptierte man die immense Wichtigkeit für den werdenden Vater und war bereit, meine Livesendungen umzustricken, wenn ich mich entschlossen hätte, bei meinem Sohn zu bleiben und dafür die Olympischen Spiele einfach sausen zu lassen. So viel Macht hatte ein neues Leben: Geld, Termine, Stress und Hektik wurden unwichtig.

Als wir den errechneten Geburtstermin überschritten hatten, musste ich aufpassen, wen ich wie anrief. Sahen Freunde meine Nummer im Display, meldeten sie sich nicht mit Namen, »Hallo«, oder »Tach«, sondern mit »Und?«. Was sollte UND? Waren sie gerade in einem anderen Gespräch und ihnen stockte der Atem, als ich dran war? War das ein Satzrätsel und ich sollte den Satz fortführen? Nein, sie glaubten an den Vollzug, sonst würde ich ja nicht anrufen. Angehende Väter quatschen nicht einfach so. Angehende Väter telefonieren nur noch zum Zwecke der Vollzugsmeldung. Und deshalb fragte man eben: »Und? Alles in Ordnung? Frau und Kind gesund und munter? Und wie groß ist er jetzt wirklich?« Das heißt also UND. Also zog ich ihnen den Zahn und meldete mich bevor ich den ersten Atemzug am anderen Ende der Leitung hörte mit: »Ist noch nix passiert!« »Dann ist ja gut, wir dachten schon!« Also hatten wir das auch geklärt und keiner musste sich unnötig in Sachen reinsteigern. Die Anteilnahme war ja schön, aber uns brannte die ganze Warterei noch mehr unter den Nägeln als allen anderen, und wir fragten uns bei jedem kleinen Furz und bei jedem Unwohlsein: »Und, geht los?« Nö. Wir warteten.

Festzuhalten bleibt, dass eine erste Schwangerschaft oftmals ein wenig länger dauert als 40 Wochen. Und von neun Monaten lässt sich dahingehend gar nicht reden, da wir gefühlt mindestens anderthalb Jahre schwanger sind. Männer reifen in der Zeit so sehr zum perfekten Hausmann, dass die Frau rechtzeitig wieder an gerechte Aufgabenverteilung gewöhnt werden sollte. Außerdem entwickelt man zum Ende der Schwangerschaft hin eine gewisse Scheißegal-Einstellung, die komplett im Alltag integriert ist, so dass man in manchen Situationen gar nicht mehr an das denkt, was da kommt. Wenn dieser verflixte dicke Bauch nicht wäre.

jetz is aber jut

39

Wir hatten die Wege optimiert, perfektioniert, schlaftrunken verinnerlicht. Unser Tagesablauf war mit »Und täglich grüßt das Murmeltier« ganz gut beschrieben. Immer wieder kamen wir im immer gleichen Zustand im Krankenhaus an. Wir warteten nach Rücksprache auf einen Termin, wir warteten darauf, dass Katrin untersucht wurde, wir warteten, wir warteten auf die Ergebnisse. Das immer gleiche Procedere. Aber wir wussten wofür. Wir warteten eben. Nicht auf Godot, sondern auf Lucas. Den gab's wirklich. Das ließ sich nicht mehr verbergen. Wie auch. Ich sach nur 40 +2. Im Überwachungsdisplay las ich wieder die Daten der Konkurrentinnen ab. L. S., 35 Jahre, 39 +0. Das hieß für mich: wahrscheinlich zweites Kind, Entbindung steht kurz bevor, Wehentätigkeit regelmäßig, aber nicht im Endstadium. Auf dem nächsten Monitor stand: B. V. 28 Jahre, 41 +2. Boah, die musste sich beeilen, sonst kommen sie mit dem Tropf und leiten ein. Die Wehen sahen auch alles andere als hektisch aus. Die lag da nur so rum. Monitor 3: E. W. 20 Jahre, 40 +0. Upps, 20?! Die hat aber früh angefangen. Unfall, Wunsch, geplant? Das soll's aber alles geben.

Mal abgesehen von der jetzigen Situation schnappten wir auch ein Gespräch auf, das sich wie folgt zugetragen hat: »Wie alt sind Sie?« »25 Jahre« »Ist das ihr erstes Kind?« »Nein, mein fünftes!« Uff, 25 und schon fünf Kinder, das nenne ich knallhart durchgeplant. »Welches Geschlecht und welches Alter haben die anderen vier?« »Der Junge ist elf!« Elf? Die arme Frau. Mit vierzehn das erste Mal schwanger. Das gibt's doch nicht! »Dann ein Mädchen, die ist neun!« Neun? Der Junge war also kein Unfall, das war ihr absoluter Ernst gewesen und scheinbar mit voller Absicht gezeugt worden. Mit sechzehn das zweite Mal Mutter! Wahnsinn. Mit sechzehn gehen andere Mädchen das zweite Mal mit einem Typen raus! Aber vielleicht war das ja so bei ihr. »Dann noch ein Mädchen, die ist fünf«, endlich hatte sie wenigstens vier Jahre Pause gemacht, »und noch einen Jungen, der ist jetzt zwei!« Und jetzt Nummer fünf. Ich fühlte mich irgendwas zwischen schlecht zeugungsfähig und unmutig. Boah, die Sippe starb niemals aus. Was fährt man da für ein Auto?

Ein Bulli wird da schon ziemlich eng. Woher nimmt man überhaupt das Geld für ein Auto? 5 mal 120.000 Euro (degressiv, Nummer zwei, drei, vier und fünf können ja die Buxen von Nummer eins tragen) sind 600 Mille bis zur Volljährigkeit. Vielleicht nur eine halbe Million. Wer kann so viel arbeiten? Und wer kann so viel verdienen? Spielt ja nicht jeder Fußball. Das war der Hammer. Und ich machte bei Nummer eins ein Fass auf. Vielleicht war Nummer fünf so etwas wie »Verdammig, ich wollte heute eigentlich noch shoppen gehen, jetzt muss ich noch kurz zur Entbindung.« Die Erfahrung »Nummer fünf« würde ich vermutlich niemals austesten können und wollen.

Kommen wir aber zurück zu unserem Monitor: Auf dem eigentlich wichtigen steht: K. B., 32 Jahre, 40 +2. Die farblich gekennzeichnete Leiste springt gerade auf Rot. Rot leuchtet's vor dem Elbtunnel, wenn man nicht fahren darf, weil was passiert ist. Rot ist der Fehlerstift des Lehrers. Rot ist Warnung. Unser CTG springt auf die Warnfarbe Rot. Ich glotze nur noch auf die Kurven und verliere meine Frau vollkommen aus den Augen. Rot bedeutet aber auch Liebe, Rot heißt Wärme, Geborgenheit. Aber nicht bei Puls 175. Klein-Busemann vollführt einen 1000-Meter-Lauf. Puls 175 ist im roten Bereich, aber die Wehenkurven sprechen eine andere Sprache. Endlich kommt die Ärztin. Wie viel Katrin heute getrunken hätte. Mal wieder zu wenig. Es ist wie verhext. Wenn man nichts trinken muss, dann lässt man es in sich reinlaufen, aber wenn es nötig und wichtig ist, dann vergisst man es. Aufgrund der Hitze, der Körperfülle und der Lage steht unser Nachwuchs ein wenig unter Stress. Die Ärztin gibt mit dem roten Hintergrund auf dem Display Entwarnung, signalisiert uns aber, dass es jetzt losgehen könnte.

Jetzt!? Bitte nicht. Wir waren total entspannt zu einer Routineuntersuchung gefahren, guckten total entspannt bei der Konkurrenz in den Nachbarzimmern, unterhielten uns über die Handwerker im Haus und hatten nicht an die Geburt gedacht. Eigentlich schon, aber die sollte ablaufen wie im Film. Blase platzt, Frau wird panisch, Mann behält die Nerven, wir brettern durch Witten wie Schumi durch Monte Carlo, ich fahre mit quietschenden Reifen vor den Haupteingang, vergesse den Motor abzustellen, reiße die Tür auf, trage Katrin durch das Krankenhaus, das Auto rollt in die Foyerscheibe, es ist mir alles egal, ich schreie den Weg frei, Katrin schafft es bis in den Kreißsaal, ich halte ihre Hand, sie kämpft, sie drückt, er kommt, er schreit und ich mach' schnipp. So werden Helden geboren! So werden Kinder geboren! Und nicht: Wir liegen so rum, und es könnte jetzt losgehen. Ich wollte Action. So ein bisschen wenigstens. Ein kleines bisschen. Ein Stückchen Nervenkitzel. Panik muss nicht ausbrechen, aber außergewöhnlich sollte die Situation sein. Nach neun Monaten Warterei der krönende Abschluss. Man muss ja später auch was erzählen können. Wie hört sich das an? »Wir waren mal wieder bei einer Untersuchung und dann kam er.« Beschissen hört sich das an. Bei so einer Dramaturgie wäre jeder Zuhörer eingeschlafen, bevor wir angefangen hätten. Aber wäre das nicht prima? Das würde voraussetzen, dass alles glatt gegangen wäre.

Katrin sollte sich hinstellen und etwas trinken. Die Werte normalisierten sich. Glück gehabt, die Aussicht auf Action war noch nicht weg. Wir saßen wieder herum und sahen der Entwicklung irgendwelcher Kurven zu. Ich konnte langsam nicht mehr sitzen. Und ich hatte Kohldampf. Katrin hatte es gut. Lucas verkleinerte ihr den Magen so sehr, dass sie gar nicht mehr richtig wusste, was Hunger wirklich war. Sie konsumierte nur für die gedankliche Befriedigung unserer elterlichen Pflichten. Nur das Beste für das Kind. Gaumenfreuden sahen anders aus.

Ich versuchte mich abzulenken, indem ich alles Schriftliche im Kreißsaal inspizierte. An einer Wand hing ein großes Plakat. So eins, was man von Toiletten in Partykellern kennt. Dreißig Stellungen beim Sex. Von vorn, von hinten, von unten, von oben. Aus der Ferne hatte ich diese Verrenkungen hier nur immer beobachtet und dachte mir, dass sexuelle Nachhilfeideen in diesem Trakt des Gebäudes deplatziert schienen. Hier war der Drops gelutscht. Jeder, der hier war, wusste doch, wie es geht. Erwiesenermaßen und ganz offiziell. Gut, manche wussten es trotzdem nicht, aber die brauchten keine Anleitung zum Sex, für die benötigte man Plakate mit gegenteiligen Botschaften, aber die hatte ich bisher noch nirgendwo gesehen. Als ich dann endlich an das Plakat trat, sah man Comicfiguren, die sich umeinander wanden, die sich stützten und zusammenpressten. Das war das Kamasutra des Gebärens! Nix mit Sex. Alles züchtig und gesittet. Jetzt verstand ich den Ort des Plakates auch. Dort wurde in dreiunddreißig verschiedenen Stellungen präsentiert, wie der Mann die Frau in ihrem Leiden unterstützen konnte. Hoppsala, die Frau hing ganz schön in den Seilen und der Mann schuftete.

Halten hier, drücken da. Immer und überall. Auf jedem Bild. Wusste ich es doch. So easy wie die Frauen immer taten, war das für den Mann doch nicht. Das war anstrengend.

Aber so weit waren wir noch nicht. Wir fragten die erste Hebamme, was wir zur Beschleunigung tun könnten. »Geht spazieren! Wenn es so weit ist, dann wird er schon kommen.« Wir fragten eine andere Hebamme, die nur antwortete: »Sex, Sex, Sex!« Diese grundverschiedenen Aussagen, die das gleiche Ziel verfolgten, sagten schon alles über das Alter der Ratgebenden aus. Die eine war um die dreißig, die andere war zwanzig Jahre älter. Ich verrate jetzt aber nicht, wer was gesagt hat.

Wir wurden nach Hause entlassen und mussten auf den Schrecken erst einmal bei dem großen M halten. Jetzt brauchten wir keine Vitamine und gesunde Ernährung mehr. Jetzt brauchten wir eine Pömmse und einen fettigen Burger. Vielleicht war das wehenfördernd? Man sollte vielleicht auch ein Gläschen Rotwein trinken, oder sich in die warme Badewanne legen. Ersteres verbot ich, da für mich Schwangerschaft und Alkohol nicht zusammenpassen und das Zweite vermied meine Frau, da ihr Kreislauf ohnehin nicht ganz stabil war. Die drei gleichen Worte mit den drei unterschiedlichen Buchstaben konnte ich mir in dem Stadium nicht mehr vorstellen und spazieren gehen fiel auch durch das Raster erschöpfter Eltern.

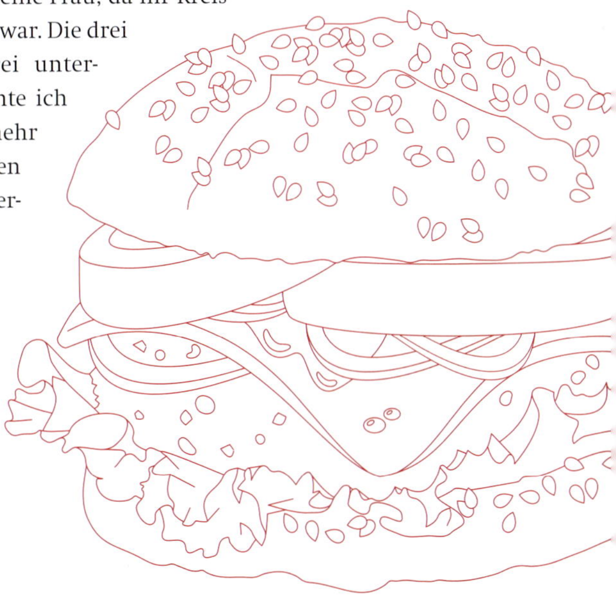

Nachdem wir gegessen hatten, fiel mir beim Verlassen des Parkplatzes eine viel bessere Idee ein. Ich glitt förmlich über den abgesenkten Bordstein, da verzog meine Frau schon ihr Gesicht. Das war es! Wir warteten auf die Geburt unseres Sohnes und nichts passierte. Als Hilfsmittel standen uns Sex, Alkohol, Spazierengehen und die Badewanne zur Verfügung. Für uns kam nichts in Frage. Ich beschleunigte auf der Straße, visierte das nächste Schlagloch an und fuhr voll durch. Katrin moserte. Ich fuhr ein wenig schneller und nahm die holperige Straße in ihrer ganzen Unebenheit. Katrin wurde lauter. Ich musste mich beeilen. »Ja, was soll ich denn machen? Guck dir die Straße an, da machst du nichts!« Ich erspähte die nächste Bodenwelle und bretterte mit Vollschmackes über sie hinweg. Jetzt musste es doch passieren. Vollgefressen, Wehengeplagt, Gebärmutterhalsgedrückt, 40 +2 und diese Erschütterungen, da kann sich das dickste Baby nicht im Körper halten. Die Stimmung kippte. Ich musste langsamer fahren. Aber ich konnte mir nicht vorwerfen, dass ich es nicht wenigstens versucht hatte.

Zu Hause angekommen quoll der Anrufbeantworter über. Es war allen klar, dass wir nun endlich entbunden hatten. Wir waren so lange weg gewesen, dass es keinen anderen erklärbaren Grund dafür gegeben haben konnte. Hört sich kompliziert an, ist es aber nicht. Wir mussten nur ein paar Untersuchungen über uns ergehen lassen, wir dinierten am Abend vor einem feinen amerikanischen Restaurant auf dem Parkplatz und waren trotz Erschöpfung und Müdigkeit guter Dinge. Aber all das bekamen die Anrufer nicht mit. Die Aufregung war perfekt. Der Tag, auf den alle so sehnlichst warteten, war nicht der heutige gewesen. Das Thema Geburt wurde nicht mehr angeschnitten. Die meisten wussten jetzt, dass wir als Begrüßung dann »es ist vollbracht!«, oder Ähnliches rufen würden. So war auch jetzt wieder alles beim Alten, nur dass die Wahrscheinlichkeit mit jeder Stunde stieg.

Am nächsten Morgen begann meine Frau plötzlich mit dem Watscheln. Gefühlsmäßig hatten sich ihre Hüftknochen jetzt auch auseinandergeschoben. Bei einer Frau sind das gefühlte drei Zentimeter, bei einem Mann ist das »das sieht man aber nicht!«. Wäre die Schwangerschaft termingerecht beendet worden, wäre sie nicht gegangen wie eine Ente, aber jetzt kam ich doch noch in den Genuss, meine Frau in einer neuen Gangstudie bewundern zu dürfen. So langsam war das Bild vollkommen. Birkenstocks in billig, Thrombosestrümpfe in fleischfarben, ein Bauch wie eine Schwangere und der Gang einer Hochschwangeren. Jetzt hatten wir alle Klischees wenigstens kurz angerissen. Es ist ja immer besser, alles zu erleben, dann weiß man wenigstens, über was man redet. Oder man bildet es sich zumindest ein. Weil es sowieso jeder anders sieht und anders empfindet. Gewisse Ähnlichkeiten sind evolutionsbedingt nicht zu leugnen, aber Schmerz, Aussehen und andere Feinheiten kommen bei der werdenden Mutter etwas diffiziler an. So wie die Wehen meiner Frau.

Bei einer weiteren Untersuchung fragte die Ärztin nach Katrins Empfinden. Der Wehenschreiber verkündete neue Rekordstände und die Schmerzen hätten kurz vor unerträglich sein müssen. »Merken Sie die Wehen?« Was für eine blöde Frage. Die Kurven hängen die Konkurrentinnen um Längen ab und die Ärztin fragt, ob sie die Wehen merke. »Natürlich merke ich die!«, erwiderte Katrin. Das muss sie mit einem so entspannten Gesichtsausdruck gesagt haben, dass uns die Ärztin kurzerhand nach Hause schickte. O-ho. Meine Frau. Die ist schon zu lange mit mir zusammen. Schmerzen sind relativ. Und kann man Schmerzen messen? Nein, schlimmer geht immer. Deshalb kann man auch nicht sagen, ob die Wehen jetzt unerträglich sind. Man weiß es erst, wenn man mitten drin steckt. Und dann ist es doch wie 1500 Meter laufen. Man will nicht mehr weiter, weil man sich nicht vorstellen kann, dass es überhaupt noch geht, hat aber erst 1000 Meter und dann ... ich höre ja schon auf. Ich bewunderte meine Frau immer mehr. Eigentlich hatte ich gedacht, dass die Wehen sie in die Knie zwingen würden, aber sie zuckte nur mit den Achseln und ertrug sie mit einer stoischen Gelassenheit, die nur Frauen zu Eigen ist.

Aber wie soll sie merken, wann es richtig losgeht? Wenn wir heute bei Schmerzlevel neun sind auf einer Skala von 1 bis 10, schätzt sie am nächsten Tag den höheren Schmerz auf zehn ein oder wieder bei neun, weil sie die neun schon ausprobiert hat? Hat sich der Körper solche Tricks einfallen lassen, damit die Frau das überhaupt übersteht? Was wäre, wenn die Superwehe plötzlich im vierten Monat kommt? Man denkt, sie zerreißt einen und die gleiche Wehe ist bei 40 +4 nur ein Schulterzucken wert. Schwierige Fragestellung. Man soll es aber merken, wenn es los geht. Sagen erfahrene Mütter, belesene Mediziner und jeder, der es schon erlebt hat. Wir gehörten zu keiner der Gruppen. Meine Befürchtung war, dass Katrin Schmerz relativierte, und auch sie fragte sich, wie heftig es werden konnte, sollte und durfte, damit sie die Sache überstehen würde. Deshalb kroch in ihr so langsam das Unwohlsein hoch. Was, wenn die neun eigentlich nur eine drei auf der Schmerzskala wäre? Was hatte sich die Natur für die Frauen einfallen lassen? Sie würde es noch erfahren. Heute Nacht? Morgen Nacht? Nächste Woche? Sieben verbleibende Tage konnten wir definitiv ausschließen, da würde die Medizin der Natur nämlich auf die Sprünge helfen. Das ermunterte mein Gemüt mal wieder. Angst, dass meine Frau leiden könnte, hatte ich nicht. Ich freute mich immer mehr und zusehends. Mitleid hatte ich schon, aber Angst? Nein. Vielleicht liegt das auch in der Natur der Sache. Vatta Feuerstein muss das Tagesgeschäft mit Nahrungsversorgung und Raubtierjagd verbringen, Muttern konzentriert ihre Fähigkeiten auf die Geburt des Nachkömmlings. Mit dieser Aufgabenverteilung hat keiner Zeit für Belangloses.

Festzuhalten bleibt, dass ich mit meinem Latein fast am Ende bin. Man kann ohnehin nichts machen. Ohne Sex, Drugs und Rock'n'Walk hat man es sowieso nicht in der Hand und mit dem ganzen Zeug kann's dem Kind doch gar nicht gut tun. Deshalb: Warten, locker bleiben, Zweisamkeit genießen. So einfach ist Kinderkriegen.

40 wochen und noch mehr

40 »Grmphff«. Es war 40 + 4 + dreiundzwanzigeinhalb Stunden. »Was'n los?«, fragte ich meine Frau. Die lag neben mir im Bett und schaute etwas unentspannt. »Es zieht ein wenig.« »Ist die Fruchtblase geplatzt?« wollte ich wissen. Nein, da sei alles in Ordnung, aber sie fühle sich anders als sonst. Das war Vaters Signal. Los geht es! Anziehen und ab die Post. Kind gebären. Nein, so dringend sei das auch nicht, wiegelte sie ab. Wir könnten ruhig noch ein bisschen warten. Gewartet hatten wir genug. Wir waren ganz dicke in der 41. Woche und wenn wir nicht langsam Gas gaben, kratzten wir die 42. Woche an. 42 Wochen! Da hieß es immer neun Monate, aber es waren vierzig Wochen. Und bei uns noch mehr. Ich entschied als Oberhaupt der Familie, den Weg ins Krankenhaus einzuschlagen.

Man würde merken, wenn es losginge, hörten wir seit ein paar Monaten. War es das jetzt? Fühlte sich das so an? In der zehnten Woche hatte sie sich ja auch etwas anders gefühlt, meistens kodderig und wenig wohl. Da war das Kind ja auch noch nicht gekommen. Jetzt sprach die Zeit aber für uns. Die Tasche lag schon seit einigen Tagen im Kofferraum unseres Autos. Ich half ihr beim Anziehen und wir gingen bedächtig die zwei Etagen herunter, um die letzte Fahrt zu zweit anzutreten.

Es war eine klare, angenehme Nacht. Nach der Schwüle der vergangenen Tage war es sogar fast erfrischend, die Straßen waren gut einsehbar, wir hatten freie Fahrt und so schwebte ich über den Asphalt durch ein menschenleeres Dorf. Um den Schein zu wahren, beschleunigte ich ruhig und kontrolliert und bremste vor Kreuzungen früh genug ab. Nur bei kleinen und großen Huckeln fuhr ich einfach weiter. »'Tschuldigung, habe ich nicht gesehen, ist so dunkel!« Ich schüttele das Ding schon raus, dachte ich ein weiteres Mal. Ich wollte jetzt nicht wieder unverrichteter Dinge abziehen. Heute Nacht musste es einfach passieren.

Vor dem Krankenhaus angekommen, musste ich feststellen, dass »Geöffnet von 5 – 23 Uhr« Mitternacht nicht mit einschließt. Das Parkhaus war geschlossen. Und jetzt? Erst einmal warf ich Katrin vor dem Haupteingang raus. Sie sollte bitte klingeln und sich in die Vorhalle stellen, so dass der Pförtner sie sah. Ich würde das Auto kurz wegbringen. Ich fuhr vom Gelände und bog in die nächste Straße. Alle Parkmöglichkeiten belegt. Ich bog wieder ab – das Gleiche. Es gab keinen freien Stellplatz. Da runde, blaue Schilder mit rotem Kreuz und zwei weißen Pfeilen auch nicht den Ich-werde-Vater-Parkplatz anzeigten, suchte ich der Verzweiflung nahe fast zehn Minuten nach einer Bleibe für unseren PKW und fand schließlich in einiger Entfernung einen mit Parkautomaten. Was sollte es: Gleich, um 9 Uhr morgens, würden wir vielleicht oder besser gesagt, bestimmt, noch nicht fertig sein. Sollten sie mir doch ein Strafmandat dranheften. Was waren 15 Euro für Falschparken gegen 120.000 Euro Kinderversorgung? Nichts, also Kiste abstellen und nicht mehr darüber nachdenken.

Ich lief im Schweinsgalopp zum Krankenhaus. Es lief sich nicht wirklich gut, da ich eine kurze schlabberige Hose anhatte, eine Mütze zum Verdecken der ungewaschenen, fettigen Haare auf dem Kopf trug und zu allem Überfluss auch noch in Sandalen daherschlappte. Barfuß natürlich. Aber laufen konnte man in denen eigentlich nicht, es sei denn man war in froher Erwartung. Ich sprintete und beeilte mich, da sah ich einen freien Parkplatz, der näher am Krankenhaus war. Ich drehte um, beschleunigte, damit meine Frau nicht noch länger warten musste und stellte unser Auto um. Bei unserem Glück musste ich meine holde Gattin heute Nacht wieder mit nach Hause nehmen, da sollte sie nicht so lange laufen müssen.

Irgendwann war ich dann wirklich bei ihr und wir suchten die Entbindungsstation auf. Die Wege kamen uns bekannt und nicht verwirrend vor. Ich war ruhig und entspannt. So gar nicht aufgeregt, wie ich es immer erwartet hatte. Meine Frau watschelte neben mir und ich stützte sie helfend. Dann mussten wir das erste Mal nicht warten. Nachts kommen wohl nicht so viele Kinder, aber vielleicht liegt es auch an dem, was uns einige Stunden später widerfuhr. Katrin wurde untersucht, die Wehen waren regelmäßig, gleichmäßig stark, der Muttermund noch fast geschlossen. »Mist«, dachte ich nur. »Muttermund«, immer wieder dieses Wort, und von fast geschlossen bis zehn

Zentimeter war eine Menge. Das war nicht »Es geht los.« Der Arzt fragte, wie Katrin sich fühle. Anders als sonst. Die Wehen würde sie schon spüren. Wie lange wir nach Hause bräuchten? Die zehn Minuten schätzte er als so machbar ein, dass er kurzerhand sagte: »Ja, dann gehen sie doch am besten noch mal heim.« Das war nicht sein Ernst! Meine Frau stand kurz vor der Entbindung und wir sollten heimfahren. Und wieder sollten wir umsonst da gewesen sein. Es könne noch etliche Stunden dauern, es sähe nicht danach aus, als dass es bald losginge und deshalb sei das Überstehen der Eröffnungsphase zu Hause besser als in diesem sterilen Krankenhaus. Eigentlich hatte er ja Recht, er vermied auch alle Worte mit Schmerzen, vegetieren und sonstiger negativer Aura. Aber ich hatte gedacht, wir machten heute Nacht Nägel mit Köpfen. Also schnappte ich mir meine Frau und wir fuhren um 2 Uhr nachts wieder nach Hause.

Ich legte mich ins Bett und dachte, dass ich schnellstmöglich noch das allerletzte Mal in Ruhe schlafen müsse. Gleiches dachte Katrin. Um 2.15 Uhr steigerten sich die Wehen nämlich auf gefühlte 130 Prozent. Ich dachte immer nur: »Bitte, bitte, wimmere nicht so laut, wir sind gerade erst wieder da, halte noch ein wenig durch.« Sie dachte immerzu: »Mannomann, das sind Schmerzen, lass Frank schlafen und reiß dich zusammen. Wir waren gerade erst im Krankenhaus, es ist noch nicht so weit. Scheiße, tut das weh!« So schlief ich vier weitere Stunden und sie wimmerte in der selben Zeit lautlos vor sich hin. Das war vielleicht auch der Grund, wieso es tagsüber voller im Krankenhaus ist. Die Männer wollen schlafen und die Frauen trauen sich nicht, sie zu wecken.

Um sechs Uhr morgens rüttelte Katrin sanft an meinem Arm. Tiefe Ränder unter den Augen und gepeinigt von Schmerzen und der Ungewissheit, richtig zu handeln, hielt sie es nicht mehr aus. »Ich weiß nicht, ob es jetzt losgeht, aber vielleicht ist es besser, wenn wir wieder fahren.« Also das gleiche Spiel noch mal. Jetzt wusch ich mir aber die Haare. Klein-Busemann sollte nicht als erstes den Eindruck bekommen, bei den Flodders gelandet zu sein. Wir fuhren den altbekannten Weg, das Parkhaus hatte geöffnet, wir gingen den immergleichen Weg zu unserem immergleichen Ziel und standen vor der Pforte des Lebens. Klingeling. Wir warteten. Es wurde geöffnet und die Hebamme nahm uns mit in den Kreißsaal.

Nach kurzer Untersuchung war klar: Jetzt geht es los. Aber wirklich. Endlich würde es bald vorbei sein. Jetzt war es nur noch eine Frage der Zeit und wir hatten es geschafft. So waren wir also nun im Kreißsaal und versuchten, die Zeit herumzubekommen. Sie lag auf der Pritsche und ich kauerte auf dem Stuhl. Immer wieder schauten wir auf den Monitor und jetzt war mir nicht mehr nach Wettkampf zumute.

Ich schaute nicht auf die anderen und verfolgte immer nur gebannt die Kurven meines Teams. Um vorwärts zu kommen, bedienten wir uns aller uns zur Verfügung stehender wehenfördernder Maßnahmen, die wir in petto hatten. Spazierengehen. Das mit dem Sex hatte sich hier verständlicherweise erledigt. Aber gehen war auch spannend. Das war kein watscheln mehr. Das war wanken. Im Schneckentempo. Sie stützte sich bei mir ab und wir gingen mal eben in den krankenhauseignen Garten. Eine Stunde später waren wir auch schon wieder zurück.

Es ist anstrengend, eine Sache zu beginnen, von der man weder Dauer noch Intensität kennt. Man weiß nur, dass es sich zum Ende hin zuspitzt und dann vorbei ist. Physis und Psyche zum Zeitpunkt der Geburt lassen sich bei Kind Nummer 1 in keinster Weise vorhersagen. Dauert es ab jetzt noch eine Stunde oder 24 Stunden? Bekommen wir Hunger und wollen was essen, oder kann man in so einer Situation tagelang ohne Nahrung auskommen? Wie viele Hebammen verschleißen wir und ist dieser Raum auch der Ort der Geburt? Werden wir umziehen müssen, weil etwas Unvorhergesehenes passiert oder kommen wir komplikationslos ins Ziel? Fragen, die aktuell waren. Ungewiss war auch die Geburtszeit. Ich hoffte inständig, dass wir die Geburt innerhalb eines Tages beenden würden. Genau genommen waren wir ja seit Mitternacht zugange.

Mit der ersten Hebamme hatten wir Glück gehabt. Sie strahlte genau die Ruhe aus, die man als Novize in dem Metier brauchte. Ihre Unaufgeregtheit sorgte dafür, dass wir keine unnötige Angst hatten. Natürlich verschlissen wir die erste Schicht und uns wurde die zweite Hebamme vorgestellt. Sie war resoluter und etwas aufgedrehter. Aber auch das war genau richtig. Wenn es in den nächsten acht Stunden zur Geburt kommen sollte, war sie genau die Richtige zum nach vorne peitschen und anfeuern. Um 12 Uhr wurden Katrins Schmerzen mit Medikamenten radikal abgemildert. Der Anästhesist spritzte die Betäubung in den Rückenmarkskanal. Die Vorstellung, dass mir einer mit einer Nadel im Rückenmark rumrührte, ließ mich erschaudern. Meine Frau ertrug den Eingriff total relaxt und ich wurde wieder eines Besseren belehrt. Vermied sie es immer, irgendwelche Spritzen zu bekommen, so willigte sie nun schnell ein. Man solle nicht die Heldin spielen, das würde keinem helfen, und so ein bisschen Betäubung machte die Sache um einiges erträglicher. Meine Frau mutierte in null Komma nichts zu einer mir nicht bekannten Person. Sie lag wie der in den Neunzigern auf der Reeperbahn mit Kugeln durchsiebte Karl-Heinz Schwensen auf der Pritsche, formte die Finger zu einem Victoryzeichen und sagte: »Alles in Ordnung!« Dabei grinste sie auch noch. Das nenn ich mal auf Drogen. Auf einen Schlag tat nichts mehr weh. »Och, warum habe ich das denn nicht eher machen lassen?«, wollte sie wissen.

Jetzt war das mit dem spazieren gehen passé. So beintechnisch eingeduselt, hatten die Hebammen Angst, dass sie sich unterwegs verlief und die Beine alles andere als laufen mochten. Wiederum wurde ihr ein neuer Tropf angelegt. Die Hebamme entfernte den alten Schlauch, schloss den neuen an und übersah die Luft im Schlauch. Da wurde mein Typ verlangt. »Können sie mal die Luft da rauslassen?«, bat ich sie. »So ein bisschen, das macht nix!« So ein bisschen war das nicht. Das war ein halber Meter Schlauch. Der hatte zwar nicht den Durchmesser einer Thüringer Rostbratwurst, aber soviel Luft für ein System, was nicht für Luft gedacht ist, das war mir zu viel. Hätte jemand gewollt, dass wir Luft in den Adern hätten, dann hätte er uns Kiemen gegeben oder irgendwelche Klappen auf die Haut gesetzt, damit wir uns entlüften können. Hat die Evolution für uns aber nicht vorgesehen, deshalb sollte die Luft aus dem Infusionsschlauch raus. »Mein Mann ist Anästhesist, das macht nix, können sie mir glauben!« Aber ich bestand drauf und die Hebamme war ja eine Nette.

Sie friemelte so lange an dem Schlauch, bis wir wieder luftleer waren. Doch dann versuchte sie, den Schlauch wieder zusammenzustecken. Bei drei Zugängen kam sie in dem Konstrukt durcheinander. Die Schläuche waren ein wenig lang und durch das ganze Geklopfe und Geschüttel hatte sie denselben Schlauch jetzt gleich zwei- oder dreimal in der Hand. Sie probierte alle Möglichkeiten und entschlüsselte den Zugangscode innerhalb von fünf Minuten. In der Zeit hatte sie sich aber so in dem Gewirr von Schläuchen verheddert, dass sie gut verrichteter Dinge endlich gehen wollte, aber vollends hängen blieb. Das wäre alles kein Problem gewesen, hätte nicht meine Frau an der anderen Seite der Leitung gehangen. Geistesgegenwärtig ließ die Hebamme ihren Körper nach vorne fallen, die Beine verharrten in der misslichen Position und mit einem Hechter schaffte sie es, dass nichts passierte. Hut ab, das nenne ich Einsatz. Ohnehin konnten wir uns über sie nicht beklagen. Sie gab klare Anweisungen, munterte uns auf, ließ keine Zweifel aufkommen, dass sie genau die Richtige für unser Problem sei. Eigentlich war es ja kein Problem, es war nur eine fremde, bisher nicht erlebte Situation.

Um uns die Zeit zu vertreiben, philosophierten wir über die Zukunft. Es wurde immer gesagt, dass das, was nun käme, der schönste Moment im Leben sein sollte. Man erwartet einen Glückshöhepunkt, die Explosion von Endorphinen, den Kopfsprung in eine liebkosende Welt und man bekommt – einen Schlag ins Gesicht. Ich warnte Katrin, dass wir unter Umständen mit dem, was da gleich rauskommen würde, nichts anfangen könnten. Wir wären so mit der neuen Situation überfordert, dass wir uns schnellstmöglich die Vergangenheit herbeisehnten. Wir wären zwar gedanklich ein paar Jahre damit schwanger gegangen, hätten uns emotional neun Monate damit auseinandergesetzt, aber die Konfrontation mit dem wirklich Neuen würde uns die Socken ausziehen. Wir bräuchten bestimmt erst einige Zeit, um angemessen damit umzugehen. Also dürften wir uns nicht erschrecken, wenn es anders käme als es alle prophezeit hatten.

Offiziell darf man so was doch gar nicht denken. Man bekommt ein Kind, kann nichts damit anfangen und die Gesellschaft erwartet noch Freude. Davor hatte ich Angst. Natürlich freute ich mich auf unser Kind. Ich sehnte es seit Jahren herbei, jetzt waren wir soweit und ich wusste, dass ich mich später riesig über meinen Sohn freuen würde, aber ich sah die Gefahr, dass es heute nicht ging. Das versuchte ich, Katrin klar zu machen, und sie stand auf dem gleichen Standpunkt. Nichts konnte uns schocken. Das war eigentlich eine gute Ausgangslage. Es konnte kommen, was wollte, wir waren auf alles vorbereitet.

Irgendwann nach acht Stunden stellte sich bei mir ein Zustand der Unwirklichkeit ein. Was machten wir hier? Ein Kind kriegen. Hatte ich bisher noch nicht so häufig gemacht. Abgefahren. Die Minuten vergingen. Oder waren es Stunden? Jetzt musste ich voll da sein. Ich hatte überhaupt kein Bedürfnis nach blöden Sprüchen, ich wollte Katrin nur helfen. Aber wie? Das Kamasutra des Gebärens blieb mir komplett erspart. Ich hätte kein einziges Mal mit zum Schwangerschaftsvorbereitungskurs gemusst. Ich saß nur dabei und versuchte, meiner Frau Gesellschaft zu leisten. Aber so einiges hatte man ja doch mit auf den Weg bekommen. Gleich würde bestimmt die Phase mit dem Beschimpfen, mit dem Fluchen, mit dem Anschreien, dass ich endlich die Schnauze halten solle, beginnen. Aber ich sagte doch gar nichts. Meine Frau fluchte auch nicht. Hieß das nun, dass die Wehen noch erträglich waren, war sie einfach schmerzresistent oder machten wir was falsch? Ratlosigkeit und sofortiges Besinnen auf die Qualitäten der Schwangerschaftserfahrungen: Abwarten.

Katrin war tapfer, aber begann zunehmend leidiger zu werden. Sie schnauzte mich nicht an, und wir waren ein Herz und eine Seele. Die Hebamme redete mit fester Stimme auf sie ein. Alles sei in Ordnung, alles wie geplant. Ich hielt ihre Hand und saß auf einem Hocker neben ihrem Bett. Jetzt kamen wir auf wirklich gemessene 100 Wehenpunkte. Wir waren am Höhepunkt angelangt und das Ende war absehbar. Ich drückte ihre Hand noch fester und flüsterte im Stakkatotakt auf sie ein. Ich peitschte sie nach vorne und wusste nicht, was ich sagen sollte. Lautes Reden war in dem Moment nicht angebracht, das war ein ganz intimer Moment, den wir trotzdem zu zweit angingen. Wir steckten die Köpfe zusammen und ließen die Hebamme machen. Ich hatte noch vor einigen Monaten gedacht, ich müsste sie anschreien, damit sie nicht aufgeben würde, dass sie kämpfen solle, immer weiter machen müsse für unseren Sohn, für uns. Immer weiter, lass dich nicht hängen, wir sind gleich am Ziel! Aber ich flüsterte nur. Nur sie hörte mich.

»Wollen Sie mal fühlen?«, hörten wir vom Fußende des Bettes. »E-e!«, verneinte Katrin abgehackt. Ich guckte nach und da schob sich so etwas wie eine Haifischflosse ans Tageslicht. Es war das Köpfchen. Es lief spitz nach vorn und bahnte sich seinen Weg. Das konnte niemals ein Kopf sein. Jetzt durfte Katrin nicht mehr zurückweichen. Jetzt ging es um alles. Und da fragte die Hebamme mit einem entspannten Lächeln, ob Katrin fühlen wolle. Fühlen!

Die kommt auf Ideen. Da kommt was aus dir rausgekrochen, und du sollst fühlen. Sonst sind das offene Knochenbrüche oder so was. Jetzt war es ein Kind. Katrin drückte weiter, Stück für Stück schob sich das Köpfchen weiter vor. Die Hebamme ermunterte sie, nicht aufzugeben, es sei gleich geschafft. Ich wisperte auf sie ein und ließ mit meinem leisen Wortinferno nicht locker. Gleich hatten wir es geschafft. Wir waren auf der Zielgerade. Hier endeten gleich neun Monate und begannen fünfzig neue Jahre. Katrin schrie es dreimal ganz laut aus sich heraus, die Schmerzen mussten zum Zerreißen sein, ich saß nur dabei und war so unendlich machtlos. Katrin machte alles ganz allein, sie war großartig. Sie kämpfte wie eine Löwin und gebar unseren Sohn. Sie fluchte nicht, sie beschwerte sich nicht. Sie litt unsäglich und ertrug den Vorgang mit aller ihr zur Verfügung stehenden Kraft.

Ein letzter lauter Schrei und ein Wust an Gliedmaßen schoss auf die Pritsche. Danach ergoss sich eine unschätzbare Menge an Blut auf das Bett. Es glich einem Massaker. Ich war aber weder entsetzt noch wurde mir aufgrund des Anblicks übel. Das gehörte dazu. Ich beäugte voller Hoffnung dieses Bündel, das ein wenig zerknittert und noch gar nicht babyrosa war. »Du hast es geschafft«, flüsterte ich, »es ist alles gut! Du bist da! Es ist alles gut!« Ich hatte noch gar nicht geschaut, ob er sich bewegte, ob er atmete, da sagte ich Katrin schon, dass alles in Ordnung sei. Ich vergaß in Sorge um meine Frau unseren Sohn. Das war eine der ersten Erkenntnisse. Jetzt musste ich mich um zwei Personen auf einmal kümmern.

Und da schrie er auch schon. Leise, aber er lebte. Und er bewegte sich. Ein wenig nur, aber er lebte. Warum schrie er sich die Kehle nicht aus dem Hals? So wie ich es im Fernsehen gesehen hatte, wo alle Neugeborenen mit voller Wucht brüllen. »Schrei! Bitte! Schrei endlich!«, dachte ich nur. Er schrie zwar, aber es war mir zu leise. »Bitte!«, flehte ich in mich herein. »Warum schreit der nur so leise?«, fragte ich die Anwesenden. »Er hat ein bisschen Fruchtwasser geschluckt. Das ist normal. Das wird schon!«

Zwischendurch schnitt ich auch noch die Nabelschnur durch. Ich wurde gefragt, ob ich das tun wolle. Wie in Trance griff ich zu der Schere und durchtrennte die Schnur. Vielleicht wurde vorher auch noch Nabelschnurblut zur Gewinnung von Stammzellen entnommen. Es kann sein, ich weiß es nicht. Die Schnur zu durchtrennen, war, wie mit einer stumpfen Schere zu schnei-

LUCAS
1. AUGUST 2008
17.33 UHR
53 CM
3490 G

den. Ich war zeitlich völlig desorientiert. Was passierte wann? Ohne zu zögern schnitt ich meinem Sohn die lebensnotwendige Versorgungsleitung durch. War ich irre? Ich hatte keine Bedenken. Lief das instinktiv ab oder hatte ich es in meinem Träumen zuvor dermaßen verinnerlicht, dass ich wusste, dass er dabei nichts spürte, und das Leben jetzt wirklich selbstständig weiterging?

Lucas wurde Katrin auf die Brust gelegt. Wir hatten es geschafft. Katrin war überglücklich. Ich auch. Es war genau dieses Glück, was so oft beschrieben wird, was so einfach kommen soll und wovor man Angst hat, dass es nicht kommen könnte. Wir schmiegten unsere Köpfe zusammen, unser Sohn lag auf der Brust meiner Frau, wir genossen den Moment in vollen Zügen und wir waren glücklich! Wir waren um ein Superlativ und einen Menschen in unserer Beziehung reicher.

Lucas wurde gewaschen und ich machte die ersten Fotos. Natürlich ohne Blitz. Er hatte genug Stress. Er schrie immer lauter. Als die Hebamme die Kleidung für ihn holte, sollte ich ihn halten. Ich pustete ihm ins Gesicht. Das hatte ich bei der Ärztin gesehen, als sie ihn zum atmen hatte animieren wollen. Ich pustete ihm immer wieder voll in die Nase. »Atme tiefer!«, durchfuhr es mich. »Ist es normal, dass er so unregelmäßig atmet?«, fragte ich erneut in die Runde. »Der hat neun Monate Fruchtwasser geatmet, da muss man sich erst einmal an Luft gewöhnen!« Aber das war mir zu wenig. Ich wollte, dass er lebte, atmete und schrie. Das tat er ja, aber nicht heftig genug. Wieder und wieder pustete ich ihn an. Ich war so ungeduldig.

Die Ereignisse hatten sich komplett überschlagen. Ich erinnerte mich, dass die Hebamme die Nachgeburt genommen und das Stück vor sich gelegt hatte, es glatt gestrichen und gemurmelt hatte »Sehr gut, ist alles da.« Normalerweise kannte ich so große Klumpen organischer Masse nur aus der Metro. Da waren sie in Plastikfolie eingeschweißt, kosteten im Angebot 18,99 Euro das Kilo und kamen aus Argentinien und nicht aus meiner Frau. Katrin sah aus, als wäre sie verblutet. Überall war sie rot und verschmiert und meine

Schreckensträume von blutverschmierten Hebammen stellten sich nun fast in der Realität ein. Erschöpft war ich nicht mehr. Die Erlebnisse der vergangenen Stunden betäubten meine Müdigkeit und ich war überrascht, wie gefasst ich war. Ich heulte nicht. Ich war gerührt und entzückt, aber die sintflutartigen Tränengüsse blieben aus. Das war seltsam. Als ich in den letzten Monaten Fernsehen geschaut hatte, war ich immer wieder in Tränen ausgebrochen, wenn ich kleine Kinder die Welt entdecken sah. Als ich mir vorstellte, was uns erwartete, da brach ich in Tränen aus. Aber jetzt, bei dem einzig wahren Grund, wirklich ganz laut und ehrlich loszuheulen, da war ich »nur« gerührt. Ich schaute auf die Uhr. Es war kurz vor 19 Uhr. Wann war Lucas geboren? Heute! Das wusste ich definitiv. Aber war es eher 16 Uhr, 17 Uhr oder 18 Uhr gewesen? Egal. Er lebte und er atmete.

Lucas wurde in das Neugeborenenzimmer gebracht, damit wir uns sammeln konnten. Nach einiger Zeit klaffte aber ein riesengroßes Loch in unseren Herzen. Wir waren auf unserem Familienzimmer, meine Frau hatte ich mit Fanta aus dem Getränkeautomat vor einem schwachen Kreislauf gerettet. Wir hatten was erlebt und waren zu zweit. Wir kannten diese Situation. Sie war wie immer, aber doch auf einmal ganz anders. Es fehlte was. Es war nicht ein was, es war ein Mensch. Erst ein paar Stunden alt und er fehlte uns in dem Moment bereits über alle Maßen. Wir schauten uns an, und es stand außer Frage, dass wir das Angebot der Hebammen ausschlagen würden, unseren Sohn die erste Nacht im Kinderzimmer zu lassen. Ich rannte los und holte ihn. Er war total neu in unserer Beziehung und wir vermissten ihn so unendlich doll, dass wir es nicht ertrugen, zwei Stunden ohne ihn zu sein. Das war eine neue Dimension von Liebe.

Im Kinderzimmer angekommen, wusste ich nicht mehr, wie er aussah. Da standen elf Betten rum. Welches sollte ich mitnehmen? Ich schaute auf die Schilder und das, wo Lucas Busemann drauf stand, nahm ich einfach mit. Ich guckte mir die Kinder gar nicht an. Was, wenn er vertauscht worden wäre? Es würde niemandem auffallen. So ein Namensbändchen ist in dieser Lebensphase das einzige Unterscheidungsmerkmal. Ich nahm ein Bettchen mit Schild mit und innen drin lag zwangsläufig ein Kind.

Am nächsten Tag schaute ich bei einer Untersuchung genau in alle Betten und verglich unseren Sohn und die anderen Kinder mit den gemachten Fotos im Kreißsaal. Ich war mir nicht mehr sicher, weil er sich komplett verändert hatte. Kein Wunder, hatte er doch seine Lebenszeit seit der Geburt verzwölffacht. Als ich alle Wiegen durchgeschaut hatte, konnte ich mir sicher sein. Unserer war der einzige ohne Haare! Das gaben auch die Fotos her. In den zehn Betten lagen zehn Kinder mit vollen, schwarzen Haaren. Unserer war der einzige Glatzköpfige. Das war das erste Indiz, dass es sich bei Lucas um einen von uns gezeugten Menschen handeln musste. Und das zweite Indiz war noch schlagkräftiger: Unser Sohn war das schönste Kind der Welt. Mit großem Abstand. Ich hatte zwar erst elf Neugeborene gesehen, aber wer sollte an diese Schönheit heranreichen? Das war nicht möglich. Definitiv. Es bestand kein Zweifel und ich konnte ihn jetzt immer mit gutem Gewissen und vollster Sicherheit mit auf unser Zimmer nehmen.

Es war vollbracht. Ich schrieb nach anderthalb Tagen an meine Freunde eine SMS mit dem Inhalt: »Er ist da: Lucas, 0,00053 Kilometer groß, 0,003490 Tonnen schwer und am 01.08.08 geboren. Alles ist gut. Wir sind megastolz und megafertig. Viele Grüße. Frank«

Da war er nun. Neun Monate des Bangens, Hoffens und Wissens. Es war die Offenbarung des Glücks. Die Zeit schien still zu stehen und ich war voller Ausgeglichenheit. So kaputt, erschöpft, erschlagen und fassungslos wie ich war, so wenig Sorgen spürte ich nach der Geburt unseres Sohnes. Alles, was mich beschäftigt und nicht mehr hatte schlafen lassen, war nicht mehr existent. Durch seine Anwesenheit versetzte Lucas uns in die besondere Lage, unsere Konzentration auf die wirklich wichtigen Dinge des Lebens zu richten. All die Bürden, Lasten und Unannehmlichkeiten der Vergangenheit waren belanglos im Vergleich mit dieser neu gewonnenen Freiheit, die doch eigentlich großer Verantwortung entsprang. Das war unsere Aufgabe, Verantwortung war plötzlich das Synonym für Erfahrung weitergeben, sich selbst in eine andere Dimension zu entwickeln und sich auf das Wesentliche zu stürzen. All die Einschränkungen, die wir in den nächsten Jahren erleben würden, wollten wir gerne in Kauf nehmen. Unser neues Leben hatte eine ganz besondere Qualität bekommen. Ein neues Leben, vor dem wir ein bisschen Angst hatten, das uns aber gleichzeitig mit unglaublichem Stolz und Freude erfüllte.

danke

Ans Ende eines jeden epochalen Werkes der Weltliteratur gehört der Dank an all diejenigen, ohne die dieses kleine Buch niemals entstanden wäre.

Mein Dank als Egoist gilt auch ein klitzekleines bisschen mir, dass ich so viel Freude daran habe, Erlebtes zu Papier zu bringen. Aber vielleicht ist es nur Dankbarkeit an das Schreiben selbst und weniger der Dank des Dankens wegen von einem Dank Sagenden, der sich schlecht selber danken kann.

Mein ehrlicher und aufrichtiger Dank gehört aber ganz anderen Menschen. Meiner geliebten Frau Katrin zum Beispiel, die mir ohne Einschränkung die Reise zu den Olympischen Spielen nach Peking gegönnt hat. Als Neumutter in vollkommen ungewohnter Situation erkannte sie, wie wichtig mir die Teilnahme an der olympischen Berichterstattung war und stand trotz dagegen sprechender Gründe voll und ganz hinter der Reise nach China.

Dann ist da in dieser langen Dankes-Reihe der Jetlag zu erwähnen. Er hat es ermöglicht, dass ich in einer lauen Sommernacht in Peking mit einem Menschen zusammensaß, der jemanden kannte, die jemanden kannte, der etwas machte.

Danke dir, lieber Thomas Forstkamp, dass wir in unserer ersten Nacht beim Besuch der Olympischen Spiele in Peking bis vier Uhr morgens zusammenhockten und über all das philosophierten, was im menschlichen Miteinander in der Hektik des Alltags immer zu kurz kommt. Thomas war einer der Allerersten, dem ich von meiner Freizeitbeschäftigung neben der Schwangerschaft – also dem Schreiben – erzählt habe, und er ist ein Mann des Wortes.

Kurz nach unserer Rückkehr rief mich die Person an, die er kannte, Andrea Reichelt. Bei einem meiner ersten Spaziergänge als stolzer Vater vermittelte sie mir einen neuen Kontakt, und gab mir die Telefonnummer von Arnd Rüskamp und seinem Verlag hellblau.

Ihm danke ich für seine Visionen, seine Aufmerksamkeit, seine unglaubliche Leidenschaft, Projekte anzugehen und für seinen Mut, ein Buch zu veröffentlichen, das die Kraftausdrücke »Kacke«, »Scheiße« und »Mist« enthält.

Er hat es ermöglicht, dass in diesem nun vorliegenden Buch nicht nur Busemann draufsteht, sondern auch nach wie vor Busemann drinsteht.

Ferner danke ich der Lektorin, die zufälligerweise auch Andrea Reichelt heißt und somit auch zwangsläufig Andrea Reichelt ist, die sich mit Hingabe durch den Buchstabenwust eines schreibenden Halbstarken kämpfte und dabei nie die Fassung verlor. Ich danke Stefanie Kordus, die diesem Buch ein unvergleichliches Gesicht gegeben und mich mit einer akribischen Liebe zum Detail immer wieder in Staunen versetzt hat und allen anderen Menschen, die an diesem mir lieb gewonnenem Buch mitgearbeitet haben.

Mein Dank gilt aber auch all jenen, die mich während unserer Schwangerschaft und meines Schreibens bewusst oder unbewusst begleitet und mich wieder ein Stück mehr geformt haben. Dabei vermittelten sie Erfahrung, beruhigten mich und machten mir Hoffnung und Mut.

Ich durfte erleben, was es heißt, eine neue Dimension des Daseins zu entdecken. Es ist ein unglaubliches Geschenk der Natur, dass wir dieses Wunder Menschwerdung seit Jahrmillionen erfahren dürfen. Daher danke ich den Kindern dieser Welt, dass sie uns in Staunen versetzen und unserem Leben eine neue Qualität verleihen.

Im Speziellen danke ich meiner Frau, ohne die ich dieses Wunder nicht erlebt hätte und meinem Sohn, der uns unglaubliche Freude bereitet.

Ich danke der Familienministerin, die das Elterngeld eingeführt hat, und der Gemeinschaft von Neueltern, die sich trotz einer Reise ins Ungewisse auf das Abenteuer Kinder einlässt.

Ich danke dem kindlichen Lachen, das jeden Ärger vergessen lässt, und dem Biorhythmus des Neugeborenen, der selbst schwerwiegend Schlafgestörten ein Ich-kann-überall-und-immer-schlafen-Gefühl beschert.

Ich danke dem Sexualtrieb des Menschen, weil er unsere Art sichert und das Schöne mit dem Nützlichen verbindet.

Ich danke dem gemeinen Affen, dass er irgendwann auf zwei Beinen stehen wollte und sich seines Felles entledigte und dem ersten Fisch, der nicht mehr im Wasser leben wollte, an Land hüpfte und so das Leben auf dem Trockenen einleitete.

Ich danke der Alge Volvox, einem Hohlkörper aus bis zu 20.000 Zellen, die trotzdem so viel Grips hatte, dass sie mit ihrer Entwicklung der Evolution auf die Sprünge half.

Dann danke ich aber auch den ganzen anderen Einzellern, die irgendwann nicht mehr alleine sein wollten und sich teilten oder zusammenrotteten.

Und ich danke dem Meteoriten, der unsere Erde traf und Viecher einschleppte, die uns all den Spaß eingebrockt haben – aber vielleicht war es auch die Ursuppe, die durch einen Blitzeinschlag mit dem Zucken begann?

Ich bin ein Ahnungsloser und werde es wohl immer bleiben. Fakt ist, das Leben lebt – also machen wir es kurz:

Ich danke dem Urknall, dass er – Krawumms – geknallt hat.

Danke, liebes Leben!

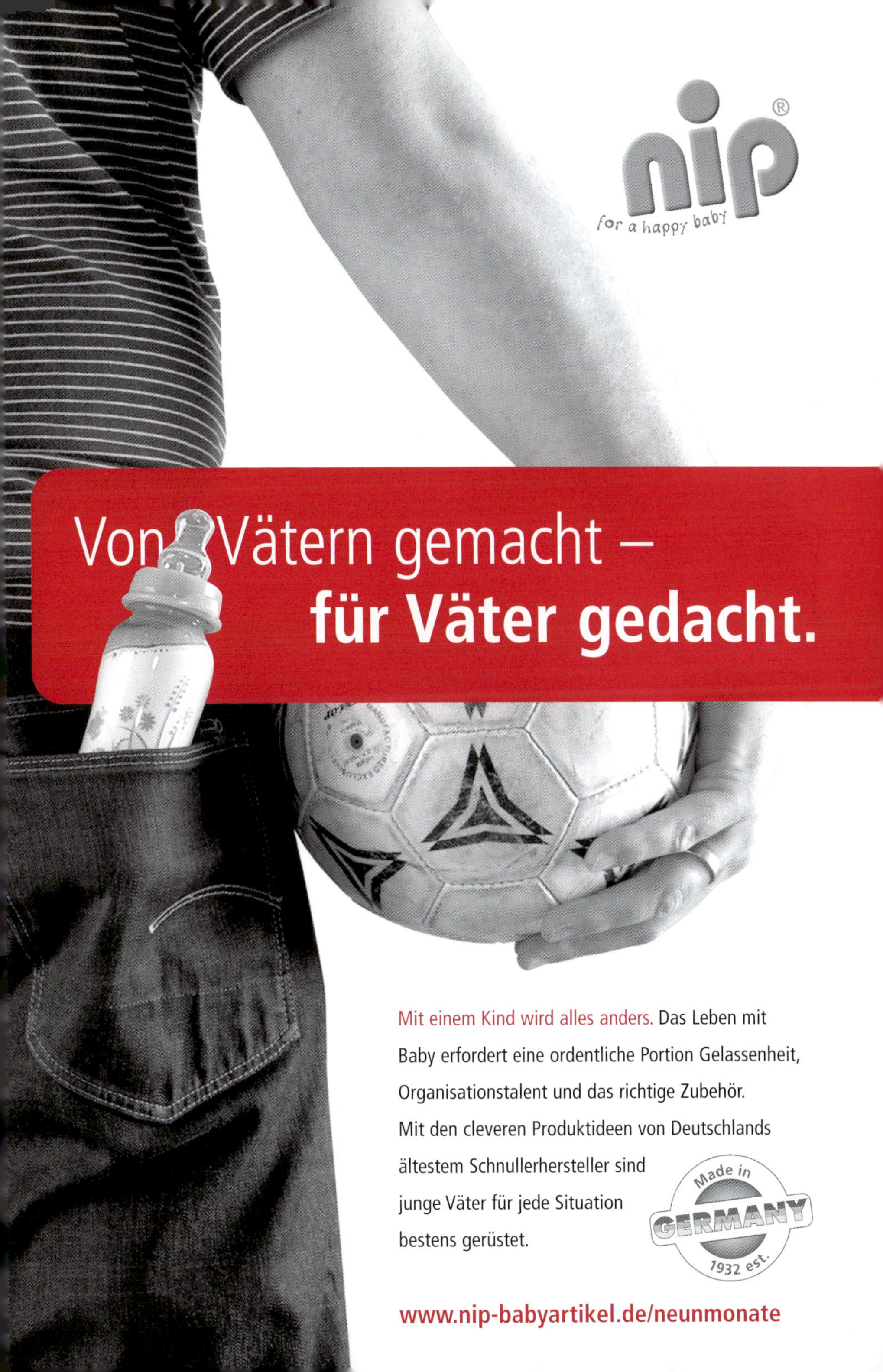